別冊 発達 32

妊娠・出産・子育てをめぐるこころのケア

親と子の出会いからはじまる周産期精神保健

永田雅子
［編著］

ミネルヴァ書房

はじめに

乳幼児精神医学からはじまった早期支援は、乳幼児精神保健へとその領域を広げ、赤ちゃんとその家族にかかわる様々な多職種が協働してとりくむかたちとなり、現在では、生まれてからではなく妊娠中からの支援が広く行われるようになってきています。一方で、社会状況の急速な変化と、医療技術の進歩は、親と子の出会いの風景を一変させてきています。

晩婚化が進み、赤ちゃんを産み育てることは家族計画の中で「つくる」ものとして語られるようになり、社会状況の大きな変化と、妊娠・出産をめぐる医療技術の進歩は、親が好む好まないにかかわらず、様々な選択を課することになりました。これまでであれば、周囲からのたくさんのサポートを受けて、おなかの中にさずかった赤ちゃんの〝いのち〟をはぐくみ、生まれてきた赤ちゃんとその関係に没頭することで、親と子として育ちあっていきました。しかし、今では、たくさんの情報があふれ、周囲からのサポートも少ない中、子どもとの関係をはぐくんでいかなくてはならず、親と子がただ何も考えずに時間を一緒に過ごし、関係を積み重ねていきにくくなってきています。

本企画では、赤ちゃんの妊娠・出産そして子どもとの関係をはぐくんでいくスタートの時期である周産期に主に焦点をあて、現代社会において親と子の出会いの時期にどんなことがおこってきていて、どんな心理的課題と支援が必要になっているのか、最新の理論を取り上げるとともに、こころのケアに携わる様々な職種および領域からその実践を報告していただきました。また、最後には、家族自身からの原稿を寄せていただいています。私たち一人ひとりが目の前にいる赤ちゃんとその家族にどう出会っていけばいいのか、そしてどういった支援を行っていく必要があるのか考えていく糸口になれば幸いです。

二〇一六年二月

永田雅子

別冊発達32《目次》 妊娠・出産・子育てをめぐるこころのケア

CONTENTS

第 I 部

親と子の出会いと支援

1　現代における親と子の出会いの風景と支援

永田雅子

1　親と子の育ちを支えるということ

子育ては、親と子が出会い、やりとりを重ねていきながら、少しずつ関係を築いていくプロセスです。親と子の組み合わせは唯一無二のものであり、きょうだいであっても同じものではありません。親にとって初めての子どもの場合と、二人目ではこころのもちようが違ってくるでしょうし、子どもの性別や、もって生まれた個性によってそのかかわりは異なるものとなっていきます。自分が思うタイミングで妊娠するとは限らず、また、順調に育っていってくれるとも限りません。自分が思い描いていた赤ちゃんや、赤ちゃんのいる生活とは異なり、思うようにならないことの連続です。

また子育てには正解がなく、これでいいという確証は得られません。悩み、迷いながら、周囲に支えられて、目の前にいる子どもとのかかわりを積み重ねていくことが子育てということができるかもしれません。

一人の自分から、親としての自分へとアイデンティティを変換していかなければならない周産期という時期は、誰にとっても危機を内包している時期です。親と子が出会い、育っていくプロセスについて子どもと親それぞれの育ちから考えてみたいと思います。

1　子育てを取り巻く社会の変化

晩婚化や少子化の流れの中で、子どもは「つくる」ものと意識されるようになってきました。妊娠することは、ある程度コントロール可能かのように感じやすく、タイミングを考えて、なかなか妊娠しないことに焦りを感じることもあるでしょう。また、妊娠・出産の経過が思い描いていたものと異なるものとなったときに、こんなはずではなかったと戸惑いや受けとめられなさを感じることもあるでしょう。

現在では、親の世代と育児を取り巻く状況は異なるものとなってきており、これまでよいと思われていたことが否定されたり、あらたに推奨されることが明らかになったり、SNSの普及も影響して玉石混淆の情報が身の回りにあふれかえるようになりました。きょうだいも少なく、地域でのつながりが薄くなってきた今、育ってきた過程の中で、赤ちゃんと接する機会もあまりないまま大人になってきている人も少なくありません。子どもを妊娠すること、出産すること、子どもが育っていく姿に、現実的なイメージをもちにくく、赤ちゃんに対して、自分たちの生活に幸せをもたらしてくれるだろうというポジティブなイメージや、逆に自分たちの生活が乱されてしまうのではないかというネガティブなイメージをもちやすくなっているのかもしれません。通常の場合、周囲からしっかり支えられた中で赤ちゃんと出会い、やりとりを積み重ねていくことで、目の前にいる赤ちゃんや赤ちゃんのいる生活を受けとめ、赤ちゃんとの関係を少しずつ築いていきますが、そのプロセスには様々な要因が影響を及ぼします。

2　周産期のメンタルヘルス

妊娠して出産後しばらくはホルモンバランスが急激に変動することも影響して、他の時期以上に不安定になりやすい時期となります。しかし、妊娠・出産に伴う身体症状と区別しにくく、一過性のものとしてとらえられやすいためにこれまであまり注目されてきませんでした。しかし、日本においても妊婦の一七・五%が何らかの精神疾患をもっており、抑うつが高いこと（Kitamura et al. 1996）、妊娠中の母親の不安定さはその後の育児の難しさにつながることなどが報告されるようになりました。そのため、妊娠のプロセスを通して精神的な健康を保つことができるように、どう支えていくことができるのかが問われるようになってきています。

また出産後の一過性の抑うつ状態を示すマタニティブルーズは出産した母親の約半数が経験するといわれ、程度の差はあれ、涙もろくなったり、周囲の何気ない一言に揺れたりということはほとんどの人が体験します。アンテナを研ぎ澄まさせ、過敏となることは、生まれたばかりの赤ちゃんを守り、関係を築いていくためには必要な状態であると考えられる一方で、赤ちゃんがリスクをもって生まれてきた場合、通常の出産に比べて、マタニティブルーズが強くなること、産科のケアのあり方で抑うつの程度が低下することが報告されています（永田、二〇一一）。

そして産後一カ月ぐらいから抑うつを強める人も少なくなく、日本で産後うつ病を発症する母親は一〇%といわれています（Yamashita et al. 2000）。抑うつ的な母親と子どもとの間のやりとりは相互交流的になりにくく、その後の発達に影響を与えることが報告されるようになり、早期から支援を行っていくことの必要性が指摘されるようになってきました（吉田、二〇〇〇）。

しかし、この時期の母親は、自責感を強くしたり、親としての自信を失ったりしやすいため、周囲からの支援も、親として評価をされるのではないかと敏感になり、なかなか受け入れられにくいことも少なくありません。中等症以上の抑うつには投薬が第一選択となりますが、産後の抑うつの心理社会的サポートの有効性が実証されてきており、気にかけてくれる存在がいること、思いを否定せず受けとめてもらえる人がいることが、その時期の親子を支えていきます。

2　妊娠・出産のプロセスと心理的課題

妊娠・出産・子育てのはじまりの時期は、誰もが不安になりやすい時期であり、周囲の言動に過敏になります。赤ちゃんを妊娠し、出産するまでの過程の中で、何らかの困難に直面したとき、その不安は親の心を大きく揺さぶり、より不安定さを増したり、子どもとの関係を築いていくことを難しくさせてしまうことも起こってきます。

1　死と近接した時期であるということ

かつては一人の女性がたくさんの子どもを出産する一方で、出産時に母親が亡くなったり、成人するまでに子どもが亡くなったりしてしまうことも少なくありませんでした。高度成長期から出産は病院で行われるようになり、周産期死亡率は著しく低下してきましたが、現代でも、〝いのち〟のはかなさと強さを感じる時期であることには変わりありません。流産・死産など実際に妊娠の過程の中で亡くなってしまう赤ちゃんも少なくなく、すべての赤ちゃんが元気に生まれてくるわけではありません。医学的には、「死」に直面していなかったとしても、難産や、子どもが新生児集中治療室（NICU）に入院になるなど、一瞬でも「このまま死んでしまうのではないかと思った」という事態に陥ることは、まるで「ブラックホールに引き込まれるような」怖さを喚起させ、親となることや、子どもとともに生きていく未来に対する不確かさを感じさせてしまうものとなることもあります。

2　不妊ということ

不妊治療で生まれた赤ちゃんは二〇一〇年には全出生数の二・七％に達するようになり、現在では赤ちゃんを妊娠できないことに悩んでいる夫婦は一〇組に一組とも七組に一組ともいわれるようになってきました。社会状況が変わってきている今でも、赤ちゃんがいないことは、「他の人にできることが自分にはできない」「一人前ではない」感覚をもたらします。

また治療の選択肢が増えてきたことで、「後悔しないように」あるいは「頑張れば何とかなるのではないか」という思いを刺激します。体外受精の成功率はまだ三割程度であり、不妊治療が長期間にわたることや、治療の経済的負担も少なくありません。「月経が来るたびに、流産と同じような気持ちになる体験をしていた」と語る方がいるように、心理的な負担も大きく、その後の育児の中で、「いい卵子と精子を選んで受精してもらったのだから、いい赤ちゃんが生まれてくると思っていた」「あんな思いまでして生まれてきた赤ちゃんを、いらないなんて少しでも思ってはいけないと思っていた」と、不妊治療中の葛藤や思いが影を落とすことも起こってきます。

3　妊娠を引き受けていくこと

多くの場合、予定されていた月経がこないことで妊娠に気がつき、妊娠が確定するのが八週頃となります。早い人だと、この頃から、つわり（悪阻）を体験することになります。自分の体のうちに自分ではない存在を宿したことに対して、身体的に適応していくプロセスの一つで、少しずつ軽快していき、心身共にバランスがとれるようになっていきますが、重症悪阻となると、一切食べ物を受けつけられなくなり、おなかの赤ちゃんの存在を、自分を脅かしてしまうもののように感じたり、「暗いトンネルの中にいる」感覚をもたらしたりすることもあります。

妊娠のプロセスは自分の身体であって自分ではないような不思議な感覚を多かれ少なかれ体験するもので、徐々におなかが膨らみ、体型が変わっていくことや、妊娠に伴い環境が変化することを受け入れていくプロセスは、人によって異なり、受けとめに時間がかかる場合も存在します。

4　胎児診断をめぐって

健診では、一般的に胎児エコーが行われ、おなかの赤ちゃんの状態や反応を実際に目にすること、医師や助産師からのさりげない声かけが後押しとなり、赤ちゃんが生きて、育っているという実感や、赤ちゃんのイメージをより明確なものとしていきます。特に胎動がはじまってくると、おなかの中の赤ちゃんとの交流がはじまり、胎動の様子で、「この子はおとなしい」「やんちゃなような気がする」と母親なりの赤ちゃんイメージを築いていきます。

一方で、赤ちゃんが元気でいることを確認しに行った健診で、思いがけず胎児の異常がわかることもあります。より詳しい胎児診断が行われ、赤ちゃんがよりよい状態で生まれてくるように医療的な処置が整えられるようになってきた一方で、現実の赤ちゃんと出会う前に、「障がい」をもつかもしれない赤ちゃんをどう受けとめるかということが問われることも増えてきました。特に生育限界といわれている二二週未満では、中絶が認められているために、胎児の異常が指摘された場合、「どうしますか」という問いを医療者から投げかけられることもあります。

日本では胎児条項はなく、赤ちゃんに異常があることでの中絶は法律的には認められていません。しかし、「どうしますか」という問いは、生まれてくることが当たり前で疑いのなかったことを根底から揺さぶられる体験となります。おなかの中の赤ちゃんの〝いのち〟だけではなく、その〝いのち〟を身に宿している自分自身が否定されたような思いを感じさせることになります。「わが子」としての実感や、自分とは別の存在としての赤ちゃんのイメージが築かれていないときに与えられるマイナスのメッセージは、赤ちゃんや赤ちゃんのいる生活の不安を増大させ、自分の生活を脅かすモンスターのような存在として認知されてしまうことも起こってきます。

5　早産で生まれてきた赤ちゃん

年々出生率が下がってきている中、初産年齢の高齢化やＡＲＴ（生殖補助医療）での妊娠の影響もあり、早産（在胎三七週未満）や低出生体重児（出生体重二五〇〇グラム未満）で生まれてくる赤ちゃんの割合は増えてきています。早産で五・七％（二〇一四年）、低出生体重児は生まれてくる赤ちゃんの九・六％（二〇一二年）にのぼってきています（厚生労働省、二〇一六：母子保健事業団、二〇一四）。小さく生まれてきたり、何らかの疾患を抱えていたりする場合、ＮＩＣＵに入院し、家族と離れて医療的ケアを受けることになります。生まれてきた赤ちゃんは保育器に入れられ、医療的なケアが優先され相互交流の一方の担い手として十分に機能することはできません。また早産の場合、赤ちゃんを迎える十分な準備を整える前に出産となります。

赤ちゃんが何らかのリスクを抱えているという事実は、母親に、まるで自分自身がその全責任を負っているかのような錯覚を感じさせます。周りからあなたに責任はないと告げられたとしても、「なぜほかならない私の子どもがそうした事実を引き受けなければならないのか」という根源的な問いの答えを明確に出してもらえることはありません。もしかしたら自分が子どもに対して、否定的な感情を一瞬でも抱いたからではないか、おなかの子を気にかけていないときがあったからではないかなど様々な思いが駆け巡ります。

実際目の前にいる赤ちゃんは保育器に入って、

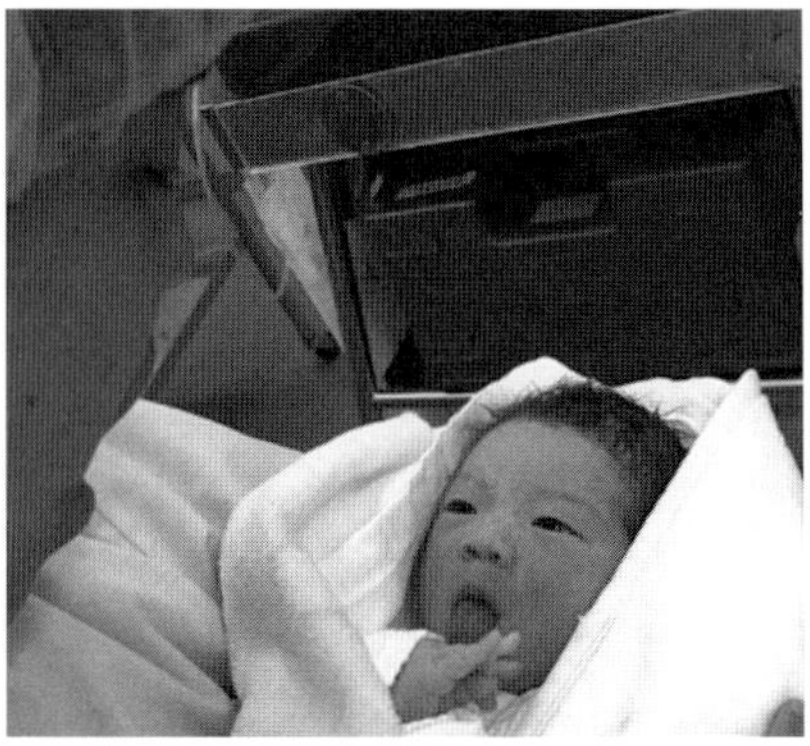

図１　生後45分頃の父子の交流の様子

様々な管につながれていることが多く、自分で自由に抱っこしたり、自分たちのペースで時を過ごしたりできるようになるまで一定の時間が必要となります。そのため通常の出産に比べて、目の前のわが子と関係を築いていくプロセスはゆっくりとした経過をたどることになります（橋本、二〇一一）。

6　医療的なケアの変化の中で

現在では、妊娠中から臨床心理士がかかわることが増え、その時その場での心理的ケアが行われるようになってきました。当たり前のように病棟やＮＩＣＵの中に存在し、親とともに赤ちゃんに語りかけ、赤ちゃんがいることで揺れ動く様々な思いを受けとめ、関係が育まれていくそのプロセスを支えています（橋本、二〇一一：永田、二〇一一）。

また医療の場自体も医療的処置や管理を優先したケアから、親と子の出会いを大事に、親子それぞれのペースに合わせたケアや環境が提供されるようになってきました。ＮＩＣＵを中心に赤ちゃんの個別性に合わせたケア（ディベロップメンタルケア）が行われるようになり、発達や親子の関係性への支援が治療の一つの柱として位置づけられるようになってきました。親と子の出会いのはじまりの時期をどう支えていくことができるのか、周産期における精神保健のあり方が多職種で検討をされるようになってきています。

3　親と子の関係性の発達

1　生まれたばかりの赤ちゃんの力

私たちは本来、生まれたばかりの赤ちゃんにアンテナを張り、赤ちゃんに合ったかかわりをすることができる力をもっています。赤ちゃんが反応しやすい声のトーンや顔の距離を無意識に測り、赤ちゃんの表現を真似たりしてその反応を引き出そうとします。また一方の赤ちゃんも勝手に反応しているのではなく、相手の反応を見ながら反応をかえしています。

赤ちゃんが生まれながらにして間主観性のアンテナを張り、相手の心地よい情動の輪郭やリズムやメロディーなどをダイナミックにとらえ、情動を調律させていることがわかってきています（Treverthen, 2011）。出産時の負荷が少なく、自律系や運動系など成熟した状態で生まれた赤ちゃんであれば、大人が赤ちゃんに関心をよせ、波長を合わせたかかわりをすることで出産直後でもそのやりとりが生じてきます（図１）。

一方で、生まれてきた赤ちゃんの状態は個人差が大きく、自律系や運動系の成熟度や、ステート（State）といわれる意識の状態の調整が上手にできるかどうかによって、周囲とのかかわりの力は異なるものとなります（Brazelton & Nugent, 1979）。

2　赤ちゃんの育ちと親としての育ち

赤ちゃんは個性をもって生まれてきており、人にかかわってもらうことで、集中して、落ち着いていく赤ちゃん、ちょっとした刺激に過敏で、反射が誘発されやすく、落ち着きにくい赤ちゃん、周りの刺激を遮断し、ずっと寝ていて、なかなか起きてくれない赤ちゃんも存在します。多くの親は、出産後の高揚した覚醒状態の中で、迷い、戸惑いながら、赤ちゃんとかかわりを積み重ねていく中で、親なりの赤ちゃんとのかかわりを身につけていきます。一カ月が経つ頃には、赤ちゃん自身も胎外の環境に馴れ、安定したリズムを少しずつ身につけはじめて、親自身も産後の体のバランスが元に戻ってくることで、急速に親と子のリズムが合いはじめていきますが、親と子の組み合わせによってそのプロセスは異なります。

多くの場合、最初は、恐る恐る赤ちゃんとかかわり、赤ちゃんの反応や動きに一喜一憂していたかかわりも、周囲から、〝やっぱりお母さんね〟と母としての自分を肯定してもらったり、〝あなたとこの子だったら大丈夫〟と親子として歩んでいくこれからの道のりを肯定してもらうこと、そして、目の前にいる生まれたばかりのいのちを全面的に肯定してもらえていることで、親と子の物語を紡ぎはじめていきます。特に出産直後の赤ちゃんの存在は、母親の意識の中で、自分とは明確に分離された別の存在ではなく、赤ちゃんが周囲にどのように受けとめられ、ケアをされたかは、まるで母親自身がケアを受けたかのようなそんな感覚をもたらすことになります。また赤ちゃん自身も出産を通して外の世界と初めて出会い、様々な刺激にさらされながら、環境との間で相互作用を行っていく最初の時期を、安定して守られた感覚を身につけていくことができるのか、侵襲的に感じ、脅かされるような世界として感じて育っていくのかは、赤ちゃんが〝自己〟という感覚を築いていくプロセスに影響を与えていきます。

3　大人と赤ちゃんとのやりとり

私たち大人は赤ちゃんの反応や動きに意味や意図を読みとることでかかわっていきます。「おなかがすいて怒っているのね」と声をかけながら授乳をしたり、おむつを替えるときに、「気持ち悪かったね」と声を自然にかけたりしてかかわっています。

一方で、声をかけてもらう側の赤ちゃんの情緒はまだ十分分化はしていません。赤ちゃんは自分が怒っていると思って泣いているわけでも、気持ち悪いと思って泣いているわけでもありません。何か落ち着かない、不快な感じを周りが「怒っている」「気持ち悪い」と読みとってくれて、授乳をしてもらえると満足できる、おむつを替えてもらうと不快な感じがなくなる……そんな繰り返しの中で、自分の体の感覚と感情をつなげて理解するようになっていきます。

また不快になっても不快な状態は長続きせず、周囲のかかわりによって自分の安定した状態を保てるということは、まとまりをもった自分という感覚を育てていくことになります。赤ちゃんが感じている感覚と、周囲からの読みとりに大きなズレがなく、おおむね赤ちゃんの状態にあったかかわりをしてもらえている場合、こうした大人の勝手な読みとりに支えられたかかわりは、子どもの情緒をはぐくむ大事な土台となっていきます。自分がこういう泣き方をすれば、大体こういったかかわりが引き出される、こういった動きをすれば、こうした反応がかえってくるという積み重ねの中で、赤ちゃん自身は、自分のサインの出し方を分化させていき、周りの大人も、こういった動きや反応のときは、赤ちゃんのこういったサインであるということに確信をもってかかわるようになっていきます。

4　赤ちゃんの読みとりに影響を与えるもの

一方で、赤ちゃんの動きや反応に、どういった赤ちゃんの意図を読みとるかは人によって異なります。生まれたばかりの赤ちゃんは、生理系や運動系が未熟でストレスのサインや、反射が誘発された動きを示すこともありますが、そうしたサインも、私たちはまるで赤ちゃんが大人と同じように感じているかのように読みとることがあります。たとえば手を伸ばした反応をみて、「私に何かを伝えようとしているのかしら」と読みとる人もいれば、「私を振り払おうとしている」と読みとる人もいます。何かを伝えようとしていると読みとった人は、赤ちゃんの顔を覗き込み、笑顔で声をかけるでしょう。逆に私を振り払おうとしていると読みとった人は、赤ちゃんから距離をとり、顔を背けてしまうかもしれません。赤ちゃんの反応や動きをどうとらえるのかによって赤ちゃんとのかかわりはまったく違うものになっていきます。

その読みとりには、フライバーグ（Fraiberg, 1980）が「赤ちゃん部屋のお化け」と指摘したように、親自身のこれまでの育てられてきた体験や、赤ちゃんと出会うまでの葛藤、周囲からのサポートなど様々な要因が影響を与えます。たとえば、赤ちゃんがＮＩＣＵに入院になるなど、親が赤ちゃんに対する自責感や受けとめきれなさを抱いている場合、赤ちゃんが面会のときに目を開けないことを、自分が拒否されているように感じてしまうことも起こってきます。

5　赤ちゃんとのかかわりを支えるもの

誰かと一緒に赤ちゃんをみつめ、赤ちゃんについてどう感じるかを共有してもらったり、赤ちゃんのサインや発達の意味を赤ちゃんからのメッセージとしてさりげなく伝えてもらうことで、一瞬思い浮かんだ赤ちゃんからの否定的なメッセージは修正され、目の前の赤ちゃんからの正しいサインを読みとることができるようになっていきます。

一人きりで赤ちゃんとかかわっていると、読みとりがずれたものになっていたとしても修正してくれる人はいません。また生まれたばかりの赤ちゃんは、おなかがすいたり、ちょっとした変化で、まるでこの世が終わりなのではないかと感じているかのように泣き、抱っこして落ち着いてくれることもあれば、何をやっても落ち着かないときもあります。赤ちゃんの頃、不快な状態を受けとめてもらえていなかった人は、赤ちゃんの泣き声は、自分が赤ちゃんのときに感じていた落ち着かない気持ちをかきたてられてしまうこともあるでしょう。妊娠・出産の過程の中で何らかの傷つきを抱えていた場合は、まるで赤ちゃんから責められているように感じることもあるでしょう。そうでなかったとしても、自分が親として失格なのではないかと自信のなさをさらに深めてしまうこともあります。

誰かが一緒に赤ちゃんをみつめてくれて、赤ちゃんの泣きの意味を教えてくれたり、落ち着かない自分の気持ちを支えてくれたり、少しの間赤ちゃんと離れて冷静になる時間を保証してくれるだけでも、親は自分の思いから離れて目の前の赤ちゃんと交流をすることができるようになっていきます。また何よりも赤ちゃんが安定して落ち着いた状態でいられるように赤ちゃんの反応を引き出す支えをしてもらうことが親子のかかわりを支えていきます。

4　赤ちゃんと家族の関係を支えるために

親は赤ちゃんと一緒にいるとき、様々な思いが浮かんでは消えていきます。それは、赤ちゃんや自分に対する否定的な思いかもしれません し、自分では扱いきれない思いが周囲への怒りとして感じられることもあるでしょう。また周囲からしてみれば、楽観しすぎていたり、現実を受けとめきれていないのではないかと感じられたりすることもあるでしょう。周産期という時期は、今まで身につけていた鎧を一度脱がざるをえない時期です。周囲にアンテナを張り巡らせ、周囲からの言動に過敏になりやすく、生まれてきたばかりの赤ちゃんを周りがどう受けとめているのか、自分が母親としてどう思われているのか、評価されているように感じやすいのもこの時期です。支援のまなざしの中に、批判や、評価の視線を感じると、とたんに心を凍らせ、傷つきを強めてしまうことも少なくありません。

赤ちゃんとゆったりとした気持ちで出会うことができたとき、親は直観的に赤ちゃんに合ったかかわりをすることができる力をもともと備えています（Papousek & Papousek, 1987）。親と赤ちゃんが本来もっている力を引き出し、かかわりを支えていくことが何よりも大事な視点となっていきます。この時期のこころのケアは、赤ちゃんと親のことばにはならないことばにも耳をすませ「聴く」こと、ネガティブな思いを含めて「揺れ」をそのまま「包み込む」器として機能していくこと、一緒にそこに「いる」ことを支え、親と子の歩みを信じて「待つ」こと、そこからはじまっていきます。

文献

母子保健事業団（著）公益財団法人母子衛生研究会（編集協力）二〇一四　わが国の母子保健平成二六年　母子保健事業団

Brazelton, T. B., & Nugent, J. K. 1979 *Neonatal Behavioral Assessment Scale* (3rd Ed.). Mac Keith Press.（穐山富太郎（監訳）一九九八　ブラゼルトン新生児行動評価〔第三版〕　医歯薬出版）

Fraiberg, S. 1980 *Clinical studies in infant mental health*. Basic Books.

橋本洋子　二〇一一　NICUとこころのケア――家族のこころによりそって（第二版）　メディカ出版

Kitamura, T., Shima, S., & Sugawara, M. et al 1996 Psychological and social correlates of the onset of affective disorders among pregnant women. *Psychol Med*, **23**, 967-975.

厚生労働省　二〇一六　平成二八年我が国の人口動態（平成二六年度までの動向）(http://www.mhlw.go.jp/toukei/list/dl/81-1a2.pdf)（閲覧日：二〇一六年三月一〇日）

永田雅子　二〇一一　周産期におけるこころのケア――親と子の出会いとメンタルヘルス　遠見書房

Papousek, H., & Papousek, M. 1987 Intuitive parenting: Adialectic counterpart to the infant's integrative competence. In J. D. Osofsky (Ed.), *Handbook of Infant Development* (2nd Ed.). Wiley, pp. 669-720.

Treverthen, C. 2011 Intrinsic motives for companionship in understanding: Their origin, development, and significance for infant mental health. *Infant Mental Health Journal*, **22**, 95-131.

Yamashita, H., Yoshida, K., & Nakaro, H. et al. 2000 Postnatal depression in Japanese Women detecting the early onset of postnatal depression by closely monitoring the postnatal mood. *Journal of Affective Disorders*, **58**, 145-154.

吉田敬子　二〇〇〇　母子と家族への援助――妊娠と出産の精神医学　金剛出版

ながた　まさこ

名古屋大学心の発達支援研究実践センターこころの育ちと家族分野教授・臨床心理士。

2 産前・産後のメンタルヘルス

山下　洋・錦井友美・吉田敬子

1 周産期のメンタルヘルスの意義

産前・産後は女性と家族が妊娠出産を経て親と子が出会い、家族としての子育てがはじまる要の時期です。そしてこの時期のメンタルヘルスを支えることは、リプロダクティブヘルス・ライツの核となる課題です。予期せぬ妊娠、暴力の低減と安全な性行動などリプロダクティブヘルスについての情報と関連するサービスの不足が指摘されていますが、この時期のメンタルヘルスの重要性についてもまだ十分に女性と家族に伝えられているとはいえません。メンタルヘルスの問題が生じたときに女性が選択できる治療や利用できる支援について、サービスを提供する側の知識やスキルも不十分で、変化する社会環境や女性自身が置かれた状況に見合った情報ではなく、時には因習やステレオタイプ、スティグマにもとづく説明や告知を行ってしまっている実情があります。周産期は、Bio-Psycho-Social（生物・心理・社会的）のそれぞれの側面で大きな変化が生じます。急激な変化の時期に適応しながらこころと体のバランスを保つためには、女性自身に備わった調節機能だけでなく、家族や地域が作り出す生活環境も大きな役割を果たします。親と子の心身ともに安全な環境を提供するために何ができるのか、メンタルヘルスを取り巻く実情と課題を考えていきたいと思います。

2 赤ちゃんの誕生を取り巻くリスクとレジリエンス

どんな家族もそれぞれのリスクを抱え、不測の事態から立ち直るレジリエンスを備えながら、妊娠・出産という急激な心身の移行期にのぞみます。それは個人の内と外、家族の内と外にある絆の確かさや柔軟性が試されるときでもあります。

1　多様化する世界と子育て支援

近年、妊娠出産から子育てへと向かう女性と家族の過渡期を取り巻く社会的文脈は急速に多様化しています。先進諸国を中心に少子化の傾向が進んでいますが、女性の社会参画に伴う晩婚化により、初めて妊娠・出産を迎える時期が幅広くなっていることがこの現象にかかわると考えられています。このため働く女性が仕事と子育てを両立しやすくなることが、少子化対策としての育児支援の目標の一つに掲げられ、女性自身やパートナーの育児休業や家庭外の保育の充実が提唱されています。また医療面では生殖医療の技術の進展により、不妊治療など様々な状況で妊娠出産を迎える女性も増えています。少子化が進む中でも低出生体重の子どもの頻度は増えており、親と子の出会いの時期に母子分離を余儀なくされる状況も生まれます。胎児診断が可能となり妊娠早期に子どもの未来についての情報が得られることで、それが否定的なものであれば家族は新たな苦悩や葛藤を経験します。分離のみならず死別など、時に困難な出来事にも出あう医療の現場では、母子が絆を経験する限りある時間を支えるために、周囲には打ち明けにくいこころの負担をもつ養育者に対して同じ経験をした女性によるピア・サポートの機会を提供するなど妊娠期から様々な心理的配慮がなされるようになっています。

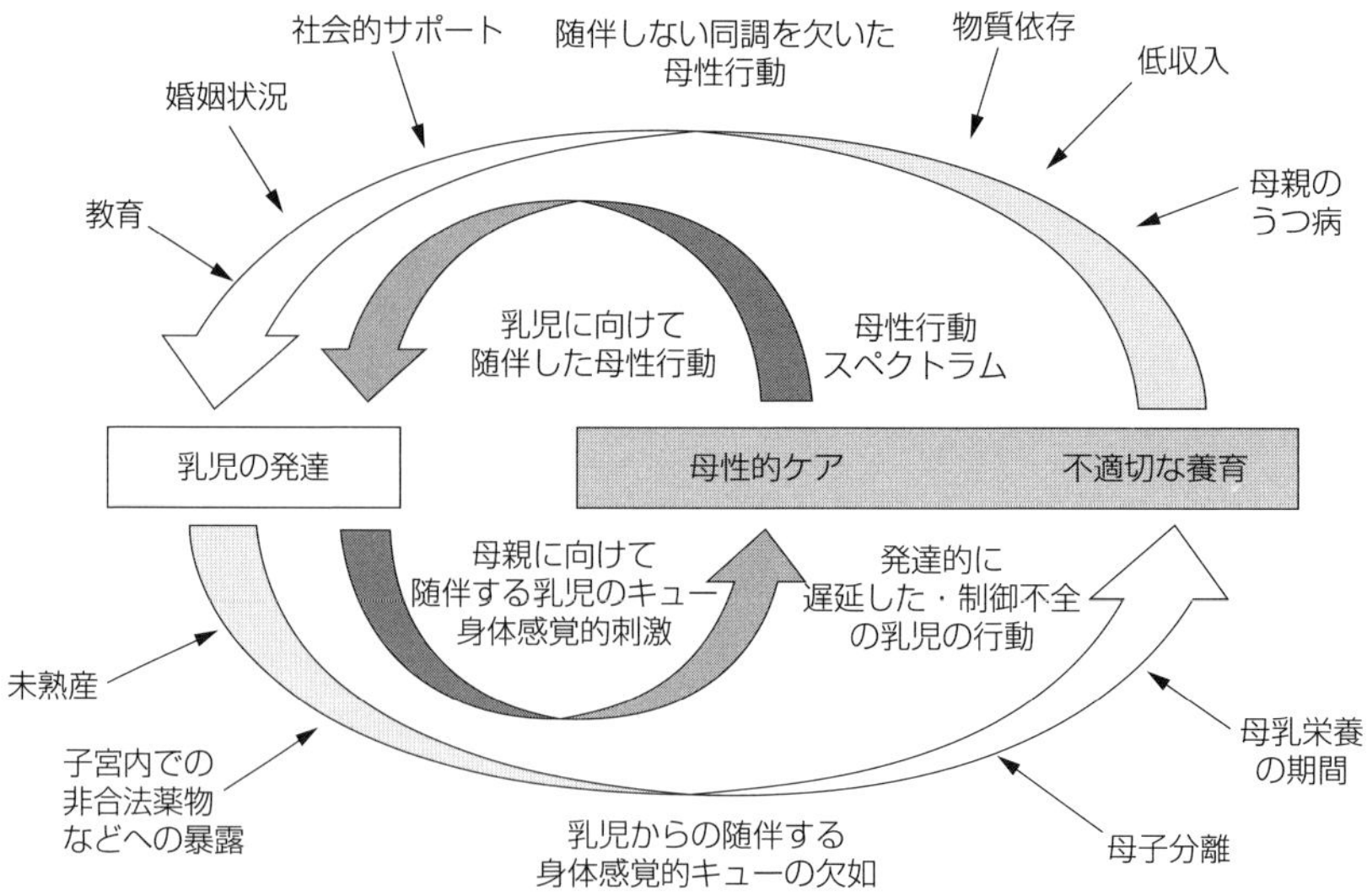

図１　周産期の心理社会的問題の影響

出所：Swain et al., 2007

その一方で社会経済的に不利な環境にある人々では予期せぬ妊娠や若年妊娠が問題になっています。一〇代での出産は、母親たちが社会参加の経験や生活基盤も乏しいなかで、心理的にも孤立した育児状況に陥る危険をはらんでいます。米国のハイリスク・コミュニティの母親への訪問支援活動では、支援効果の指標の一つとして、支援の対象となった母親の次の妊娠・出産までの期間が延長することがあげられています（Olds, 2012）。

これら二つの子育て支援の課題は異なる文脈の上に立ち、その実践はある面では正反対の方向性をもっています。先進諸国の社会環境の多様化を端的に示していますが、いずれの状況においても共通しているのは周産期が親と子の絆を育てるうえでかけがえのない時期であることです。この絆を育てる過程では親子が応答性のあるかかわり合いを持続できることが必要であり、この相互作用へのリスクとレジリエンスという視点から適切な養育環境を考えてみましょう。

2　母性的養育を取り巻く環境

図1は母性的養育と養育者のメンタルヘルスに脳科学の立場からアプローチしているスウェインら（Swain et al., 2007）が提示した母性的養育と、その障害のリスクとなる心理社会的文脈についての、スキーマです。随伴性のある親と

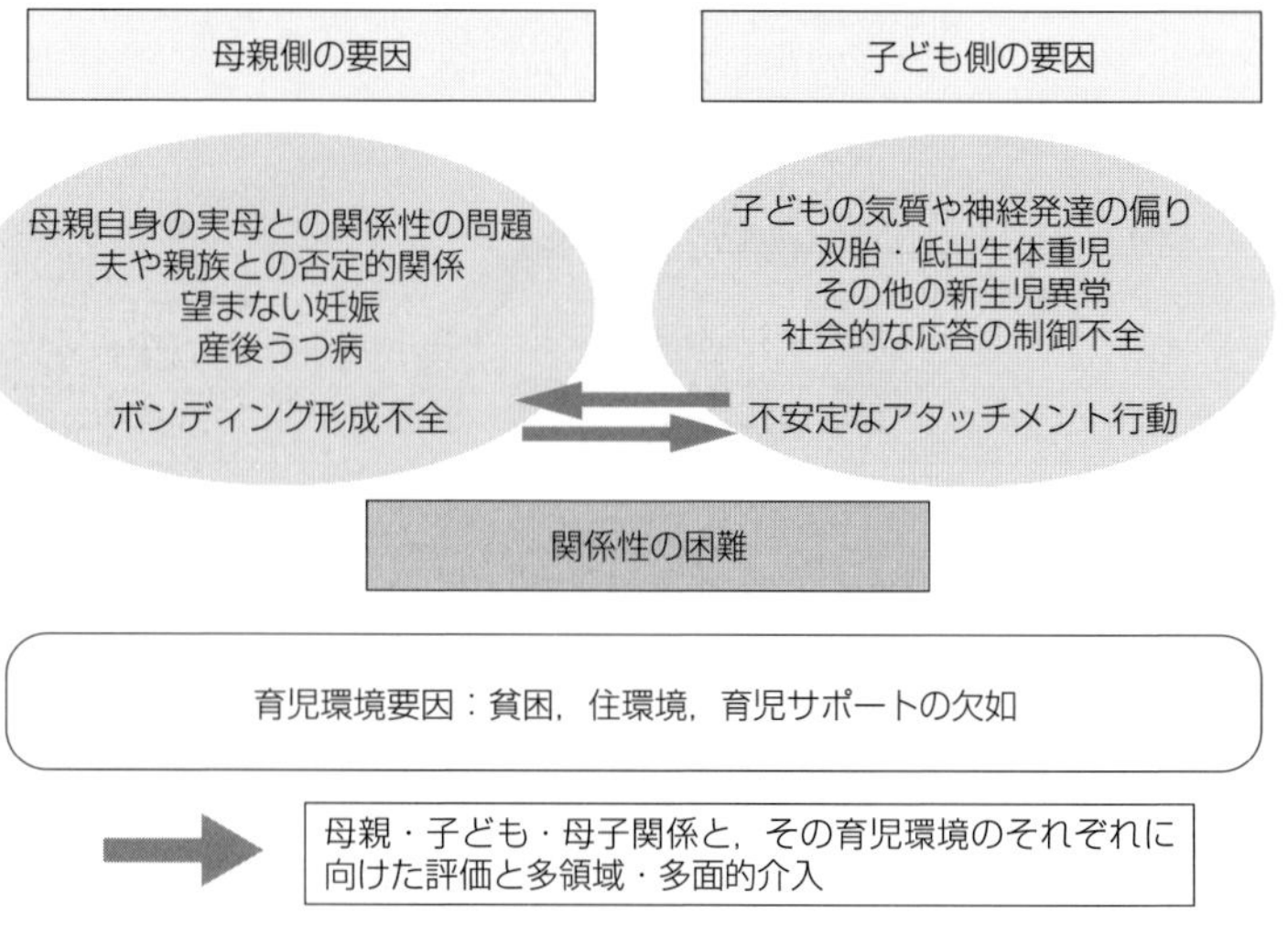

図2　育児困難の多面的理解

子の相互作用に導かれて、乳児の発達のニーズにフィットした母性的養育が展開していきます。子どもの発信する安全と成長を求めるニーズに養育者が適切に応答することで絆が深まる良循環の育児がある一方で、子どもが発信するシグナルが過剰か過小なために応答しづらい、または養育者がシグナルを読み取ることが困難な精神状態にある場合には、〝ずれ〟が深まり困難さが増す悪循環の育児状況も生じます。有効な育児と不適切な養育とは明らかに二分されるわけではなく、多様な程度と段階があります。親と子が同調し響き合う、すなわち随伴性をもったかかわり合いを形成する場の外側には、それを妨げるリスク要因も存在し、先にも述べた社会環境の変化によって多様化しています。社会的な孤立や産後うつ病などメンタルヘルスの問題自体も悪循環のリスク要因となります。低出生体重や早産で生まれてきた子どもの中には、身体面の合併症に加え刺激への過敏さや反応の乏しさなど独自の神経発達のプロセスを辿ることも多く、睡眠や哺育の問題など困難な育児状況が生じることがあります。

それでは逆にこのような様々な困難から立ち直り、悪循環の予防につながる保護要因―レジリエンスには何があるでしょうか？　困難な状況を乗り越えて妊娠出産を迎えた女性自身と家族が備えている柔軟性や肯定的な信念もあるでしょう。周囲の状況に目を向けると環境の変化に応じた社会保障や医療保健システムの整備によって、従来の親族や地域のつながりとは異なるきっかけで多くの人が子育ての現場にかかわるようになってきていることがあります。妊娠期から親子が絆を育む過程で、様々な対人関係を経験します。女性と赤ちゃんのニーズに導かれて生じるこうした様々な人とのかかわり合いによる支えこそが、〝子育ての社会化〟時代におけるレジリエンスにほかなりません。

3　関係性からみた産前・産後のメンタルヘルス

先に述べたように妊娠、出産、育児をめぐる親と子どものメンタルヘルスでは、お互いにとっての重要な他者（親あるいは子ども）との関係性が展開していく過程を支えることが中心的な課題です。この親と子の関係性における困難とメンタルヘルスの問題は表裏一体となっています。そこでメンタルヘルスの問題をとりあげるに先だって、親と子の関係性の困難を定式化（フォーミュレーション）してみたいと思います。図2に示すように親と子の関係性は、親と子、そして親と子のあいだという三つの側面から理解することができます（吉田ら、二〇〇五）。たとえば情緒的な絆に焦点をあててみると、親の側はボンディングの形成、子の側はアタッチメント行動の発信があり、両者の相互作用のパターンをアタッチメントのタイプとして理解できます。親子のあいだのアタッチメントのパターンが心理的充足や安全感を生むものとならない状況が育児困難として認識されます。産前産後のメンタルヘルスの実践では、まず親と子のあいだの困難——育児困難が主な訴えとなる場合がほとんどです。そして育児困難がどのように生じているかを理解するために、親と子のそれぞれの状況に注目すると、母親の側にしばしばみられるのは不安や抑うつなどの症状です。育児困難と母親のメンタルヘルスの問題のどちらが先に生じたかはケースごとに異なるとしても、関係性のスタートとなる妊娠期から産後早期ほど、育児環境の要因が新たに加わって、悪循環の状況が生じやすくなります。このように関係性を中心にみていくことでメンタルヘルスの問題への介入の糸口が見えてきます。

4　周産期精神医学の実際

産前産後のメンタルヘルスの実践に関連して、周産期精神医学という精神医療の専門領域があります。その臨床と研究の実際を事例とともに解説します。

1　母子メンタルヘルス外来の情景

第二子を妊娠中の母親が、今回の妊娠判明の前に夫の転勤により引っ越したことを契機につわりがひどく不眠が続いていることを産科外来で訴えました。つわりがおさまる時期になっても、上の子どもへの苛立ちや暴言、夫との口論から家を飛び出すなどの衝動的な行動がむしろ顕著になってきたため、同じ病院内の精神科に紹介されました。母親は元来、喜怒哀楽もはっきり表すが面倒見がよく、近隣の母親にも慕われて多くの友人がいました。精神科での家族面接で母親はこれまでを振り返って、夫が子育てへの理解がなく家族の大切なことは全部自分だけで決断してきたことを強い口調で訴え、転勤を夫が一人だけで決めてしまったことを繰り返し批難し、友人のいない新しい環境で出産することの心細さを訴え続けました。日頃は何事も根にもたず切り替えのよい母親が示したこのような態度の変化は、家族の理解を超えていました。面接の過程で、夫は転勤時の自分自身と家族の将来への迷いが、妊娠判明後さらに深まり、抑うつ症状でカウンセリングを受けていることを打ち明けました。これをきっかけに母親から家族への共感的なことばが増え、今度は母親自身が自らの精神状態を振り返り、気持ちのアップダウンをコントロールできず子どもにつらくあたってしまうことを何とかしたいと語りました。また思春期の頃にも気持ちの浮き沈みがあり、一時的にひきこもりの状態に陥っていたことを思い出しました。そこで双極性障害（II型：軽度の躁うつの気分の波を示すもの）という診断について説明と告知を行い、これに有効な抗精神病薬について、またその服薬に際し考えられるリスクと利益について説明しました。その後は薬物療法により十分な睡眠をとれるようになり、妊娠後期には気持ちも安定して出産を迎えることができました。

2　周産期の母親の体内環境

赤ちゃんを中心に進行する社会的絆の形成の過程には生物学的な基盤があります。最近の生化学的な測定方法によって、特に女性では妊娠・出産期に生じるホルモンや神経ペプチドの変化が脳のはたらきに影響を与え、妊娠・出産・育児に適した心理状態に調節されていることが明らかになっています。たとえばエストロゲンは生殖をはじめ幅広い生理的機能を制御するホルモンであると同時に、中枢神経の保護作用ももっています。妊娠中に胎盤からこの物質が多量に分泌されることで脳の働きを安定させることにつながり、出産後の胎盤の娩出とともに急激に低下することが一時的な気分の不安定さ（マタニティーブルーズ）を引き起こすと考えられています。神経ペプチドにもオキシトシンなど乳汁分泌作用や陣痛促進作用に加えて、動物では巣づくりなどの母性行動の誘発、記憶や社会的絆の形成（いわゆる信頼感）を促すものがあります。これらの物質は子どもを生み育てる女性の身体の働きと同時に、育児にかかわる行動やこころの働きも制御しています。周産期の養育者を赤ちゃんとのかかわりに没頭させるべく動機づけるその力は、まさに天の配剤ともいうべきものです。

実際に精神医療機関への調査では妊娠期は重い精神疾患の発症や増悪による救急受診や入院はむしろ減ることが示されています。その一方で予期せぬ妊娠やドメスティックバイオレンス、妊娠に伴う合併症や生活状況の悪化など予想外の人生上の出来事もしばしば起こります。産科を受診する女性へのアンケート調査では妊娠期の女性における不安症状や抑うつ症状の頻度は一〇～二〇％と、産後と同程度であることが示されており、入院を要するほどの重症例は少なくても、不安や抑うつなどの広くみられる精神症状を多くの女性が体験していることになります。周産期の体内環境は、このような外部の環境のストレッサーと、それに対する心身の反応にも強く影響を受けて変化します。不安や抑うつ症状の強い人では、コルチゾールや副腎皮質刺激ホルモン放出ホルモンなどのストレスに関連するホルモンが上昇しています。これはストレスに応答する脳と身体のシステムの活動が亢進した状態で、心身は常に臨戦態勢にあり、脅威となる刺激に対し闘うか逃走するかの自動的な反応をしやすくなっています。妊娠中の不安や抑うつによるストレスホルモンの上昇は、子宮内の血流低下、胎児の発育抑制、胎児の中枢神経のストレス応答システムの変化につながります。

英国で一九九〇年代にスタートしたAvon両親・子ども縦断研究（ALSPAC）では、そうした母親の高いストレス状態に胎内で長期間曝露された子どもを追跡すると、多動や学習障害がより多くみられました。周産期精神医学の研究者であるグローバーら（Glover et al. 2010）は、この現象を胎内プログラミング仮説により説明していますが、生物学的なレベルでストレスの世代間伝達が生じるともいえます。世界的に周産期の生活環境や環境物質の子どもの発達への影響が注目され、日本でも大規模なコホート研究として環境省が企画したエコチル調査（子どもの健康と環境に関する全国調査）が継続されています。先行する英国でのコホート研究のエビデンスは、環境物質のみならず心理社会的なストレスの影響の大きさを示しています。

3　周産期医療とメンタルヘルスの問題

周産期のメンタルヘルスは産婦人科を中心とする周産期医療のシステムと密接に関連しています。医療スタッフは安全な妊娠・出産と産後の順調な回復などの周産期管理から、産後一カ月の褥婦健診までの子育ての準備と開始の見守りを通じて母親と継続的にかかわっています。このような周産期の診療の場をメンタルヘルスの問題に気づき、対応する機会として活かす試みが広がっています。先の事例のように母親自らが助産師にこころの問題を打ち明ける場合もありますが、そのような訴えは歓迎すべき子どもの出産に際してふさわしくないものとして語られないままになっていることも多くあります。

筆者も産後うつ病の実態を明らかにするために九州大学病院で出産後一年間を経過した女性への回顧的調査を行いました（Yamashita et al. 2000）。一〇〇名近い女性に電話面接を実施したところ、出産後の一年間に一七%と高い頻度でうつ病と診断できる程度の抑うつ症状を体験していたことに驚くとともに、産科病棟や褥婦健診で配布したエジンバラ産後うつ病質問票の得点をみるとその大多数において症状は産後一カ月以内、中には産後五日間と産科病棟にいる時点からすでに始まっていたことに注目しました。すなわち日常診療の中でも母親が示す気になる言動に気づいている医師や助産師は多いと思いますが、慌ただしい臨床現場で、それらを不安や抑うつというこころの問題としてとらえ直すためには、そのきっかけを作る手立てが必要となります。

調査でも用いたエジンバラ産後うつ病質問票は英国のCoxら（Cox et al. 1987）により開発され、家庭訪問などの地域の母子保健活動を行う保健師の協力のもと産後の母親に配布・回収され、うつ病のスクリーニング尺度としての標準化の手続きが行われました。日本では岡野ら（一九九六）がその翻訳と標準化を行い、産後うつ病の実態調査に用いました。その後の吉田ら（二〇〇五）や先述の筆者らの引き続く調査結果をふまえ、この簡便な自己質問票を周産期の女性のこころの問題への気づきを共有する手立て、すなわちスクリーニングの方法として活用することが周産期医療や地域母子保健活動で広く取り入れられるようになりました（上別府ら、二〇一三）。さらに九州大学病院では妊娠期、産科病棟、褥婦健診での自己質問票によるスクリーニングに合わせて、その後に助産師が周産期の育児困難に対し継続的なカウンセリングを行う助産師外来も開設されています。明らかなうつ病の発症のタイミングとして、日本では慣習となっている里帰り出産を終えて、自宅に戻る時期、産後二カ月頃との報告もありますが、大学病院で出産した多くの女性は里帰り出産を選んでいなかったこともわかりました。その中には母親自身や子どもの合併症によって引き続き通院や入院中の子どもへの面会が必要であるなど医療面の理由や、夫がうつ病の療養中で一人にできない、実母との関係がよくないために里帰りや産後のサポートを頼めないなど家族関係が理由で里帰りや産後のサポートを選べなかったケースがありました。

周産期の医療においては、出産に向けたケア・プランを立てるプロセスで産後の育児のサポートや生活環境を自然な形で聞くことができます。うつ病のスクリーニングに加えて、うつ病の発症のリスクとなる社会的なサポートの不足や住環境や経済的問題を把握し、それらへの対処を考え必要な支援を用意することは抑うつ症状の予防や改善につながります。メンタルヘルスの問題へのアプローチは、周産期の母子と家族が抱える困難さを共有し、それらの軽減や解決の方法を共に考える、生活に寄り添った臨床にほかなりません。

5　母親のメンタルヘルスと子育てへの影響

周産期の女性にうつ病の頻度が高いことは周知のこととなりました。うつ病の中核症状は抑うつ気分と興味や楽しみの喪失です。悲しげな表情、涙もろさや悲観的な言動はうつ病の症状として周囲にも気づかれやすく、理解されやすいものでしょう。うつ病の多様な側面の中で意外に見過ごされやすいのが怒りとの関連です。うつ症状をもつ人では、悲嘆にくれ自らを責めるばかりではなく、周囲に怒りや苛立ちを示すことも多いのです。筆者が産後うつ病と比較対照群の産後の女性のあいだで、乳児への否定的感情を比較した調査の結果でも、産後うつ病の女性では産後一カ月の時点で否定的感情が有意に高く、質問票の項目の中で怒りや拒絶などの感情をより多く認めました。

同じく筆者らは、産後うつ病となり、その治療や支援でフォローアップした母親の協力を得て、生後七カ月時の母子相互作用を、五分間対面で遊んでもらってビデオに記録しています。それを評定すると、撮影の時点で母親のうつ症状はよくなっていても、そのかかわり方は常に乳児に触れながら声をかけ反応を要求するなど、侵入的なパターンが多く見られました。このとき乳児の方は過剰な刺激を受けて視線を逸らし、自分の身体の一部に視線を向けたり触れたりするなど情緒的ひきこもりのサインを示します。そして侵入的なかかわりをする親の内的状態には、不安や怒りなどの否定的感情が伴っていました。このような経験から、産後うつ病の予防や早期介入のみでなく、抑うつ症状が軽減した後も子どもへの否定的感情が残る可能性がある、母子相互作用の困難さに対してもできうる限り支援を継続することが必要であることを示していま

す。そして介入は赤ちゃんの成長の力に導かれて展開していくことが望ましいと考えられます。

1　社会的存在としての赤ちゃん

赤ちゃんは食べ物の栄養と同じくらい他者にかかわられることへのニーズをもっています。生理的不快感を訴える泣き声に養育者のケア行動が引き出され、それに満足した赤ちゃんの笑顔に親が声のトーンや表情を変えるなどのやりとりは、日常のルーチンと同時に社会情緒的経験の機会でもあります。

生理的ニーズと社会的キューの絡み合いが多様になり交流の様相も複雑になる過程は、相互交渉のビデオ画像から抽出される視線や表情、音声のやりとりのマイクロアナリシスでも明らかにされています（Feldman, 2007）。相互交渉において、一定の時間、母親が一切の感情表出をしない態度を続けると、子どもは様々な方法で母親から反応を引き出そうとします。相互交渉をミクロレベルで分析すると、一旦破綻した情緒交流を子どもの方からの努力で修復しようとする過程が見えてきます。産後うつ病の母親では、熱心に子どもとかかわっていても自然な興味や楽しみの共有ができにくく、相互交流の破綻からの修復ができないまま、やりとりが進行していくことがしばしばみられ、次第に情緒的にひきこもったあるいは侵入的な交流のパターンが形成されやすいようです。

2　発達相談過程でみられた周産期の育児体験

ある母親が四歳の子どもを連れて子どものこころの発達外来を訪れました。子どもが発達障害ではないかと心配していたので、実際に発達の検査や遊びの様子を通して評価をすると、身体面、運動面、知的な側面のすべてで平均以上の良好な状態を示していました。そこで、子どもの発達歴の聴取とともに周産期からの母親の育児体験を振り返ってもらうと、反復する流産と困難な結婚生活の後、再婚して不妊治療の末にやっと得られた子どもだということがわかりました。褥婦健診では、不安抑うつ症状が高く、赤ちゃんへの気持ち質問票（Yoshida et al., 2012）でも否定的感情が高かったため、精神科を紹介されましたが、産後まもなく仕事を再開し受診の機会を逃していました。睡眠不足で疲労のたまった母親の頭には、赤ちゃんの授乳を求める泣き声が鋭く突き刺さるようでした。その一方で壊れやすい命との思いも強く、あまり

の泣きの激しさに突然死しないかと、深夜に息詰まるような不安が高まりました。子どもの否定的な将来ばかりを反芻して考え続け、育児を楽しむゆとりをもちようもありませんでした。ようやく思い切って受診した精神科で自分がうつ病の状態であること、今悩んでいる赤ちゃんへの否定的な感情も、うつ病の症状によって楽しみの感覚を喪失していることによるとの説明を受けました。幸いミルクでの哺育に移行しており、迷うことなく抗うつ薬による治療を開始しました。ボンディング質問紙では怒りや拒絶の項目は一点のみで、育児の絆の感情の喪失が五点以上と高い結果でした。母親の心配や悩み、不調について、これまで体験してきたことから気持ちも張り詰め疲労も蓄積しており当然の反応であるとノーマライゼーションとともにうつ病症状の改善の見通しについて情報提供を行いました。その結果、治療開始後一カ月頃には否定的な思考の反芻は減り、子どもと二人での外出も不安なくできるようになり、約一年間で治療を一旦終結しました。

しかしその後のよちよち歩きになってからの動きの活発さにも母親は圧倒されるばかりでした。祖父母世代も含め多くの大人がかかわった赤ちゃんのことばの発達は早く、幼稚園では遊びの場面で他の子たちに声をかける積極的な子どもとなりました。しかし、ついさっきまで明るく活発に遊んでいた子どもが、自宅のドアをくぐるなり、母親の目には形相を変えて暴れ回る暴君と化すのでした。母親のこころの中にある赤ちゃんは、流産後のこころの痛み、喪失感や怒りから、出産後の不安や疲労感までが重ね合わされ壊れやすく、痛ましいイメージのまま静止していました。現実の子どもは日々成長したくましく変化しています。そのギャップはなかなか埋まらず、子どもに向かい合う母親の顔は強張り笑顔は再び失われていました。

発達相談での母子のカウンセリングにおいて治療者は子どもの遊びの様子を見ながら、母親と共に育児中の母親自身の否定的な気持ちや考えを振り返り、現実の子どもの気質、発達特性や行動の意味を共有していきました。その過程で元気な子どもに振り回され追いかけっこをする治療スタッフを見ながら、〝思えば毎日子どもから元気をもらってきました。身体にはこたえますけど〟と笑うゆとりも出てきました。大人の視線にしっかりとしたまなざしで応える子どもで、そうした力強い資質も自分たちはくたびれながらも何とか育ててきたのだと両親で語り合う時間が生まれました。

6　周産期のメンタルヘルスにおける統合されたケアの視点

オースティン（Austin, 2014）は、周産期のメンタルヘルスの問題への早期発見と介入は、家族機能、特に親―乳児の関係性への重要な影響を通じて、次世代の心身の健康に好ましい転帰を生む可能性をもっていることを指摘しています。周産期はすべての親が医療保健従事者に頻回に接触し健康教育を受ける機会をもつ、またとない介入の好機であり、家族にとっても新たに親になるために自ら変化し、世代間の家族機能不全を改善するという動機づけが高まる時期でもあります。

赤ちゃんの存在という大きな助りを借りて行われる心理社会的介入では、地域のケアシステムに統合されたかたちで妊娠期の産科ケアのルーチンに組み込まれることと、産後の適切な時期に実施される家庭訪問や健診などの社会的サポートを活用することが、ファーストフインの介入となります。これまで有効であるとされた介入プログラムの特徴をみると、介入の対象は母親だけでなく子どもと家族を含めており、社会的サポートに注目し母親を力づけるものであることが共通しています。継続的な母子訪問などを通じて、子どもとの絆の経験や子育てのモデリングを提供することは母親に肯定的な心理状態、すなわち目標や自己価値の回復をもたらします。そのことがセルフケアの動機づけや神経内分泌機能の調整機能を高めることにもなります。サポートがあると認識することはライフイベントへの否定的（生理的・行動的）反応を軽減し、ストレスの緩衝機能を果たします。社会的サポートの内容としてはピア・サポート、パートナー・サポート、非指示的（傾聴）カウンセリング、地域協働ステップド・ケアなどが含まれていました（Dennis & Dowswell, 2013）。

周産期は妊娠から出産、子育てへと短期間で心理社会的状況や心身のバランスが大きく変化し、それに伴いリスク状況と介入の経路、支援の内容もダイナミックに推移します。本人や家族のリスクや脆弱要因が前面に出る時期から、出産後に潜在していた家族のレジリエンスが発揮される場面へと転換したり、あるいはレジリエンスを示していた女性が、出産後に予期せぬサポートの欠如などのリスク状況に直面する場合など、経過により様々です。このため母親の心身の状況や制度上の節目となる各時期において包括的なスクリーニングを行う、切れ目のない縦断的なケアの仕組み作りがますます必要とされています。

文献

Austin, M.P. 2014 Marcé International Society position statement on psychosocial assessment and depression screening in perinatal women. *Best Practice & Research, Clinical Obstetrics & Gynaecology*, **28** (1), 179-187.

Cox, J.L., Holden, J.M., & Sagorsky, R. 1987 Detection of postnatal depression: Development of 10-item Edinburgh Postnatal Depression Scale. *Br J Psychiatry*, **150**, 782-786.

Dennis, C.L., & Dowswell, T. 2013 Psychosocial and psychological interventions for preventing postpartum depression (Review). The Cochrane Databased of Systematic Review, 2.

Feldman, R. 2007 Parent-infant synchrony and the construction of shared timing: Physiological precursors, developmental outcomes, and risk conditions. *Journal of Child Psychology and Psychiatry*, **48** (3-4), 329-354.

Glover, V., O'Connor, T.G., & O'Donnell, K. 2010 Prenatal stress and the programming of the HPA axis. *Neuroscience & Biobehavioral Reviews*, **35** (1), 17-22.

上別府圭子ほか　二〇一三　周産期からの虐待予防を実現する家族看護技術の確立と医療連携システムモデルの構築（平成二一年度～平成二三年度科学研究費補助金）（基盤研究（B））研究成果報告書　研究四　産後うつ病の重症化予防を目的としたプログラムの開発と評価（平成二五年三月　研究代表者　上別府圭子）

岡野禎治・村田真理子・増地聡子ほか　一九九六　日本版エジンバラ産後うつ病調査票（ＥＰＤＳ）の信頼性と妥当性　精神科診断学、第七巻、五二三－五三三頁

Olds, D.L. 2012 Improving the life chances of vulnerable children and families with prenatal and infancy support of parents. *The Nurse-Family Partnership Psychosocial Intervention*, **21** (2), 129-143.

Swain, J.E., Lorberbaum, J.P., Kose, S., & Strathearn, L. 2007 Brain basis of early parent-infant interactions: Psychology, physiology, and in vivo functional neuroimaging studies. *Journal of Child Psychology and Psychiatry*, **48**, 262-287.

Yamashita, H., Yoshida, K., Nakano, H., & Tashiro, N. 2000 Postnatal depression in Japanese women: Detecting the early onset of postnatal depression by closely monitoring the postpartum mood. *Journal of Affective Disorders*, **58** (2), 145-154.

Yoshida, K., Yamashita, H., Conroy, S., Marks, M., & Kumar, C. 2012 A Japanese version of Mother-to-Infant Bonding Scale: Factor structure, longitudinal changes and links with maternal mood during the early postnatal period in Japanese mothers. *Archives of Women's Mental Health*, **15** (5), 343-352.

吉田敬子・山下洋・鈴宮寛子　二〇〇五　産後の母親と家族のメンタルヘルス――自己記入式質問票を活用した育児支援マニュアル　母子衛生研究会母子保健事業団

やました　ひろし
九州大学病院子どものこころの診療部特任講師・児童精神科医。

にしきい　ともみ
独立行政法人国立病院機構長崎病院小児科・小児心療科・小児科医。

よしだ　けいこ
九州大学病院子どものこころの診療部特任教授・児童精神科医。

3 産科領域からみた親と子の出会いと支援

佐藤秀平

親と子の出会いの物語は、親となる女性が子を妊娠することからはじまります。母親が受胎したその時からはじまる親子関係は、およそ九カ月間の母親の胎内での生活・生命活動を親と子が共有することにはじまります。そして胎内生活の締めくくりの出来事であるともいえる「出産（医学用語では分娩）」という女性にとっても生まれてくる命にとっても、人生最大のイベントによって、母と子それぞれのライフ（生命・生活・人生）にわかれます。しかし、生まれた直後から子のライフは、医療の介入を要さない場合、全面的に母のライフに依存することが必要ですし、母のライフも子のライフに大きく影響されながらしばらくの間、継続していくことになります。

親と子の出会いの中では、妊娠・出産・授乳・育児のスタートラインは産科医療と密接に関係していることはいうまでもなく、親子関係の重要な鍵は周産期の様々な出来事にあるともいえます。妊娠してから親が子という存在を受容していく過程には、単にこころの受容だけではなく、子を受容するための生物学的なシステムが大きく関与しており、母の胎内に自然に備わってくるシステムを医療や社会が守っていかなければなりません。妊娠や出産の過程の中では、自然現象について思慮深い理解が最も大切ですが、「Not to fool Mother Nature（自然を笑うなかれ）」とは、まさしく母になるという自然の力は人間のなすことができる一番大きな偉業であると思います。

筆者は一人の産科医の立場としての経験や内外の研究報告・文献的な考察を入れながら、妊娠という親子の出会いの序章の部を開きたいと思います。

1 親子にとっての周産期とは

周産期という用語は、出産の前後の期間をいいますが、医学用語としての定義や医療統計上では、妊娠二二週から出産七日目までをいいます。広義の使用法では、妊娠してから出産育児の期間までを「周産期」と表現する場合もあります。周産期はどちらかというと分娩する母体を中心とした用語ですが、類似した用語に「周生期」という言葉があります。周生期は広義の周産期の意味に近く、児（胎児・新生児・乳児）を中心として、妊娠、出産、新生児期、乳児期を包括した期間と考えてつくられた言葉です。周産期も周生期も英語では perinatal period と同一の用語です。

1　親と子の生命のリスク

周産期という時期は、時に、親と子の生命を失うことになりかねない事態を招くことがあります。母体にとっては、第一に妊娠や出産に関しての様々な合併症がいのちを奪う原因になりうることです。現在、日本での母体死亡の原因としては、妊娠や出産に関係した多量の出血、妊娠高血圧症候群などによる高血圧に関係した合併症、特に頭蓋内出血、そして肺や脳の血管内での血栓症や塞栓症などが主なものですが、三五歳を過ぎてから妊娠する高齢出産の割合が増加しているため、死亡に至らずとも、これらの合併症に罹患する妊婦人口は増加していくものと考えられます。

広義の周産期では、すべての時期において、児のいのちに直結することが起こりえます。妊娠初期には、どんな年齢の女性であっても、二〜三割の確率で自然流産という現象が起こります。また、母体や両親の選択として妊娠を継続できない場合は、人工妊娠中絶術という選択になります。また現在、その選択の契機として出生前診断という医療行為（検査）の結果である場合もあります。自然流産の原因としては受精後の胎児（胎芽）の染色体異常などの先天異常が多く、妊娠一二週までの妊娠初期に大部分が診断されます。児の先天異常は、母体の年齢が三八歳を超えると年齢による増加傾向が著しく、さらに四〇歳を超えるとその傾向はさらに増します。流産に至らない場合でも、妊娠中に児の先天異常が明らかになる場合もありますし、形態的に胎児期には問題なく、生後に判明する先天性の疾患もあります。妊娠中に児の疾患が判明した場合、母体のこころには大きな負担が強いられます。

2　様々な妊娠や出産の様式

また妊娠のスタートにも様々なものがあります。自然に妊娠した場合と、医学的な処置や操作による妊娠、そして第三者の身体や細胞を利用する妊娠、第三者による出産などです。これらの妊娠出産については親子の関係性に関して医療だけではなく法学や社会学などの分野でも様々な議論が湧き上がっています。

妊娠中期以降、特に妊娠二二週以降になると、次に児のいのちにかかわるものとして早産があげられます。早産した場合、児の未熟性のために生命が危機に晒されますが、日本の新生児医療は小さく生まれた児の救命率が世界で最も高い技術を提供しているため、妊娠二三週以降での死亡率はかなり低下しています。しかし、早産児の生命が救えても、次に、様々な合併症、特に発達に関しての障害という問題が明らかになる場合があります。また、切迫早産という早産になる過程には、特に三〇週未満の未熟性の高い時期の場合は、原因として子宮内感染によるものが多く、しかも、胎児に炎症が及んだ場合は、児の発達に影響を与えることや、また、切迫早産の治療そのものでも、児の発達に影響を及ぼすことも懸念されています。

出産は、母体にとっても生命のリスクに晒される可能性があるイベントですが、児にとっても生命活動にとってのリスクの高いイベントです。子宮内から子宮外へ生まれることは、胎児から新生児に変わる時期であり、この時期のことを海外の胎児医学者はよく「Mt. Everest in utero」と表現します。これは子宮内のエベレスト山から地上に一気に下山するに等しいという意味で、胎内での胎児はチョモランマに登頂した人と同じ酸素環境にあり、そこから数分～一時間程度の間で出生し、外界の酸素に触れ肺呼吸を開始するときには地上に降りた環境に匹敵することになります。その「下山」の過程で、胎盤や臍帯、子宮の異常などによって、低酸素状態に陥る場合があり、生後の仮死により生命の危機と生後の発達障害の大きなリスクに立ち向かう時期でもあるのです。

3　妊娠中におけるこころの問題と生命の危機

もう一つ考えておかなければならない生命を危機に晒す重要な問題として、こころの問題があります。家庭的・社会的に妊娠を受け入れられない場合には、母体は人工妊娠中絶を選択し、授かったいのちをなくする結果になることがありますが、そこには必ずこころの葛藤が存在します。このような選択の場面で、宗教の介在することがほとんどない日本では、母体のこころの大きな負担を強います。また、妊娠を継続してきた場合でも、経済的な理由や家庭的な理由で、妊娠や出産に困難をきたした場合、あるいは、健診などで胎児に異常を指摘された場合、妊娠を継続できないと考える場合がでてきます。その場合、母体保護法上、妊娠二一週までは妊娠中絶が可能であるため、時に人工妊娠中絶を選択します。妊娠初期と異なり、母体の身体的な負担はさらに大きいだけでなく、胎内に宿ったいのちを実感するこの時期の中絶という選択は、子といういのちを失うだけではなく、葛藤を超えた後でも、こころに大きな影響を与え、時として、その後の妊娠にも多大な影響を及ぼします。

家庭的・経済的にも大きな支障を抱えながら妊娠を継続している場合、妊婦健診を定期的に受診しないままに分娩が開始したり、母児の生命に危険が迫ってから受診したり、あるいは自宅で分娩した現場を家族等が発見して救急車で搬送される、いわゆる飛び込み受診や分娩が日本でも増加しています。飛び込み受診や分娩では、明らかに児の死亡率が高く、また母体合併症も多いということもありますが、受診せずに分娩し、その後は、児に定期健診を受診させなかったり、ワクチン接種の受診を怠ったりする医療ネグレクトなど、虐待に相当する事例も多くみられます。

4　産後うつ病というこころの問題

また、妊娠中から分娩の時期にかけてもまったく問題なく経過した場合でも、産後うつ病というこころの問題が生ずる場合があります。その場合、周囲の支えが欠如したり不十分な環境では、育児に支障をきたしたり、場合によっては虐待に至ってしまうことがあります。日本では従来、サポートをする家人が多い大きな家族と暮らしていたり、里帰り分娩などの習慣があり、産婦を支援するしくみがあったため、産後うつ病に至る例は少なかったとされていますが、筆者はむしろ日本人独特の我慢が美徳という風習のために表面に出なかっただけであろうと考えています。

里帰り分娩とは、婚姻前に過ごした実家に戻り、実家の家族によって分娩と産後、育児のサポートをするというものですが、実家と自宅が離れている場合、出産前から出産、そして育児のスタート時点という重要な時期に、夫の存在が離れていることにもなると、それはその後の夫婦での育児という点で必ずしも良いわけでないこともあります。また、出産の際の緊急事態があった場合でも、その場に居合わせることができないため、夫婦の間での意識の差が生じてしまう場合もあります。里帰り先から戻ってから、こころの孤立によって、母体そのものが自殺という行為に至ってしまうことも稀に起こりえます。

2　子宮内での親子関係——4D超音波画像の時代に

1　胎児は親からどのように影響を受けているか

子宮内での胎児は、親からの影響をどのように受けているか。バルクロフト（Barcroft, 1947）以来、多くの研究がされてきました。母体から胎児への発育や発達への影響、逆に胎児から母体への影響についての研究がされました。以前は、新生児の脳は、いわゆる白紙状態で、生後、機能的な発達として充足されてくると思われていましたが、様々な研究の結果、新生児の脳はすでに胎児期に母体からの影響で多くの修飾を受けており、それは母体の様々なホルモン環境などだけではなく、子宮や胎児付属物（卵膜、胎盤）、羊水なども関与していることがわかりました。

また、母体の自律神経と胎児の自律神経の関連性を胎児と母体心拍数やドップラー胎動計、皮膚の発汗などの総合的な評価を用いて行った研究がデ・ピエトロらによって（DiPietro et al., 2002）一九九〇年代から行われてきました（ジョンズホプキンス胎児神経発達プロジェクト）。さらに彼ら（DiPietro et al., 2010）の研究の結果、母体と胎児には直接神経の伝達路はないものの、母体のストレスや不安と胎児の運動活動には相関があり、母体の不安の要素は、新生児期や幼児期のベイリースケールを用いた運動発達には促進的に作用していることが示されました。反面、情緒的な発達については、児の易刺激性（ささいな刺激をきっかけに不機嫌になりやすい）が亢進し、心理的な不安定さを示していました。

母体から胎児への影響については、まだ未知の部分も多く存在しますが、近年ｆＭＲＩ（機能的ＭＲＩ）という画像検査によって多くの知見が得られてきました。母体の心理的身体的状況と、胎児の中枢神経の機能を評価するという手法によって、さらに多くのことが解明されつつあります。

2　胎児の存在は母体にどのような影響を及ぼすか

では、胎児の存在、妊娠という現象は母体にどのような影響を示すのでしょうか？　妊娠や出産にかかわるホルモン、あるいは産後のダイナミックなホルモンの変化は、母体に様々な影響を示すことが数多くの報告で示されています。大部分は、妊娠の受容や子育てに対して促進的な影響が示されています。反面、そのような影響下であっても、たとえば妊娠初期の妊娠悪阻（つわり）や分娩の異常があった場合、母性行動に影響を及ぼしうることも示されています。胎児の存在下では、通常は母体にとってストレスに影響されづらい状況ができていきますが、それは確固たるものではなく、ある一定レベルを超えると早産などへの影響が出現してきます。特に、妊娠の早期のストレスほど、早産に対する影響が強くなるという結果が出ています。

母体が胎児の存在を意識する自覚的な現象は、つわり、乳房の緊満感、腹部の増大、胎動の自覚、子宮の周期的な収縮、などがあげられます。さらに近年の妊婦健診で行われる胎児を中心とした超音波検査は、視覚的に胎児の存在を知らしめます。妊娠初期の数ミリ程度の胎芽の頃から胎児の心拍動は胎児の生命を可視化し、さらに、妊娠一二週以降となれば、胎児の形態は人としての特徴を備え胎動を自覚する以前から胎児の運動が見えてきます。

3　医療機器の進化とそれをめぐる影響

さらに医療機器では、いわゆる4D超音波画像として従来の平面的な断層画像では得られない、より実物に近い立体的な胎児像を母体に提供できるようになりました（図1）。胎児の表情や仕草を想像で補完していた時代から、かわいさや表情の変化など、より擬人化・擬成人化されたイメージとしてみることで、出生前から現実的な存在感に近い感覚で母体は胎児を受け入れることができる環境になってきました。しかし、超音波検査の中には、母体の想像や希望によって補完される部分も多く、多少なりとも生後の現実とのギャップはあることや、場合によっては超音波による性別診断が自分の希望と異なったり、性別診断では一定の確率で起こりうる誤判定によって、生後の児の受容に大きな影響を与える可能性があります。

また、妊婦健診での超音波検査では、時として児の先天性の疾患が診断されることがあります。その場合、児の両親は非常に大きなショックと精神的なストレスを受けることになります。この影響については後述します。最新の4D超音波診断であっても、直に目で見て触れる新生児とはやはり異なり、診断が確かなものであっても、見聞きしたことがない疾患をもつわが子に対して、多くの不安を感じ、そして不安は説明を受けている児の病状よりも大きく、そして現実的にもあり得ないような児の状況を想像してしまう場合があります。実際の児とは異なる想像をすることを、私たちはモンスターイメージと表現しますが、これは診断から説明の過程の中で起こりやすく、その後の治療にも影響を及ぼすことでもあり、医療者側も留意しなければならないことです。

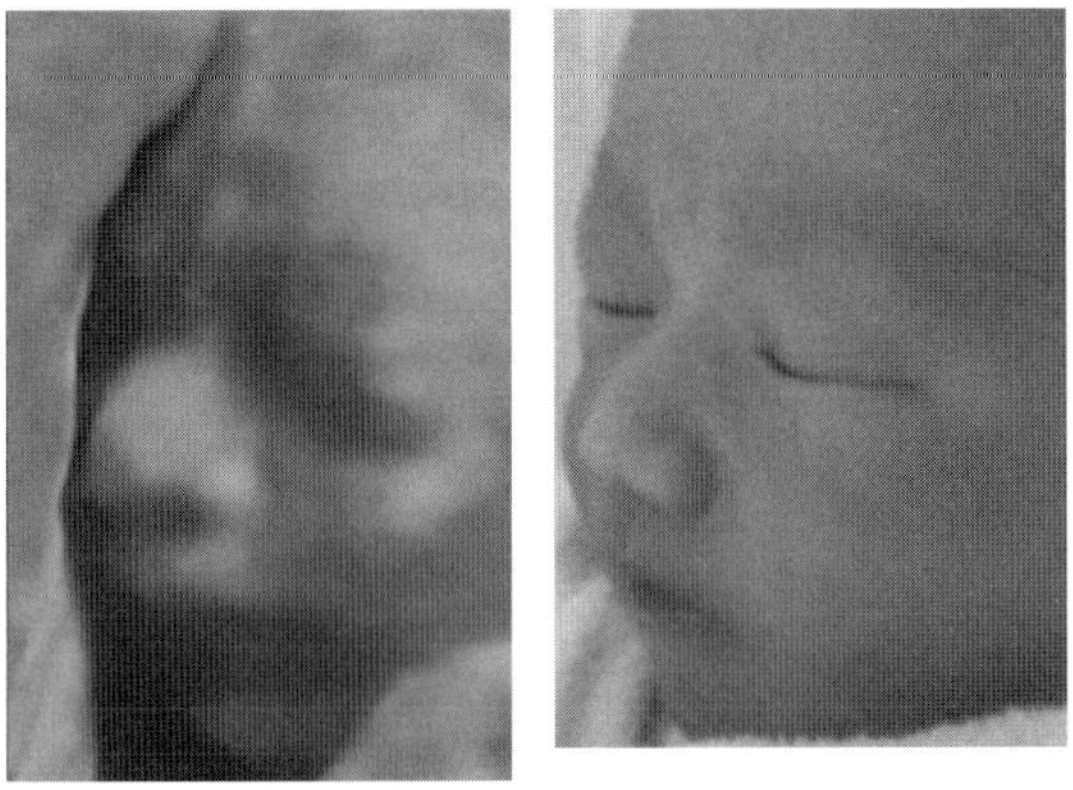

妊娠28週　4D 超音波像　　生後３日での同・新生児

図１　4D 超音波検査による胎児と新生児

3　授かるいのち、つくるいのち

現在、日本では晩婚化がすすみ、結婚をしている夫婦でも女性のキャリア形成のため妊娠出産年齢が遅くなり、三五歳以降で妊娠出産を望むカップルが増えました。しかし三五歳以上のカップルでは、様々な原因で妊娠に至る確率が低くなり、その場合、子をもうけるために、いわゆる不妊治療を行う必要がでてきます。

さらにおおよそ四五歳を過ぎると、自然に妊娠することも稀になる加齢現象が起こってきます。不妊症というのは何歳までという明確な定義はありませんが、自然に妊娠出産可能な年齢を超えてからの妊娠出産は不妊症の治療とは別種のものです。

1　様々な不妊症の治療

不妊症の治療には、排卵を促したり着床しやすくしたり、排卵障害等の治療等のための薬物療法があります。次に、性行障害であったり、男性側の精子の問題等がある場合、最初に行われる人工受精があります。

人工授精（ＩＵＩ）には、夫婦（配偶者）間で行う夫の精子を子宮内に管を使用して注入する人工授精（ＡＩＨ）と、夫が無精子症によって配偶子を採取できない場合に行う非配偶者ドナーの精液を用いる人工授精（ＡＩＤ）があります。

また、卵管の通過性に問題があったり、人工授精等でも妊娠が困難な場合、あるいは最近は高齢不妊の場合は、より妊娠を期待できる体外受精（ＩＶＦ）を行います。夫の精子と、卵巣から採取した妻の卵子を体外で人工的に受精させ、受精卵の三～五日目の発生段階で、子宮内に戻す方法です。受精した段階を命のスタートラインと考えると、体外でスタートをした命を発生初期に戻すという意味で倫理学的な議論がされました。体外受精による妊娠は、自然妊娠に比較しても、様々な母児の合併症のリスクがあることがわかっていますが、多くが妊娠出産の高齢化とも関連しており、最近の研究ではそれらのリスクは徐々に改善され自然妊娠との差が少なくなってきています。

日本では体外受精は、卵子も精子も配偶者のものを使用する規則になっていますが、体外受精の技術を用いることで、第三者の卵子や精子を用いて体外受精する卵子提供妊娠や場合によっては精子提供妊娠も可能となります。また、何らかの悪性疾患のために治療に伴って将来精子の産生や排卵ができなくなってしまう可能性のために、精子を採取して凍結保存したり、卵細胞や卵子を採取凍結して保存したり、受精卵を凍結保存して、将来妊娠したいときに受精に使用したりして、受精卵を子宮内に戻すという方法も可能となります。また、スポーツ選手やモデルといった著名人から営利目的で提供された精子や卵子を何らかの方法で採取取得して体外受精に用いる、商業的に生殖子提供する会社もあります。

特に卵子提供妊娠は、早発閉経や排卵障害のため妊娠できない女性や、閉経に近い、あるいは閉経後の女性が妊娠する方法として、海外の施設で行われています。自然妊娠可能な年齢で、抗がん剤を使用した後に排卵障害をきたしたため治療を受ける場合もありますが、閉経後の卵子提供妊娠は、本来妊娠が不可能な年齢での妊娠であり、医学的にもリスクが高く母体の生命に危険を及ぼす場合もあります。

さらに、より複雑な不妊治療法として、代理妊娠・代理出産という妊娠・出産そのものが第三者によって行われる方法が、わが国でも行われる事例があります。代理妊娠・出産する場合、日本では主に本人の卵子と配偶者の精子で体外受精し、親族が移植を受けるという方法で行われます。親族が妊娠・出産という過程を経ているため、卵子を提供した女性ではなく実際に出産して出産届を出した母が法律上の母となります。また、海外では代理出産を目的として商業的なエージェントが仲介した出産が大部分で、米国やアジアで代理出産をしたあと養子として受精卵の生物学的な両親の元に籍をいれるという方法が行われています。代理出産に伴う医学的なリスクは未だ不明の点も多く、卵子も精子もまったく自己の細胞ではない受精卵を妊娠することで、妊娠出産にかかわるリスクだけではなく、妊娠母体の体内に移植された他家細胞が将来的に宿主に対して与える影響が懸念されています。

2　出自をめぐる問題

非配偶者間の人工授精（ＡＩＤ）や卵子提供妊娠では、さらに出生した児の複雑な親子関係が将来その子に重い事実を背負わせることになります。法的・倫理的・社会学的な問題と、出自の問題を中心とした多くの難問が潜在し山積みになったままです。日本でのＡＩＤの歴史はすでに六〇年近い年月で一万五〇〇〇人以上の児が出生していますが、卵子提供妊娠の話題を契機に、今までは表に出づらかった問題が表面化してきています。

非配偶者間人工授精、卵子提供体外受精、代理妊娠・出産のいずれの方法においても、出生した児は将来そのことを知った場合、遺伝的な父母と出産した父母の存在など、出自に関する複雑な背景に自らの存在が置かれていることに気づかされます。実際に成人してから自らの出自を聞いた方々には、当事者である本人たちから、そこまでして両親に自分を産んでほしくなかったという声すらあります。夫婦や男女が、赤ちゃんをほしいと望んでも、その子が成長して一人の人間としてどう生きていくか、親子の関係をどう築いていくかということを考えないままで治療をする側も治療を受ける側も不妊治療を行う状況ではないといえます。

さらに配偶子の提供がボランティア以外の場合は、金銭授与によって自らの生命が受け渡された事実などを、どのように受けとめるのか、心理的にどのような影響があるのか、家族関係がどうなるのか、など多くの難問を抱えたままです。出生時には母は一人であった養子縁組とはまったく背景が異なり、生殖補助医療技術がなければできないことであり、生まれてくる子ども自身には選択権も決定権も与えられていません。「子どもを授かりたい」と、希望する人だけの都合や理論、思いだけで実行されている現状は、問題を先延ばしにし、無責任であるという意見が多く聞かれています。

3　リスクを伴う可能性に対する認識の必要性

海外での代理出産した双胎の一児に先天性の疾患があり、その児の処遇についての問題が報道され議論を呼びました。日本の補助生殖医療は、夫婦間でのそれぞれの配偶子での妊娠を基本としています。それぞれの配偶子によって受胎した場合、当然、親には児の養育に対する責任が生じます。しかし、精子提供や卵子提供、あるいは代理懐胎では、夫婦以外の配偶子あるいは子宮環境に何らかの問題があり、その結果として、児に先天的な疾患があったり、あるいは早産になったり妊娠出産の過程で低酸素血症などが生じ、児に永続的な障害を伴う可能性は十分に予測される事態です。しかし、妊娠中あるいは生後に児が健康でないと判明した場合、自らの子であることを認めず、夫婦のどちらかあるいは両者ともにその子の養育を放棄してしまう可能性が出てきます。

また、閉経後の卵子提供妊娠によって、母体に重度の障害が残る合併症を生じたり、あるいは産後に重度のうつ病を発症したり、年齢的・体力的な支障が生じたために、育児が不可能な状況になったり、児の養育を放棄したりするという事態や懸念が報告されるようになっています。産科医療者の中では、生殖補助治療では妊娠までをゴールとして治療を受け、育児や家族となることへのゴールが見えていない場合が多い、とよくいわれています。自然妊娠でも育児がゴールに見えていないことがありますが、補助生殖医療を行う基本的な目標は、やはり生まれる子どもの生命権・生活権・幸福権・基本的人権を守ることにあります。

4　いのちのはじまりと選別されるいのち

1　いのちのはじまりの定義

世界保健機構（WHO）は、一九八九年九月にICD-10修正会議において、周産期の定義を妊娠二八週から生後七日までという範囲から、妊娠二二週から生後七日までと改訂しました。これは、妊娠二二週以降の生存児が報告され、児が生存不可能な流産の時期の定義が当てはまらなくなったためですが、妊娠二二週以降の出産児すべてが生存可能であるという理由ではありませんでした。

わが国では優生保護法（現在の母体保護法）により、人工妊娠中絶術の対象となる対象を「胎児が生存の可能性がない時期」に限り認めるとし、さらに一九五三（昭和二八）年の厚生事務次官通達では、通常妊娠八月未満、一九七六（昭和五一）年の通達からは生存の限界は妊娠二四週という線がひかれていました。一九八八（昭和六三）年に厚生省保健医療局長から日本産科婦人科学会と日本母性保護医協会に対して、妊娠二四週未満の出生児が生存する可能性についての諮問がされました。それに対して、全国でも有数のNICU（新生児集中治療室）を有する日本産科婦人科学会周産期管理登録施設（二四施設）で、わずかに生存した症例を根拠とし最短の妊娠期間が妊娠二三週でしたが、諮問への回答では、妊娠二四週未満の胎児は母体外での生存の可能性を有し、その限界は妊娠二二週であると報告されました。その後、一九九一（平成三）年に法の定義として施行することが決定されました。ここで施行に際して配慮する点として、調査された施設がきわめて高度の治療が可能な有数な施設であることをふまえ、妊娠二二週以降のすべての胎児が生育可能なわけではないことを広く周知するように付記されたはずでした。しかし、この付記は医療者に対しても医療を受ける側にも十分に周知されることなく、妊娠二二週以降はすべて医療の対象であるがごとき説明や治療がされてきました。その過程には、どこまで小さければ、小さすぎるといえるのか（「How Small is Too Small?」）という疑問が未熟な小さいいのちに対する現場の重たい倫理的な課題として重積してきました。

現在日本では、胎児には法的な権利はなく母体保護法という名が示すとおり胎児の保護に関しての法律もありません。医療保険制度上、しばらくの間は胎児に対する検査や治療は保険適応ではありませんでしたが、帝王切開などの医療行為には胎児機能不全など明らかに胎児の保護を目的とした医療行為が行われていたことなどをふまえて、徐々に保険制度の対象として胎児が含まれるようになりました。そして、胎児に対する直接的な検査や治療、たとえば胎児心臓超音波検査や双胎間輸血症候群に対してのレーザー治療などが保険適応となってきています。このような胎児を対象とした医療、すなわち患者としての胎児という概念が明確に現実的になってくる中で、より胎児は人としての個であることを意識するようになってきています。

2　出生前診断の問題

出生前の診断技術も格段に進歩しています。特に、妊娠初期に遺伝子診断の技術を応用した無侵襲的出生前検査（NIPT）という研究が日本でもはじまっています。出生前の胎児の先天的な染色体異常、その中でも頻度の高いダウン症候群を含む染色体の異数性の検査は、血清マーカー検査という手法で、診断の精度が低く、臨床的応用としては不十分な検査として一部で施行されてきました。

ＮＩＰＴは、母体の血液中に存在する胎児染色体ＤＮＡの断片を早ければ妊娠五週から九週頃までの初期の段階で回収し、染色体数の異常について高い確度で検査する方法です。この検査は、いわゆる絨毛検査や羊水検査のように手技に伴う流産の可能性はなく、また初期に診断され母体が妊娠継続を希望しない場合は、妊娠初期の母体に負担が大きくならない時期に妊娠中絶することも可能であるなどの理由で、「非侵襲的」という言葉が用いられています（Ⅱ-4章参照）。

しかし、ＮＩＰＴは、単独で診断できる精度にはまだ達していないため、陽性と判断された場合は、最終的な診断としては従来からの羊水検査という「侵襲的」検査を受けることが必要です。また、陽性と判断された場合でも、年齢や患者さんの背景によって実際に胎児が染色体異常である確率は異なります。そのため、ＮＩＰＴの検査を受けることで陽性と判断された場合、真に胎児に染色体異常がなくても侵襲的検査に移行することや、羊水検査前あるいは検査を受けてから結果が出るまでの不安に耐えきれなくなり、妊娠を中絶するという選択に至ってしまう場合も予想されてきます。

また、羊水診断の結果、児の染色体異常が判明した場合、その後、妊娠をどうするのか、出産して育児するかどうかなど、その場合もさらに大きな不安はついてきます。さらに児にとっては、妊娠中絶という選択肢は、生後に様々な治療を受けることに比較して、本当に非侵襲的と言えるのかは大きな疑問が残ります。非侵襲的という名称は、安心できるという意味ではなく、検査を受ける受けないにかかわらず、妊娠をすることと、生まれてくる児を家族として受け入れること、すべての疾患が生まれてくる前に診断できるわけではなく、お産そのものも不確実性の中で人は家族をつくっている、という根本的な考え方が必要なことであろうと思います。

5　親と子の出会いの支援
――産科医療からできること

1　産科医にできること

妊娠で病院を初めて訪れたときから、その母のこころの中には複雑なこころが芽生えます。産科医には、受胎を告知した時点から、母性の芽生えから確立に至るまでに、母と子のつながりを絶やさないような医療技術を提供することが望まれます。すべての妊娠は、まず祝福されるべきであり、胎児の存在も祝福されるべきであるとの立場で話をはじめます。万が一、母体や胎児に何か困難な所見が発見されたら、それと同時に妊娠や胎児に肯定的な所見も同じ程度説明することが重要です。

最も重要な点として、この子はお母さんの子ですよという強力なメッセージを産科医側から発してあげることです。

2　出産という母子の出会いと周囲の支え

出産は母子の出会いの序章においての総括の出来事です。本来、妊娠出産、そしてかわいいわが子の子育て、という明るいはずの周産期には、実は親子のこころの出会いを躓かせてしまう医学的にも困難な場面が多数あります。しかし、同時に、かわいいわが子を直視し、そして授乳をしながら肌と肌を触れ合うときに、親子のつながりはいっそう強くなる多くのチャンスがあります。妊娠したときと同様に、生まれてきた子を祝福し、生後の早期母子接触を妨げるものは極力廃するように心がけます。早期母児接触の効果は、その後の母児の関係に大きな影響を及ぼします。

親は子育て（育児）をしながら自らも親として育つ（育自）、ということばは昔から育児の世界でもいわれています。いのちに直結するこころの支えはもちろんのこと、育児と育自には、周囲からの支えが重要です。私たち医療者もそうですが、教育関係、支援施設の多くの支援する側の立場の人たちは、ある意味で人生における成功者が多くいます。しかし、こころの面で躓く母子はどちらかというと行き詰まっている人が多く、成功者の観点だけで介入や援助をしてもバリアーの存在を理解することは困難です。支援する側からのバリアーは、支援される側にはこころの共有どころか、むしろ対立感を強め、そしていっそう、こころの孤立を招きます。

3　最後に

産科医療現場では、医学的安全性は物理的な生命維持の安全性に重点を置かれ、心理的・社会的な安全性には十分な配慮が不足しているのが現状です。産科医療施設の集約化という現状で、一対一の継続的なサポートができていない日本の保健医療システムでは、真の安全性は確保できません。日本においても米国のオルズらの「Nurse Family Partnership」、フィンランドのネウボラ、カナダの「Nobody's perfect」といった個別のサポートシステムが必要です。そして、各医療現場では、臨床心理士を中心とした「こころの傾聴」と、妊娠出産というナラティブ（物語）要素の多様性への対応ができるようなシステムの構築が必須となることは間違いありません。

この章の最後にウィニコットの言葉を添えて終えたいと思います。

「誰でも良いお母さん、お父さんになれます。ただし、それには条件が一つあります。それは、お母さんになるときに、適切な援助があることです」。

文献

Barcroft, S.J. 1947 *Research on prenatall life* (Part 1). Oxford: Blackwell Sceientific.
DiPietro, J.A., Hilton, S.C., Hawkins, M., Costigan, K.A., & Pressman, E.K. 2002 Maternal stresss and affect influence fetal neurodevelopment. *Developmental Psychology*, **38**, 659-668.
DiPietro, J.A., Kivlighan, K., Costigan, K., Rubin, S., Schiffler, D., Henderson, J., & Pillion, J. 2010 Prenatal antecedents of newborn neurological maturation. *Child Development*, **81**, 115-130.

さとう　しゅうへい
エルム女性クリニック院長。産婦人科医。

4 新生児領域からみた親と子の出会いと支援

側島久典

1 わが子を感じる喜び、想いを温める

生まれてくるわが子を、自分の目で確かめ、産声を聞き、児に触れ親と子の出会いを体験し、母となる実感は、妊娠を告げられ、胎動を自覚したときとはおそらくかけ離れた、このうえない至福を感じるときでしょう。妊娠に気づき、受容へと向かう心理発達過程では、ほとんどの妊婦は胎動を感知する妊娠一八週を過ぎる頃から、胎児との一種の連携関係を結び、わが子のイメージを日々育てながら、ついに、出産という母子にとって宇宙誕生にも匹敵するイベントを経て、わが子との対面のときを迎えます。

妊婦は児の胎動を感じることで、子どもとのつながりを確信し、情緒的な反応が触発され、まだ見ぬわが子へ話しかけます。胎児診断技術の向上により、写し出された胎児画像を見て、生まれてくるわが子についての想像を、胎動を感じることと重ね合わせてさらに豊かにすることでしょう。

この時には、すでにおなかの中のわが子と情緒的な交流がはじまっており、超音波画像は胎児期から、その後の親子の愛着形成に大きな役割を果たしています。愛着形成と、わが子に対する情緒的な絆をつくる準備は出生前からはじまっており、出産に向けて、その思いは大きく膨らんでいくことになります。

子どもの出生はそれ自体、神秘そのものであり、ヒトの通常の妊娠では、週数が満期に到達すると陣痛が発来し、その後第一啼泣が起こるメカニズムは未だ詳細が解明されたわけではありません。臍帯が切断され、第一呼吸が起こることによって、肺は分泌器管から、ガス交換器管へと姿を変え、循環動態の極めて複雑な変化に適応して、それまで極めて依存度の高かった胎盤循環から、あっという間に独立して、自力での活動をはじめます。

このようなドラマチックで劇的な生体の変化は、その後の人生にはおそらく見ることはないでしょう。分娩に立ち会う産科、新生児科などの医療者は、その出会いを橋渡しする位置にあ

ることを忘れずに母親とその喜びを分かち合い、新しいいのちを見守り、援助することを忘れないようにしたいと強く思います。児がたとえ早産であっても、胎児異常を指摘され、出生後の適応が極めて難しいと考えられている場合でも、児の出生に対して「おめでとう！」と伝えることは、その後の親子の出会いの支援に大きく影響すると思われます。

2　出生と新生児蘇生法

出生全体の九五％以上を占める正期産正常産の分娩に新生児医療者が立ち会う機会は非常に少ないものとなります。しかし、いつでも母と児の自然な出会いを心に描くことが、われわれ新生児医療スタッフのこころに優しさと、母からの声を聴く余裕をもたらしてくれるでしょう。病的新生児が入院するＮＩＣＵ（新生児集中治療室）、回復期治療室（ＧＣＵ）に従事する医療スタッフは、出生時の異常が予想される分娩へ立ち会う機会は数多くあります。

人生最初の生理的適応を観察評価し、適切なサポート、治療介入を行うのが新生児蘇生法です。ここではステップを踏んで確実に児を評価する中で、親と子の出会いを実りあるものにつくり上げてゆく対応も極めて大切なのです。新生児蘇生法テキスト（田村、二〇一〇）の冒頭には、出生後の適応に異常が見られない児への初期処置に、気道確保ができる体位を取り、体の水分を除去するというステップがあります。この処置を行うときも、準備する素材への配慮は、その後の親と子の出会いに必要な五感を円滑に働かせることにつながり、ここにも人生の初めての出会いへの私たちの積極的参加を示す場所があるといえます。

3　ＮＩＣＵ入院となった母子と周産期医療の進歩

低出生体重児、とくに一〇〇〇グラムを下回ってこの世に生まれてきた小さないのちが、新生児医療の進歩とともに、救命される比率、成育限界は極限に近づきつつあり、もうこれ以上は無理なのではないかと思えるほどです。しかし医療の質の向上、新生児とその家族のＱＯＬの改善には数多くの進歩を期待できそうです。

ディベロップメンタルケア、家族と児の個々の関係を考慮した成長に寄り添い、ともに援助するファミリーセンタードケアが新生児医療に取り入れられつつあります。妊婦が胎動を感じるという素晴らしい出会いを通して愛着形成がなされる途中で、突然未熟産となってしまうという、予想もしない中断は、出生したわが子に十分な愛情を感じることができない結果を引き起こすこともしばしば見られます。

早産児は呼吸障害をはじめとする出生時の適応障害に陥る危険性が大きく、救命のための新生児蘇生を必要とすることもしばしばあります。わが国での新生児医療の進歩は目覚ましく、ＮＩＣＵでの成果が大きく影響する新生児の救命率は世界のトップとなり、医療の質が問われる時代へと移っています。さらに、出生数は少子化に向かい、わが国では全出生の約一〇％が二五〇〇グラム未満の低出生体重児であり、一五〇〇グラム未満の極低出生体重児出生数は年間約八〇〇〇名と増加する傾向にあります（表1）。

早産児ほど、出生時の適応能力は低下し、第一啼泣開始では、未熟な肺を十分に拡張させるだけの力が不足するため、呼吸障害の進行がしばしば見られます。しかし彼らは精一杯自分の置かれた環境下での生への必死の適応を行っています。皮膚の角質層はより薄く、水分の含有もより多くなりますが、これに応じて末梢のいくつかの受容器はその感度、存在する表面からの深さなども適応して痛覚、温覚、触覚を適度に得られるように仕組まれています。早産児、低出生体重児の分娩、蘇生においては、その後の母子の接触が円滑に進むことに配慮した初期対応が必要でしょう。

表1　わが国の周産期の人口動態の実態と変遷

年	出生数	出生率/1000出生	死亡率/1000出生 乳児	新生児	周産期	1000g 未満	1000〜1500g
2000	1,190,547	9.5	3.2	1.8	5.8	2,866	5,034
2014	1,003,539	8.0	2.1	0.9	3.7	3,077	4,616

●出生数は少子化（減少）
8.0/1000出生

●低出生体重児の比率と，超低出生体重児数
低出生体重児（2500g 未満児）：全出生数の9.5%
超低出生体重児（1000g 未満児）：3000名程度

●減り続ける新生児および乳児死亡率
新生児死亡率　0.9/1000出生
乳児死亡率　2.1/1000出生

出所：母子保健事業団，2016より改変

このような子どもたちはＮＩＣＵでの治療を受けますが、急性期の治療中は普通の親子のような触れ合いが著しく制限され、特に超低出生体重児では長期間の母子分離を余儀なくされます。わが国の新生児医療における救命率の改善は著しいものの、低出生体重児の長期予後に関しては、注意欠如・多動症、学習障害などの高次機能障害の頻度の増加が懸念されています。彼らの成長発達を健やかに進めるために、成長を阻害しない医療ケアと、親子の関係性を育むための支援に向けた取り組みが数多く行われています。

表2　早期母子接触とカンガルーケア概要

○ NICU で行われるカンガルーケア（KC）
呼称：カンガルーケア（KC）
→NICU で早産児を対象に行われる。

○正期産新生児への出生直後のカンガルーケア（KC）
呼称：「早期母子接触」
→出生直後に分娩室で行われる母子の早期接触
別称：「early skin-to-skin contact」
「Birth Kangaroo Care」

出所：久保ほか，2013より作成

1　カンガルーケアと早期母子接触

ＮＩＣＵで早産児を対象に行われる母子接触のケアをカンガルーケアと呼んでいます。これとは目的を異にし、正期産新生児を対象に出生直後に分娩室で行われる母子の早期接触を「skin-to-skin」と呼ぶことが日本周産期・新生児医学会から提唱され、共通の認識となってきています（表2）。ヒトの皮膚感覚は極めて複雑であり、脳と同じ外胚葉から形成されるため、露出した脳という表現も使われることが多くあります。皮膚と皮膚の接触は、児にとっては包み込まれるような安定感をもたらし、広い面積で触る、服を着せることで、児がおとなしくなる現象は、成熟するほどより感じることができるといわれています。母への児からの皮膚刺激は数多くの感覚を刺激することになり、これに加えて児の呼吸を感じ取れれば一層の新しい活発な生命を感じることができます。

このように母子にとってメリットの多いカンガルーケアですが、未熟産を体験し、わが子が保育器の中で治療に耐える姿を見ている母にとって、その導入にはじっくりと時間をかけ、受

け入れられるまで医療者が待つ姿勢をきちんと示すことです。つまり、多くの医療機器の間で治療を受けている小さないのちに向き合えるまでは、「このケアをやってみましょう」と案内しても、実際に子どもに触れることはおろか、声をかけることも難しい時期を誰もが経験すると橋本（一九九七）は述べています。時間をかけて親子の出会う時間を設け、関係性が徐々に進み、手足が動く、空腹で泣く、何かにしがみつこうとするなどの動作が確認できるようになると、親としてその要求に応えようとする時期がきます。そのことを「じっと待つ」姿勢を持ちながらの導入は、私たち医療者の姿勢に「優しさ」をもたらすことになるでしょう。

2　愛着形成

渡辺（二〇〇三）は愛着について「赤ちゃんが安全に生きのび、健やかに発達するために、出生直後より普遍的に備わるサバイバルシステム」と述べています。赤ちゃんが依存対象になつき、しがみつき、後追いをし、泣いて訴えることで、親はその要求を察知し、安心感と充足感を与え、赤ちゃんの心身の発達を守り育てていくことができます。

子どもの発達過程において、母親は、様々なコミュニケーションから生じた児の不安や恐怖、孤独を癒してくれるサバイバルシステムの「安全基地」として機能することになりますが、不安になったときに帰って慰めてもらうことができる安全基地があることで、子どもはより積極的に外部世界に対する「探索行動」を行うことができるようになります。

ボウルビィの「愛着理論」では、出生から生後二～三カ月は愛着形成の準備段階とされています。出生後からの時間は、親と子が初めて出会い、その後の愛着形成に向けてイメージを蓄積する最も大切な部分です。お互いにじっと見つめ合い、アイコンタクトしていることに母が気づけば、わが子とのふれあいの幅は大きく広がっていきます。

3　刷り込み現象

動物には、出生時に遭遇した相手を親であると認識する刷り込み（imprinting）という現象が知られています。人でも新生児期、乳児期などいくつかの時期に今までの体験などを貯蔵した記憶を再現する能力をもっています。出生後の両親に対して、子どもとのアイコンタクトが築きあげられることを話し、スタッフが説明し実際にやってみて、同様に両親を指導し経験していただくことが喜びと感動に結びつき、子育てへの嬉しさにつながります。

このような実体験を経た母親は、健診に訪れるときはつねに表情が生き生きとしています。私たちが、母親へアドバイスするならば、新生児の睡眠、覚醒のサイクルは大人とは異なって、この半年、一年は同調しないことを伝えてあげることでしょう。このような睡眠と覚醒のサイクルの違いを大まかに知っておいたうえで、児が覚醒している間に、ゆっくりとした動きと、目を見ながらの話かけはとても効果的であることを次に述べたいと思います。

4　ゆっくりした動きへの追視を、二週間、一カ月健診で親とともに体験する

出生後から二週間は、母側からの児への問いかけ、呼びかけに対し、その反応をどのように感じとり、認識してもらえるかという個人差が大きく出る時期なのかもしれません。母児にとって認識を高め、わが子とのコンタクトができる実感をいかに習得できるように毎日を過ごしてもらえるかは、その後の母児のかかわり方に

影響するところは極めて大きいといえます。

生後二週間、一カ月の健診では、児の身体診察、体重増加、黄疸などのチェックに加えて、母子のコンタクトが、どのくらい認識されているのかといった見地からも是非ともよきアドバイザーでありたいと思います。たとえば一カ月健診で、ゆっくり動く近くのものへの追視が可能であることを認識できている母親は以外と少ないかもしれません。

出生早期の新生児へ、目をそらすことなくアイコンタクトを続け、話しかけることを繰り返し行う場合と、何も言わず、児を直視せず、つまりアイコンタクトを行わないで顔だけを児に向けた場合、その後違う二名の顔写真を児の前にかざすと、目を見ながら話し続けたほうの顔を見続ける時間が有意に長いという報告があります（Guellai & Streri, 2011）。

諸家の報告によると、新生児は出生直後から視覚・聴覚のほか、触覚や力覚、嗅覚といったマルチモーダルな特徴をもつ刺激に注意を注ぐ習性をもっており、学習していると考えることができるといいます（Grossmann, 2008）。わが子との出会いを大切にし、五感の中でとくに声と表情の動きなどに母子の相互作用が働いていると感じられているお母さんの中には、祖父母にあたる母の両親とその周囲に育てられてきたアプローチをわが子との間に自然とつくりあげていたのだと感じる方もおられます。つまり親と子の愛着形成に、それまでの母の出生からの取り組まれ方も極めて大きな影響をもたらしていると考えています。

5　聴覚——母の声は特別

新生児が母親を認識する五感の一つに「聴く」があります。

超低出生体重児が急性期を過ぎ、退院に向けて自己哺乳を確立してゆくプロセスに、吸啜動作に反応した音楽を流すことで、経管栄養による注入から、自己哺乳の確立に向ける時間とそのスキルを習得する時間が有意に短縮することがわかってきました（Standley et al., 2010）。

非栄養的吸啜（non nutritive sucking）は消化液の分泌や蠕動を促進し、情緒を安定させる効果があるといわれています。非栄養的吸啜行動の最中に子守唄を聞かせることがさらに一層吸啜を高めることがわかっています。ある域値以上の吸啜力に反応して、プロの歌手による「子守唄」を聞かせるとよりよい効果が得られ、さらにその児の母の歌声を聴かせると、歌手が歌う子守唄機を使用した群と比較して、一分あたりの哺乳量、一日の体重あたり哺乳量、経口哺乳習得に到達する日齢すべてが短縮されたことが臨床研究によって明らかになっています（Chorna et al., 2014）。米国では、この機器がFDA（アメリカ食品医薬品局）によって認可されるに至り、自分の母の声によるわが子への呼びかけ、歌いかけが素晴らしい結果をつくり出すことが結論づけられました。

6　愛着と新生児の五感

また新生児期から愛着形成をさらに確実にしてゆくのが、母の乳頭吸啜による母乳哺育でしょう。吸啜による射乳反射にはオキシトシン分泌が関与し、精神安定作用を起こすと同時に下垂体からはプロラクチン分泌が起こり、母性を増強させることがわかっています。出生直後からのスキンシップによる多大な効果とともに、ホルモンによる作用も母から子への愛着を高める効果があると考えられています。

愛着（attachment）と、新生児の五感（five senses）とは密接な関係があると考えられます。わが国では関連する報告は未だ少ないものの、欧米では、多くの報告が見られ、NICUに入院となった新生児の両親が、親としてどのように児にかかわったらよいのかという課題を研究した報告では、看護師に代わる積極的な鎮痛ケアへの参加で、親になることを学習する手助けにもなると述べています（Skene et al. 2012）。

わが国では「NICUに入院している新生児を対象とした痛みのガイドライン」（「新生児の痛みの軽減を目指したケア」ガイドライン作成委員会、二〇一四、「NICUに入院している新生児の痛みのケアガイドライン（実用版）」http://www. anesth. or. jp/guide/pdf/20150323guideline. pdf）が作成され、この冒頭に以下のように述べられています。

「国外の調査では、両親は痛みの主な原因をとる処置に関する情報を必要とし、ケアに参加したい気持ちをもっている。NICUに入院している子どもの痛みは両親のストレス源であり、スタッフサポートとケア参加が子どもの痛みに関連した親ストレス軽減となり得る。痛みのケアに両親が参加すると痛みの情報に関する満足感が高く、自分の子どもの痛みのキュー（合図）に気づき安楽の手技がうまくでき、退院後の親役割達成がよい」というのが概要です。NICUに入院となった児をもつ親のわが子への愛着形成を支援する客観的なプロダクトが、一つできたと言っても過言ではありません。

7　愛着形成を進めるために

愛着形成を適切に進めるため、母の心理状態の分析と、スタッフ間での共有認識が必要で、このような母のこころの変化を理解している臨床心理士等との協力が不可欠です。

NICUでは個々の子どもの発達、成熟にあわせたケアが必要であり、これを考慮したディベロップメンタルケアは、同時に母の受け入れ、愛着形成にも大きくかかわってきます。カンガルーケア導入前に、母が子どもに手のひらで触れることにより、包み込んでなだめることを実感できるタッチケアも同様に、出会いを支援する極めて意味のある方法といえます。

4　出生前診断とその告知、対応

胎児診断技術の向上に伴い、胎児異常の早期発見が可能となり、その正確度も向上しつつあります。胎児異常が指摘され周産期センターに紹介される症例は年々増加しています。診断を進めるために必要な検査を行うにあたり、どのような疾患が疑われているかが医師から説明されます。後日結果説明においては、それまでわが子への夢と期待を膨らませ、親子の絆を深めつつあるところに極めて大きな衝撃となってしまいます。ここでの妊婦、家族への説明がその後のわが子への対応を大きく決定づけると言っても過言ではありません。産科・新生児科間の情報交換が綿密に行われている施設ほど、胎児診断告知を両科揃って行う場合が増えており、親子の関係性を重視した配慮がなされるようになってきています。外科的治療を必要とする疾患、染色体異常症、中でも致死性と説明される13、18トリソミー、ポッター症候群、重度の障害が予想される神経疾患などがあげられます。

重症が予測されるにしても、出生後の適応、児の生命力は未知であり、一緒に対応する姿勢を母親と家族にきちんと説明しておくことが、大変な状況でも親子の出会いをサポートする意味が伝わると考えています。児の正確な情報をもとにした説明を行うと同時に、家族の心情を把握しながら、混乱した意識を整理して現実を見つめることができる支援が望まれます。このような症例での親子の出会いを援助し、情緒的な絆を深めるのに、夫の共感は大きな支えになることを多く経験します。

以上、新生児期の親子の出会いを祝福し、その後の愛着形成、母子の関係性の確立に向け、新生児医療に携わる視点から考えてみました。情緒的な絆を深めるそのプロセスを新生児施設で支持するには、父の理解協力を味方にしながら、臨床心理士をはじめとする多職種を交えた取り組みを広げてゆくことが求められています。

文献

母子保健事業団　二〇一六　母子保健の主なる統計　平成二七年度

Chorna, O.D., Slaughter, C.J., Wang, L., Stark, R.A., & Nathalie, L. 2014 A pacifier-activated music player with mother's voice improves oral feeding in preterm infants. *Pediatrics*, **133**, 462-468.

Grossmann, T. 2008 Shedding light on infant brain function: The use of near-infrared spectroscopy (NIRS) in the study of face perception. *Acta Paediatr*, **97**, 1156-1158.

Guellai, B., & Streri, A. 2011 Cues for early social skills: Direct gaze modulates newborns' recognition of talking faces. *PLoS One*, **15**(6), e18610.

橋本洋子　一九九七　新生児集中治療室（NICU）における親と子へのこころのケア　こころの科学、第六六号、二七-三一頁

久保隆彦・日本周産期・新生児医学会 STS-WG　二〇一三「早期母子接触実施の留意点」について　日本周産期・新生児医学会雑誌、第四八号、九八六-九九三頁

Skene, C., Curtis, P., Franck, L., & Gerrish, K. 2012 Parental involvement in neonatal comfort care. *Journal of Obstetric Gynecologic, & Neonatal Nursing*, **41**, 786-797.

Standley, J.M., Adams, K., Cassidy, J., Cevasco, A., Grant, R., Jarred, J., Nguyen, J., Procelli, D., Szuch, C., & Walworth, D. 2010 The effect of music reinforcement for non-nutritive sucking on nipple feeding of premature infants. *Pediatr Nurs*, **36**, 138-145.

田村正徳（監修）二〇一〇　日本版救急蘇生ガイドライン二〇一〇に基づく新生児蘇生法テキスト（改訂第二版）　メジカルビュー社

渡辺久子　二〇〇三　小児心身症クリニック――症例から学ぶ子どものこころ　南山堂

そばじま　ひさのり

埼玉医科大学総合医療センター、総合周産期母子医療センター新生児科教授・小児科医。

5 地域からみた親と子の出会いと支援

沼田直子

1 母子保健の課題として今求められていること

1 母子保健の課題の変遷

約三〇年近く前の一九八〇年代、乳幼児健診に出向く小児科医であった自分自身の関心は、子どもの身体的な発育や基本的な精神運動発達が主でした。体重と身長の伸びはどうなのか、栄養の状態は大丈夫なのか、皮膚の状態はどうか、首はすわっているか、目で物を追うのか、あるいは、ことばの数はどうか、拇指と示指で物をつかめるのかなど、いわば定型的な健診項目をチェックすることで、健診の主要な目的を達している時代であったと思います。明らかな脳障害はないのに、行動、認知や情緒面などの面で問題がある場合には、微細脳機能障害（MBD）という包括的な概念で、子どもたちの社会的機能的な発達の懸念を表現していました（吉水、二〇一一）。

母子保健は、昭和初期以降、戦後まで、妊産婦死亡率、乳幼児死亡率が高い時代を背景に、まず健康に生きながらえるための栄養状態や衛生環境の改善が大きな課題で、保健指導が重要でした（三沢、二〇一三）。一九六〇年代以降には、各種死亡率は著しく改善しましたが、一方では一九八〇年代に入ると、欧米ではすでに産後うつなど周産期のメンタルヘルスの問題に気づかれるようになってきます（吉田、二〇一三）。社会情勢の変化に伴って、「生命」を守ることが重要であった時代から、母親の精神状態、育児不安への取り組みなど、「子どもが育つ環境」への関心が高まっていく過程が見て取れます。

実際、二〇年が経過した二〇〇〇年前後、再度健診医として出向いた際に、健診での関心が様変わりしてきたと感じました。上記に述べたような基本的な発育発達のチェックはもちろんですが、短時間の間で見極める大切なポイントが異なってきていたのです。子どもに関しては、視線は合うのか、ことばの発達はどうか、多動性や衝動性はどうかなど、その頃には広く認知されてきた「発達障害」の可能性をみる視点への比重が高くなりました。また、母親に関しては、育児負担はどうか、育児に関しての不適切なかかわりはないかなど、母親の子どもへのかかわり方を意識して問題にするようにもなりました。支援する側の体制では、その頃筆者が参加していたK市の健診後の振り返りのミーティングでは、毎回、子どもの発達の気がかりな点と子育てへの支援に対して何ができるのか、小児科医、保健師や栄養士など健診にかかわった職種が一堂に会して、熱心な意見交換を重ね、多職種による協働のスタイルが確立していました。ただ、その頃には、虐待予防というはっきりとした意識がまだまだ曖昧であり、児童相談所や他の医療機関など多機関とどう連携するのかの仕組みも曖昧でした。

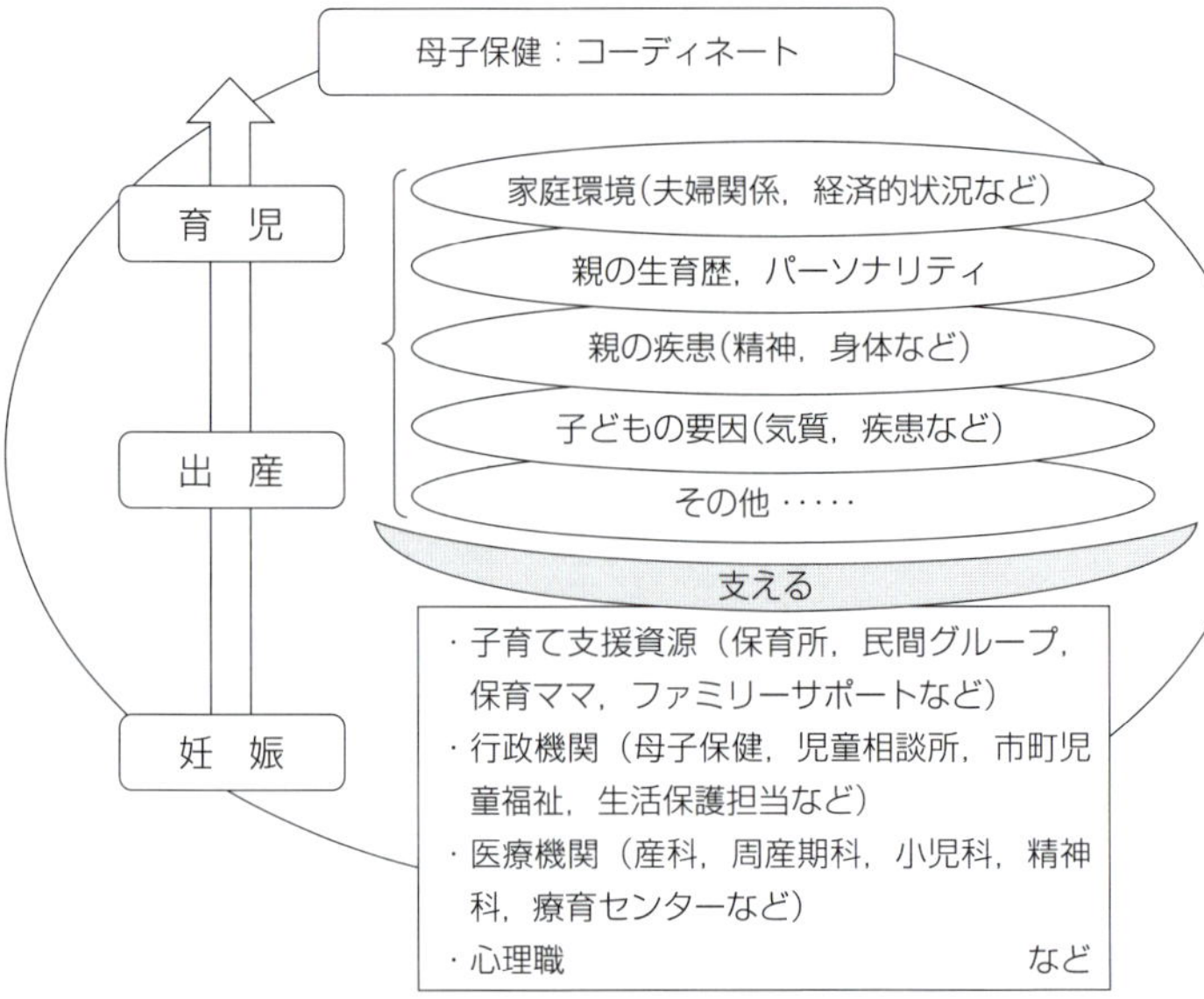

図１　育ちのための環境への総合的な支援

2　今求められていること

そして、現在、母子保健で求められているのは、子どもが「育っていくための環境への総合的な支援」です。継続的かつ包括的な息の長い母子へのかかわりです。縦糸（時系列）は、妊娠から出産、そして乳幼児期の育ち、さらには学校へとつなぐところまで、長期的なかかわりです。横糸は、子どもを取り巻く家庭環境や、母の精神状態、母の生育歴など、子どもの育ちに影響を及ぼす環境の見立てと理解を深める作業です。さらにそこに、子育て支援のための保育所や民間グループ、保育ママやファミリーサポートなどの資源を有効に活用することや、児童相談所や経済的な支援をする他の福祉担当部局との連携など、コーディネート機能が求められます。特に〇歳児の虐待死が多い実態を踏まえ、虐待予防の視点は重要性を増しており、多職種多機関連携が必須となっています（図１）。

国の施策としても、二〇〇一（平成一三）年には母子保健の国民運動計画「健やか親子21」が示されましたが、その中では課題の一つとして「子どもの心の安らかな発達の促進と育児不安の軽減」が掲げられています。さらに二〇一五（平成二七）年の「健やか親子21（第二次計画）」では、特記される重点課題として、「①育てにくさを感じる親に寄り添う支援」「②妊娠期からの児童虐待防止対策」と虐待予防が明確に謳われています（厚生労働省「健やか親子21」ホームページ）。

2　母子保健における虐待予防へのかかわり

二〇〇八（平成二〇）年に改正され、翌二〇〇九（平成二一）年に施行された児童福祉法では、「特定妊婦」（出産後の養育について出産前において支援を行うことが特に必要と認められる妊婦）、「要支援児童」（保護者の養育を支援することが特に必要と認められる児童）も、要保護児童対策地域協議会（以下、要対協と略します）で協議する対象と定められました。すでに虐待を受けていると思われる「要保護児童」のみならず、虐待のおそれや、そのリスクが高い子ども、育児不全に陥り虐待をする可能性が否定できない妊産婦が対象となったことで、予防的に介入するための情報共有が可能となりました。これは、妊産婦の同意を得られなくても、児童虐待の防止のために必要とあれば、情報共有が可能となることを意味します（児童福祉法第25条の2第2項、第25条の3、児童相談所運営指針第1章（3））。

石川県では、法に先んじて同意を得たうえで、産科やNICU（新生児集中治療室）から、地域で支援が必要と思われる母子がいる場合に、随時県の保健福祉センターに連絡が入ってくる仕組みが二〇〇三（平成一五）年から始まっていました（「ハイリスク妊産婦保健・医療連携事業」）。ここから、例をあげながら、実際の対応の一端を述べたいと思います（ケースはプライバシー保護のため、内容を変更してあります）。

事例1　妊娠期から関わったDV、知的な遅れのあるカップル例

ある日産婦人科から入ってきた連絡は、妊婦へのDV（家庭内暴力）が疑われるケースでした。すぐに、居住する地域の保健師にどのような家庭なのか問い合わせ、これまで精神保健の方でかかわりがあったかなど、これまでの記録を調べ、情報を集めて支援の方法をさぐります。家庭内で暴力をふるい家を出て一人暮らし、問題行動が多く地域でも恐れられている男性と、ネグレクト傾向のある家庭で育った知的な遅れがみられる女性のカップルで、初めての妊娠でした。出産しても育児を手伝ってくれる人の存在が見えにくいケースでした。出産後の困難が予想されましたが、人に助けを求めることが苦手なカップルのようでした。

出産後、困ったときに助けを求められる相手がいることが大切であり、まず支援する側の入り口となる保健師と出会う必要がありました。産科と相談して、そのカップルが妊婦健診で受診する日に県と市の保健師二人が医療機関で出会う手はずを整え、出産まで信頼関係を築く努力をはじめました。一方では、出産後の対応について児童相談所や居住地の市の関係者、産科医療機関と協議を開始しました。出産後は、できるだけ長く、母親的な存在の第三者に母親がサポートされる必要があります。ほかに具体的な資源が乏しい現在、可能な限り長く入院できることが望ましく、育児の手技を伝えるとともに、育児ができるかどうかの見立てもし、頻回に産後のフォローを産科で担ってもらい発育をチェックするなど、医療機関は初期段階に重要な役割を担います。万が一、子どもの成長に問題があるとき、児童相談所がどのようにかかわっていくのか、場合によっては一時保護も見据えた様々な検討を行います。

このように事前に多くの見守り体制を構築して出産を迎える準備をしました。関係者が集まると、支援の様々なヒントが見えてきます。このケースの場合は、市の保健師が男性の家族と関係が取れる間柄でした。男性側の情報を得る一方で、出産後は、訪問し日替わりで保健師が見守る中で、赤ちゃんに突発的に危害が及ぶことはないのか、夫婦の状況はどうか、子どもへの愛着はどのように育っているのか、注意深くモニターし、複数の目で評価していきました。市の保健師が母親を支え続けながら、子育ては

一年を越しました。幸いに父親は暴力をふるうこともなく、職を得て、家族としての暮らしが続いています。子どもの成長発達をよりよく保障するためには、早期に保育所に入所することによるメリットがとても大きく、保育所入所が支援には必須ですが、経済的な問題で入所させずに母親が日中一人で育児をする状況においては、保健師の支援を受け入れた後の次の目標は保育所入所への具体的な段取りです。

　このように、母子保健では妊娠中から産後まで、日常生活に密着して息の長いお付き合いを、母と子の関係性を育て守りながら、行っています。虐待予防は、母と子、そしてそれを取り巻く家族（父）をくるむいわば保護膜を常に何層にも重ね続けていく地道な作業です（図2）。子どもの成長とともに、問題も変わりうることが予想され、支援の終焉はまだまだです。

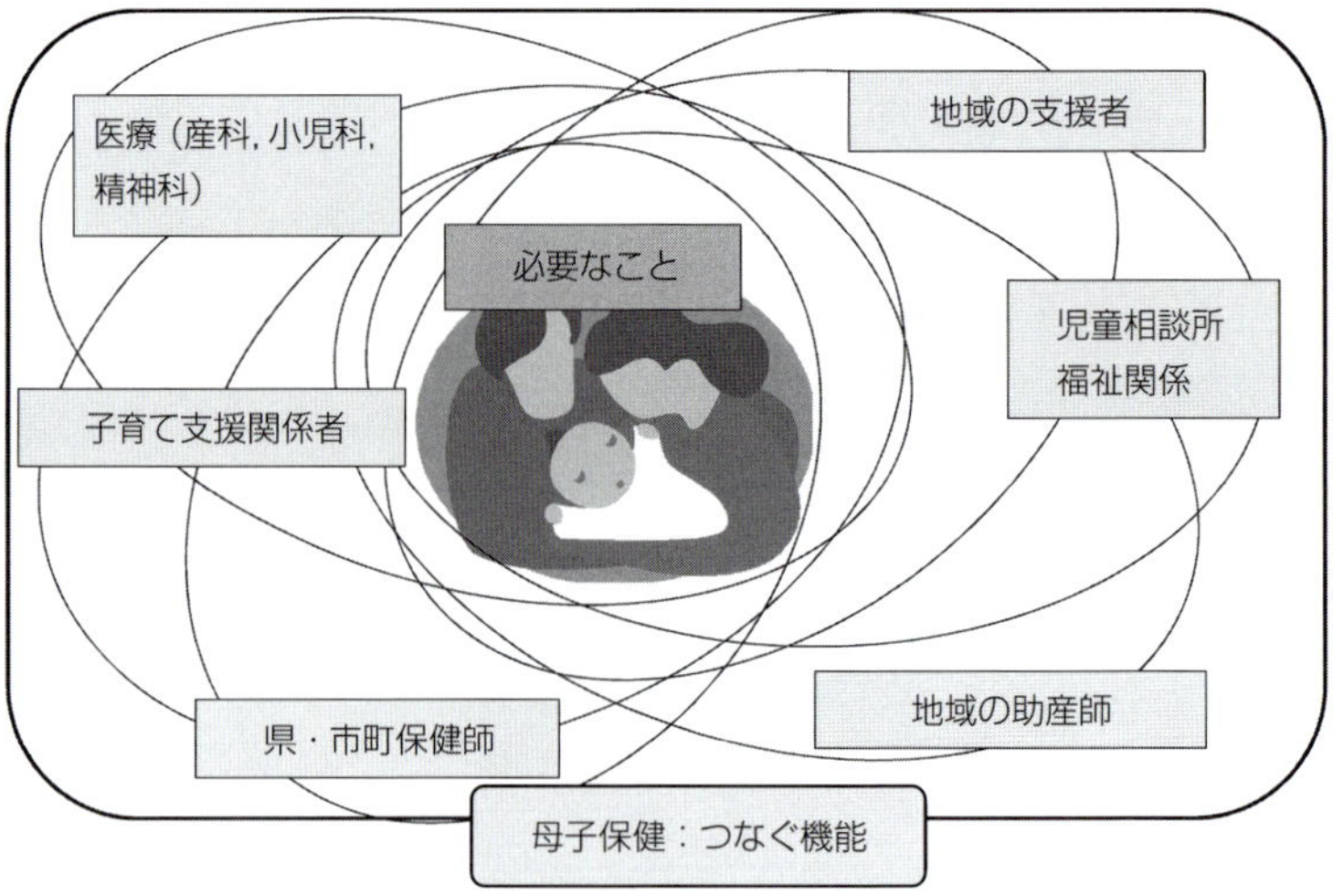

図2　母子保健におけるネットワーク

　筆者が勤務する県保健福祉センター（保健所）では、この例のように、妊娠中から、かなり綿密に関係機関と連携をとり、出産直後からの育児の見守り体制を敷かないと、赤ちゃんのいのちが守れない危機感を抱く重篤なケースが、年間四～五例くらいある状況です。年々そのような例が増加している印象があります。

　このようなケースは、児童福祉法で定義された、いわゆる特定妊婦（出産後の養育について出産前において支援を行うことが特に必要と認められる妊婦）と考えられるものですが、そのようなケースだけではなく、出産後も様々な状況から、虐待に至る危険性は少ないとしても育児の上で何らかのハイリスクが予見されるとして、主に産科医療機関から、出産後一カ月以内に、年間一〇〇～一五〇例くらいの紹介があります。紹介されたケースに関しては、育児不全に陥る危険性があるため、母子保健の保健師が必ず訪問して母親と赤ちゃんに出会っています。

3　精神的な問題を抱える妊産婦へのかかわり

　ここ数年、特定妊婦、もしくはハイリスク妊産婦として、医療機関等から県保健福祉センターに紹介されるケースの約半数近くが、何らかの精神的問題を抱えています。

　石川県（ただし、金沢市は中核市で行政体が異なるためデータに含めていません）では、年間約五〇〇例近く、支援が必要と紹介を受けています。たとえば、二〇一三（平成二五）年度は五一六例（出生数の約一〇％）の紹介があり、そのうち「母の精神的疾患（診断されたもの）」での報告は妊婦九例、産婦三五例で計四四例（紹介事例の八・五％）でした。精神科医療で診断を受けていなくても、その他、産後うつ疑い、精神疾患疑い、精神的不安定、情緒的不安定、児への愛着不全、DVなど、何らかの精神的な支援の必要性がある理由も多くあげられています。また、ＥＰＤＳ（エジンバラ産後うつ病質問票）高値の報告例は、二一五例（紹介事例の四一・七％、出生数の約四％）となり、漠然とした不安感をベースにもつ母親が多くいることが示唆されます。

精神的な問題を抱える場合、精神疾患の有無と服薬コントロールの状況のみならず、その人のパーソナリティ、生育歴や、家族間の関係性の問題（母の実父母、夫、舅姑との関係など）など、多くの要因がその問題を形づくっているため、一人ひとりが抱えている状況は多様で、支援も柔軟なオーダーメイドが要求されます。以下、例をとって対応の実際と課題をあげたいと思います。

事例2　産科との迅速な連携により治療につなぐことが可能となった精神疾患産婦例

産科の助産師さんからの電話は、「つじつまの合わない言動の妊婦が出産間際に来院した」というものでした。来院したにもかかわらず診察を拒否、「今から何百キロも離れた所に出かけないといけない」と言い張るなど、精神疾患を疑わせるとのことでした。その二日後に出産。出産後も不安定で、病棟で大声をあげ、食事のトレーをひっくり返すなど不穏な状況が続きました。本人は、精神科受診を拒否していました。早速、市と県の保健師が産科に出向き、状況を把握し、出産後の当面の対応について、緊急に関係者が集まり、事例検討会を開きました。若いカップルの第一子であり、転居してきたばかりで近くに子育てを支援してくれる親族、友人もいません。市も県もこの親子にかかわってきた経緯がなく情報も乏しい状況でした。

退院後すぐにはじまる育児に、このカップルが対応することができるのか、産科入院中にできる限りの情報収集と、育児能力・対応力に関しての見立てをしなければなりません。退院してしまえば、第三者が直接見守ることのできない家の中で、母子がほとんどの時間を過ごすことになります。家に戻ったときに、母親の育児能力はどれくらいなのか、その他のメンバーで育児を担ってくれるキーパーソンは誰なのか、突発的な赤ちゃんへの危険が及ぶリスクはどうなのか、精神疾患の診断と治療はどうするのか、外部の支援者とつながる力はあるのかなどの見立てと、見守りのための家族との関係性の構築と当面の支援の役割分担を決める必要があります。少なくとも、退院後赤ちゃんのいのちが危険にさらされないというある程度の状況確認が退院の前提です。上記にあげたことを見定めることは、限られた時間の中での勝負になります。

産科には、できる限りの入院期間の延長と、退院した際には二〜三日に一回、受診でのフォローをお願いし、保健師は入院中に家族と出会い信頼関係を育むとともに、在宅で育児をする前提で育児に関することを教示しサポーティブな態度で接することを心がけます。一方児童相談所は、母親の病状が落ち着くまで一時保護委託も可能であることなど制度面を丁寧に説明し、また退院に向けての課題と懸念を伝え、精神科受診が大前提であることなどのいわば交渉役を果たします。

入院中に面接を重ねる中で、父親が母親へのケアや育児を周囲の支援を受けながら担っていく力があるということが見えてきました。産科医から退院前に精神科受診が必要であることを伝え、保健師が精神科受診に付き添い、精神科医の診断や今後の治療計画について確認をしました。母親には統合失調症でかつ、生育歴上で重篤な虐待を受けてきた可能性が示唆されるとのことでした。入院治療が最優先という見解でしたが、母親はどうしても同意せず、また内服を拒否する姿勢が強かったのですが、精神科で頻回の受診を進めていくことにはどうにか理解を得ることができました。

このケースの場合、幸いに母親が内服をはじめて病状が安定し、また保健師の訪問を拒否することがなかったこともあり、母親は一週間後、赤ちゃんは二週間後に退院となりました。退院後は、原則訪問と電話での見守りを組み合わせながら、毎日の支援を続け、育児がある程度安定していることを確認しながら、状況に応じて訪問の頻度を減らしましたが、一年たった今も、常に保健師が密に支援を続けています。

母親が精神的な問題を抱えているとき、特に重要なことは精神科医との連携です。石川県では二〇一二（平成二四）年から三カ年で「精神科医療との連携による子育て支援モデル事業」を実施し、二〇一五（平成二七）年から本格的に稼働させています。第2節で触れた周産期に産科やNICUから連絡をいただく仕組みの精神科版です。

ただ、精神科という医療の特性もあり、情報の共有への姿勢はそれぞれの精神科医の考え方によることが大きく、さらに先に触れた要保護児童対策地域協議会の情報共有が守秘義務に優先されるという理解が進んでいません。また、子育て支援を積極的に進めようという意欲もまだまだです。周産期医療におけるような実効性のある連携体制にまでは至っていないのが現状です。今回述べたケースは、大変理解のある精神科医によって支えられ、治療が功を奏することで在宅支援を後押しすることができました。

4　親子を支える体制の「今」と「これから」

1　ネットワークの「今」と「これから」

第1節で述べたように、子どもが育つ環境は「親の状況」「経済的な状況や暮らす地域の特性などの社会的要因」などによって、生まれてから健やかに育つことを妨げる、様々な課題を突きつけられる事態が起こっています。親と子をくるむいわば保護膜は、多職種多機関の多様なかかわりで、重層的な厚さを増したものになることが、ネットワークのイメージです（図2）。

ネットワークのあり方を、サッカーチームにたとえれば、ボール（最も必要とされる支援）は必要に応じて次々パスされますが、ボールを持っている選手のみが走るのではなく、常にチームのメンバーは状況を見ながら必要なポジションに走り込みバックアップ体制を取ることと思います。ボールがいつ自分のところにパスされるかわかりません。また選手はポジションによって、役目が違っているはずです。このように、ネットワークをつくるということは、お互いに息の合ったチーム力をどう高めるかが求められ、それが実のある支援をすることにつながります。

第2節でも触れたように、要保護児童対策地域協議会（別名「子どもを守る地域ネットワーク」）は、二〇〇四（平成一六）年児童虐待防止法・児童福祉法の改正に伴って、公に示された、法的な枠組みで情報共有が保証されたネットワークです。要対協は、児童虐待への対応を念頭に作られたネットワークですが、親のリスク、社会的要因のリスクの最も高いケースへの対応ということを考えると、その他のどのようなニーズのあるケースに対しても応用が効くことになります。このような仕組みのネットワークがうまく機能することが重要です。

ちなみに、要対協は二〇〇七（平成一九）年の改正で、努力義務化されており、二〇一三（平成二五）年四月一日時点で全国の市町村で九八・九％の設置率と広く使われているネットワークです（厚生労働省、二〇一五）。ただ、要対協の機能に関する総務省の調査では、機能がある程度十分との回答は二割程度であり、大多数のネットワークがいわば息のあったサッカーチームとしては機能していない実態があります（総務省、二〇一〇）。

要対協のような多機関ネットワークでなくとも、医療の現場では、医師と看護スタッフ、医療スタッフと心理職やソーシャルワーカー、地域では、県と市の母子保健師、母子保健と児童福祉担当者など、無限の組み合わせの連携が存在しています。

石川県では、「顔の見える有機的な連携づくり」を目標に、二〇〇六（平成一八）年からは各市町で、市町母子保健担当者・要保護児童対策担当者、県母子保健担当者、児童相談所職員を主なメンバーに、原則月一回の「母子保健福祉連絡会（事例検討会）」を開催しています。また、NICUがある周産期の病院で、医療スタッフ、NICU心理職、地域の保健師の合同の研修会および事例検討会を重ねてきました。

県内全域での周産期における親子のケアについて討議するための年一〜二回の連絡会は、年々参加者が充実し、今では小児科医、産科医、勤務助産師、開業助産師、市町・県母子保健担当者が参加し、広く周産期の課題を共有し対応を標準化していく、とても貴重な機会となっています。また、児童虐待の分野では、県内を四つのブロックに分け、ブロックごとに母子保健、市町児童福祉担当者（要対協担当者）、児童相談所職員、本庁担当者が年二回の合同連絡会を開催しています。

このような、職種や機関を超えた顔を付き合わせる試みは、約一〇年を経て、確実に息のあったチーム形成に寄与していることを実感しています。行政サイドでは、このような支援者同士が有効に機能できる仕組みづくりをする必要があります。ただ、仕組みをつくっても、ネットワークづくりの基本は、人と人の人間的な信頼関係であることは変わりなく、いかにITが進化したとしても、人が人を支援する基本には、支援する側も人と人がダイレクトにつながっていることが重要という認識がなければ、親子を育む温かな血の通った保護膜機能になりえないと考えています。

2　妊娠から出産、親子になるプロセスを育てる機能の「今」と「これから」

第2節で取り上げた例のみならず、周産期でかかわるリスクの高い多くのケースで、常に必要と感じている仕組みは、妊娠中から（特に産後に）、母子もしくは家族が、一定期間二四時間体制で育児をサポートされるものです。「親」と「子」が出会い、「親子」という一対の心地よいやりとりができる関係性に育つためには、それに専念できる環境が必要です。親の状況に応じて、育児環境を整え、親が子に専念でき大切な思いで抱きしめられることを目的に、徹底して親を守りきることのできるサポートの提供です。

今の体制では、出産した産科や小児科などで、できる限り長く入院してもらう措置をとってもらい、その後は地域で保健師がかかわるのが精一杯というところです。本来医療でこのような社会的ニーズに応ずる入院がどれくらい可能なのかという問題があります。母子の関係性を育てるかかわりも、医療の中では十分にはできないのが現状です。退院後は、保健師の多くて一日一回のかかわりでは、必要な守りに程遠いこともあり、赤ちゃんが生きていけるということの保証がとりあえずの重要目標になっているジレンマがあります。

3　育児を地域全体で担うために

育児能力に限界があり、一人での育児に不安が大きい場合は、育児を地域全体で担う仕組みである、産後ヘルパー、保育ママ制度やファミリーサポートなど、それぞれの行政がもつ機能もあります。それもまだまだ機能としては不十分です。保育所は、子どもの育ちを保証し、親の育児負担を軽減することで、ゆとりをもって子どもに向き合えることができるようになる点で有効な手段です。またモニターするうえで重要であり、石川県でも積極的に活用を図っていますが、生後二カ月からの入所が原則であり、二カ月まではどうするのかが常に問題になります。

理想的には、親子の関係性が育つ過程で問題が大きい場合、たとえば親の生育歴や精神状態の問題、育児をサポートしてくれる存在がないなど母子をめぐる保護膜機能が弱いときには、妊娠中からドゥーラ的なかかわりができる人材がそろった母子・家族ケアハウス（仮称）のような施設入所が必要です。産科退院後は、そこで母と家族が育児のスキルを学び、赤ちゃんと向き合う時間を保証されることができます。似た制度の導入はありますが、通常利用料金を支払う仕組みとなっており、最も支援が必要な経済的にもリスクの高い母子に手が届かない状況です。

今後、「親子の関係性を育てる」をキーワードに、行政においても、どのような支援、施策が必要なのか、質を深める取り組みが重要と考えられます。

文献

厚生労働省「健やか親子21」(rhino.med.yamanashi.ac.jp/sukoyaka/abstract.html)
厚生労働省　二〇一五　要保護児童対策地域協議会の設置・運営状況（平成二五年四月一日現在、平成二四年度実績）
三沢あき子　二〇一三　母子保健の現状と課題　京都府立医科大学誌、第一二二巻第一〇号、六八七-六九五頁
総務省　二〇一〇「児童虐待の防止等に関する意識調査」報告書
吉田敬子　二〇一三　妊産婦の精神面の問題の把握と育児支援——多職種による支援ユニットの編成の意義と役割分担　母子保健情報、第六七号、二四-二九頁
吉水真衣　二〇一一　微細脳障害から学習障害・注意欠陥多動性障害・発達性協調運動障害へ——診断基準と研究の動向を中心に　鹿児島純心女子大学大学院人間科学研究科紀要、第六号、四一-四七頁

ぬまた　なおこ
石川県南加賀保健福祉センター所長・小児科医。

6 保育の現場における子どもと親の育ち

中村鈴子

1 そして共に育つ

「子どもを育てる」ということばをよく耳にします。いつの頃から「子ども」は、「育つ」から「育てる」に変化していったのでしょうか。私自身が「子どものこころを育てなければ」と意識するようになったのは、一九九〇年代に入ってからのように記憶しています。それまでの子どもの世界では「育てる」という意識はなく、毎日の日常生活の中で、すぐそばの大人や友だちと遊び込むことがすべてだったように思います。友だちとの様々な体験を通して子どもが育っていきました。私たち保育者は子どもの側で、寄り添い、見守り、時には子どもと一緒になってわくわくドキドキの体験を重ねました。子どもが困ったとき、うまくいかないときに周りの大人がいろいろかかわって何とか乗り越える手助けをする。うまくいったことで、子どもが達成感を味わい、一緒に乗り越えた友だちやサポートしてくれた大人と一緒に喜ぶ、結果的にはうまくいかなかった体験も、仲間や支えてくれる大人と悔しさを分かち合って育っていきました。そんな環境が子どもの世界に当たり前のように存在していたのです。

一九九〇年代に入ってから友だちと遊べない、友だちとトラブルを起こすわけでもないが自分の世界で一人過ごしているといった、手のかからない大人のような子どもが出現してきたのです。この頃の子どもの世界では、子どものたまり場であったはらっぱがなくなり、子どもが外で友だちと共に走りまわって遊ぶことが難しくなっていきました。子どもが外で遊ぶよりは部屋の中でゲームをしたりブロックで遊んだりとひとり遊びを好むようになっていったのです。子どもが外界の人や物、そして様々なことにかかわって経験することが少なくなってくるのと同じように、お母さんたちの世界も狭くなっていき、子育て環境が貧困化していきました。

そうした中、一九九九年施行の保育所保育指針では多様な保育ニーズへの対応と、第二の役割として、地域における子育て支援のために、乳幼児などの保育に関する相談に応じ、助言するなどの社会的役割が保育所の役割として位置づけられました。

2　保育の現場から見えてくる子育ての今

1　乳幼児期の重要性と気になる子どもの存在

保育所で生活する子どもたちの、〇歳から六歳までの期間は、人の生涯においては非常に短い期間です。成人してから記憶の糸を掘り起こそうとしてもなかなか思い起こすことの困難な期間でもあります。しかしながら、この期間こそが人としての基礎をつくる大切な時期でもあることが近年の乳幼児精神保健の世界で認知されるようになり、保育の現場でもその重要性は周知されてきました。

しかし、乳幼児のこの時期が人となりうる大事な時期であることが認知されるようになったにもかかわらず、子どもを取り巻く環境が年々悪くなってきたように思います。保育の現場で、「人を叩いたりかみついたりする」「欲求が満たされないと癇癪《かんしゃく》を起こす」「べったりしつこくかかわってくる」「気持ちと反対の行動をとる」「呼びかけても視線が合わない」「声をかけられるまで待っている」というような気になる子どもの存在が増してきたのは二〇〇〇年代に入ってからのように思います。

2　赤ちゃんにみられる異変

それと並行するように乳児室でも異変が起きていました。サイレントベビーの増加が指摘されるようになってきたのです。「泣かない、笑わない、手がかからない」そんな赤ちゃんの入園が増えてきたのです。赤ちゃんは、泣いたり、笑ったり、ぐずったりと手のかかるのが当たり前と思っていた私たち保育者にとって手のかからない赤ちゃんの出現は大きな驚きでした。

静かでおとなしく、喜怒哀楽を表さない赤ちゃんはおなかが空いても、自分の握り拳を口に入れて空腹をまぎらわし、泣いて訴えることをしません。抱っこしようとすると緊張からか、からだをそり返して拒否するか、固くこわばった体で我慢して抱っこされています。ひとりベッドの中で、ベッドメリーの動きを静かに目で追っているときはリラックスしているようにうかがえます。そしてお母さんは「この子は手のかからないおとなしい子です」と誇らしげに自慢します。

赤ちゃんは、泣いたり、笑ったり、ぐずったりして、自分の感情を表し、私たち大人の注意を引いていたはずなのに、赤ちゃんに手がかからなくなってきたのです。泣いて、笑って、時には怒ってといった行為が私たち大人に発せられる赤ちゃんからの意思表示であって、それが関係性を育てる要素なのに、大人とのやりとりは少なく、ひとりで遊んで眠ってしまい、おなかが空いても、自分の握り拳を口に入れて空腹をまぎらわせてしまうのです。

＊

ここからは、事例を通して子どもの「育ち」について考えていきたいと思います。

事例1　生後六カ月で入園したAくん

生後六カ月で入園してきたAくんの面接のときの印象は、おとなしくニコニコしている赤ちゃんでした。「機嫌のいい赤ちゃんですねぇ」と言ったとき、「はい、この子は手のかからないおとなしい子どもです」とお母さんから返事が返ってきました。でも何かがおかしい。子どもの表情、視線に違和感を覚えました。

入園後も気になっていたので、「Aくんの様子は?」と、担任保育士に何度とはなく問うていました。担任からは「機嫌のいい子どもです」と返事が返っていました。

　ある時「先生、変です。Aくんは声を出して泣かないのです」と担任から報告がありました。詳しく聞いてみると、午睡から覚めても保育士が気づいて声をかけるまで、ベッドでおとなしくしているのが常だったAくん。目覚めに気づいてAくんの様子をうかがうと目頭から涙が落ちている、びっくりして再度見てもやっぱり涙がこぼれ落ちている、にもかかわらず声が出ていない、そんな報告でした。

　「やっぱり」との思いで、子どもが声を出して泣かない行為の重さについて保育士と話し合い、どうして子どもが声を出して泣かないのだろうか、そのほかに気づいたことはないかなど、入園からの子どもの様子を検証するとともに、母子関係で気づいたことなどを話し合いました。その結果、援助の必要な母子であることがわかってきました。

　Aくんへの一対一の個別対応と並行して、母親には丁寧な見守りと対応を心がけました。母親の子育てに対して否定的なことばを使わないこと、母親に寄り添い良き相談相手を貫くことを確認し合いました。

　家庭での子育ての様子から見えてきたのは子育てに関する祖母からの間違った思い込みでした。出産時、手伝いに来ていた祖母から「「子どもが泣いたからといってすぐ抱いていると、抱き癖がつくから抱いてはいけない」と教えられたのであまり抱かなかった。抱いてほしくて泣いていることもあったが、叱っているうちに泣かなくなり、おとなしい手のかからない子どもになった」と、母親は手のかからないおとなしいわが子の様子を嬉しそうに話していました。

　Aくんは、泣かない、笑わない、ぐずらないで、周りの大人とのコミュニケーションをとろうとしない自分の思いを伝えることをあきらめてしまった赤ちゃんでした。

　生後六カ月で、周りの大人に順応して自分の感情を内におさめてしまった赤ちゃんの出現は私たち保育士にとって大きな衝撃でした。この子の感情を表出させなければとの思いで、保育士とAくんとの愛着関係の成立を第一の目標に毎日を過ごしました。お母さんとは、家庭でのAくんの様子やお母さんが困ったことを、そして、Aくんの少ない表情からAくんの思いをことばにしてお母さんに伝えていきました。はじめのうちは「え〜っ、そうですか」と私たちの通訳に素直に納得はしませんでした。親の子育てを否定しないで、困っていることや悩みを聞き出し、アドバイスをしながら、子どもに表れるわずかな表情を母親に通訳してAくんの思いを伝えていくことに努めました。

　一対一の対応をはじめて三カ月経過しても子どもに変化が見られませんでした。今までの経験ではおおむね二〜三カ月で子どもに変化が現れていました。「どうして」と保育士に焦りが見えてきましたが、六カ月未満の子どもが声を出さないで泣くということの行為の重さを受け止めようと保育士を励まし、Aくんと保育士との愛着関係を育てることに努めました。

　四カ月を過ぎた頃から担当保育士の姿を目で追うようになり、五カ月過ぎから後追いがはじまって大きな声で泣くようになりました。それと並行して家庭でも母親への後追いがはじまり「手がかかってしょうがない」と母親からの訴えがはじまりました。子どもが泣いて困ったときの様子を丁寧に聞きながら、子どもの気持ちを代弁して困らせる行為はマイナスの子育てではなく、子どもが育ってきた証であること、今後母親が困るであろうと推察される子どもの姿を事前に伝えました。「困った」と訴える母親に、「困ったねぇ、でもそこまで育ってきたんだね」と困ったことを共有しながら、母親が頑張ってきた結果の成長であることをことばで伝えて、困ったときには一緒に考え、手助けすることを伝えていきました。

わが子の誕生を喜ばない親はいません。ただ、子育ての過程で自分がイメージしていた通りに子育てが進まなくなったり、どんなことをしてみてもうまくいかない、そのことを相談したりサポートしてくれる人が身近にいない等で困った状態に陥る母子が多々あります。

子育ては個でするものではなく社会の中で行うもの。それが日本の子育て文化であったように思いますが、核家族化が進み、近隣との関係が希薄になっている現代社会ではそれを望むことは難しくなっています。子育てをサポートできる立場にあるのは保育所であり、保育所こそが地域のコミュニティの中心的役割を担い、育児に悩み困っている母親の側で見守り支援していくことが求められています。

3　手のかからない赤ちゃんの存在を考える

事例2　生後二カ月で入園したBくん

Bくんは生後二カ月で入園しました。入園前の見学に付き添ってきた祖母は「娘が、どうしても職場復帰をするといって聞かないので」と言いながら早期入園に対しての不安を訴えていました。

出勤前に祖母宅へ預けられるBくんの保育所への送迎は祖母が行っていました。たまに母親が送ってきますが、Bくんは母親と離れても表情の変わらない子どもでした。ぐずることはほとんどなく、眠いときは指吸いをして一人で眠り、おなかが空いても指吸いでごまかし、体勢が気に入らなくても五～六回泣くと指吸いで不快な気持ちをおさめてしまっていました。ミルクを飲むときは、保育者と目を合わせることはなく、遠くでゆれる光の動きや、外の木の葉の動きを見ているようで、抱いている保育士にとって、体を添わせている感覚が感じられない子どもでした。

Bくんは何時も右側に顔を向けていて、ベッドメリーを右に置くと曲に合わせて全身を動かしますが、左に置くと顔の向きもかえず右を向いたまま反応がありません。聞こえていないのではないかと、疑問に思った保育士が耳のそばで玩具などの音を鳴らしても反応がありませんでした。

そこで、月二回来ていただいていたスーパーバイザーにBくんについて相談しました。

スーパーバイザーからは、Bくんは周囲に関心がなく、訴えたり求めたりすることが弱い、できれば、保育士を固定して、Bくんの弱い反応を汲み取りそれに合わせてかかわり、できるだけ抱っこをして過ごすことが望ましいとのアドバイスを受けるとともに、耳の聴力検査を受けた方が良いとの助言をいただきました。

検査の結果、聴力に問題のないことが判明しました。また、母親からもBくんは指吸いをしながらボーッとしていて聞こえているのか振り向かないなど、反応の弱さを気にしていることが話されました。そこで、母親とともにBくんの育児についてスーパーバイザーにアドバイスを受けました。母親はなにも心配はしていないという様子で面談を受けていましたが、終了後、「うちの子、変なんですかねぇ。くすぐるのを何度も繰り返しているのに次を期待しなかったり、笑いをこらえているような感じが気になる」と涙ぐんで保育士に話しました。

このような経緯を経てBくんを通して担当の保育士と母親の関係が密になり、家庭で困っている育児の問題を一緒に考えてアドバイスをしたりBくんのエピソードなどを聞いて、喜んだりできるようになっていきました。

個別対応を開始して二カ月後には、名前を呼ばれたり、おもちゃの音を聴くとゆっくり振り返ったりする動きがでてきました。しかし、注意をして見ていないと見逃してしまう動きなので、母親にはとらえることが難しいようで、反応の弱いBくん、そして、それに応えることのできない自分に対して涙を見せながらいらだちを訴えることがしばしばでした。

四カ月後には保育士と目を合わせ機嫌よく食べる姿が見られるようになり、いやなときには声を出してぐずったり、舌で口に入れたものを出したり、授乳中には保育士の口に手を入れ目や鼻などに触れるという、保育士の反応を期待するような行動を何度も繰り返すようになりました。担当の保育士の姿が見えなくなると大声を出して泣く姿も増えていきました。さらに、二カ月ほどして祖母から「最近、私のことがわかってきて、後追いをしてくれてかわいい」との話があり、家族に対しても愛着行動が見られるようになっていきました。

一歳を過ぎる頃には、保育士とのやりとりを好むようになり、表情豊かなかわいい子どもの姿を見せてくれるようになりました。

常にマイペースで自分のペースを乱されると混乱し動けなくなることが多々ありましたが、まわりの子どもたちは、Bくんの特徴を肌で理解して、Bくんが混乱しないように順番を譲ったり、待ったりしていました。そんな仲間に支えられたBくんは自分の居場所を作っていきました。

手のかからないおとなしい赤ちゃんの存在を「何がこの子から表現することを奪っているのか」という思いをもってかかわっていくと、その表情の下に赤ちゃんの思い、保護者の問題が見えてきます。

保育所は、様々な子どもが一日の大半を集団で過ごす場所であり、保護者にとっては子育ての支援を受ける場所です。

様々な子どもとかかわりをもって生活する私たち保育士には、「何かが違う、どうしてだろう」と子どもの行動に違和感をもって気づくことが可能です。立ち止まり、子どもと向き合うことで、様々な問題が見えてきます。問題を指摘するだけでは子どもは育ちません。子どもを抱え込み、時には保護者も共に抱え込むことで、子ども・保護者そして保育士も育っていきます。

3　安心できる環境で子どもは育つ

事例3　三歳三カ月で入園したCくん

三歳三カ月で入園したCくんは、母と別れるときパニックになってわけがわからなくなっている、そんな泣き方でした。当然保育室には入れませんでした。お母さんは硬い表情のまま「大丈夫ですよ」との保育士のことばに救われたように、泣き叫ぶCくんを置いて帰って行きます。Cくんの分離不安については入園前のお母さんの話からある程度は予想していましたが、Cくんのその姿は予想をはるかに超え、ある意味異常ともいえる抵抗でした。

＊

お母さんから聞いていた入園前のCくんの様子は以下の通りでした。

「昨年、四月、三つ子の妊娠が判明しました。その直後から入院、絶対安静（本児二歳二カ月）。

二〇週で緊急入院、三〇週前日に出産となりました。三児を出産しましたが一児は死亡。下のきょうだい二人は五カ月間入院。母親の妊娠が判明した直後からCくんは父の実家O市に預けられました。一カ月ほどで一時帰宅することになりましたが、絶対安静の母親のそばで過ごすことは難しく、すぐに母親の実家に預けられて近くの保育所に入所したとのことでした。出産した二児はまだ入院中で、Cくんの入園が決まらないと実家から引き取れない」。そんな話でした。

大人にとってよかれと思ってとった処置ではありましたが、Cくんにとっては突然母親がいなくなり慣れ親しんでいる自宅から知らないところへ追いやられてしまった。祖父母とはいえ、離れて過ごしていた祖父母は二歳を過ぎたばかりの子どもにとって知らない人でした。母親から離されただけでなく、祖父母という知らない人との生活は不安と恐怖、安心とはかけ離れた環境であったと思われます。父の実家で過ごした後、母の実家で九カ月過ごしました。母の実家に向かったとき、駅の構内に入るとパニックになって父親が困ったというエピソードを話していましたが、Cくんは、またどこかに連れていかれるという恐怖を泣くことでしか表せなかったかと思われます。

きょうだいの退院と同時期、本園への入園決定を待ってCくんは帰宅しましたが、そこには新たな家族が存在していました。

三歳三カ月で入園したCくんの登園時の泣き方は誰かに、何かを訴えて泣くという泣き方ではなく、泣き叫ぶことでしか表現できない子ども姿でした。抱きかかえようとしても激しい抵抗にあうため、私たち保育士にできることは泣き叫ぶCくんが泣くことをあきらめるまでそばにいることでした。

感情を爆発させた後のCくんは何事もなかったかのように園庭の隅で過ごしていました。無理に保育室に入れることはしないで、Cくんに寄り添い、一緒に時間を共有する方法を選択してCくんとの関係づくりを試みました。寄り添ってくれる職員との間に徐々に信頼関係ができはじめると、自分のクラスの動向が気になるようになり、仲間が部屋に入ると保育室の入り口まで近づき、中の様子をうかがうようになりました。一カ月ほどで保育室に入れるようになりましたが自分の意に沿わないことがあると部屋を飛び出していました。職員がそばに行くと指差しをして自分の思いを伝えようとする姿も見られるようになってきました。

一カ月を過ぎた頃から徐々に好きな遊びができるようになってきましたが、こだわりが強く特に赤い三輪車がお気に入りで、他児が使っていると強引に奪い取り、注意されるとパニックになって手に負えない状態になっていました。自分の思いを伝えようとする様子が出てきましたが、発することばは不明瞭で、保育士と日線が合わない状態も続いていました。

六月に実施された親子保育では、いつもと違って自分の母親を含め、たくさんの保護者のいる保育状況を受け入れることが難しかったようでパニックになりました。みんなのいる園庭から保育室に逃げ帰る場面がありましたが、母親はCくんを追いかけることはしませんでした。保育士がCくんを抱いて戻ってきても「想定内です」とCくんの行動に、動ずることなく無表情で、かかわろうとする様子がうかがえませんでした。

職員からはCくんは発達障がいではないかとの意見も出ましたが、発達障がいではなく情緒発達が阻害された結果の行動であると思われることを説明し、個別の対応を実施しました。それと並行して母親への対応を園長が受けもち、かかわりを深めていきました。パニックに陥ったCくんを受けとめ、「何時もそばで見守っているよ」と寄り添っていくうちに、嫌なことや困ったときには保育士に助けを求められるようになってきました。Cくんの態度に変化が見られるようになってきた頃、母親が「この子のことがわからない」と担任に漏らすようにもなり、徐々に頑なだった態度がほぐれ、担任や園長とCくんのことや未熟児で出産した二児の育児の不安を話せるようになっていきました。

保育所でのCくんは順調に育ってきたと思うと元にもどるなど、紆余曲折がありましたが、その多くの原因はきょうだいが病気になり入院、その間はCくんが父の実家に預けられるというできごとでした。それでも、一年後にはまだまだ未熟な部分が残っているものの、好きな遊びを好きな友だちと遊べるようにまで育ちました。

1　保育の現場で気づいたこと

長年保育の現場で様々な子どもとかかわってきて気づいたことがあります。近年保育現場では「気になる子」が増していて、その対応に苦慮していますが、その多くの気になる子の中には自閉スペクトラム症と思われていても、それは情緒発達が阻害されて育ってきた子どもの姿である場合であることがわかってきました。人に甘えることが下手で、人を寄せつけない、こだわりが強いなどと自閉スペクトラム症の子どもたちと行動が似ていますが、子どもの表情や反応の仕方からかかわる私たちに何かが違うと訴えてきます。

2　母親の姿が消えるということ

Cくんが入園して二年目の年の事例検討会ではCくんのケースをスーパーバイザーとともに細かく分析しました。

検討会の一カ月前に職員それぞれが、それぞれの視点でCくんおよび母親、そしてきょうだいのことを観察しました。スーパーバイザーには事前に保育所に来ていただき、Cくんの日常の様子を観察していただきました。

Cくんの行動から、「なんで」「どうして」と考えCくんの声にならない思いを知ることにしました。

二歳二カ月までは普通の生活を送っていたCくん。やむをえない事情とはいえ、突然母親がいなくなり知らない人、場所に追いやられたCくんは、いい子にしていたらお母さんが戻ってくる、自分が悪いからお母さんがいなくなった等、お母さんの大変な状態が理解できないまま、置かれた状況を受け入れるしかなかったことがうかがえます。そんな彼には人を信用することができず、祖父母宅に持っていったと思われるお気に入りの玩具に執着していたことも推察されました。

そうして家に戻ることになったCくんですが、家に戻ってきたとき、見知らぬ赤ちゃんが二人いて、また、知らない保育所に連れていかれることになりました。母親は退院したばかりの二人の赤ちゃんが無事に育つかと不安で余裕がない状態に置かれていて、Cくんの戸惑いには気づくことはできなかったことも推察されます。保育所にも入園してこれで安心と思ったにもかかわらず、母親から分離するときのCくんの激しく抵抗する姿に母親は混乱したことと思います。

おおむね三歳頃の子どもたちは、安心できる人を中心に外へと関心が広がっていきますが、Cくんは安心できる人との関係の中で落ち着くことはできずに、お気に入りの赤い三輪車にこだわってきました。入園したばかりのCくんにとって，赤い三輪車は揺るぎのないものとして存在し，その物を見つけて心の支えにしたと思われます。

スーパーバイザーからはCくんの置かれた状況，行動から推察できるCくんのこころの状態を解析していただきました。入園してからのCくんを一カ月ごとのエピソードで追うことで，子どものこころの発達や育ちを知ることができました。成長の過程で抜けてしまった部分は，どこかで戻ってやり直しが必要なこと，それには人と人との関係，特に乳幼児には安心できる関係が重要であることがわかりました。

近年，周産期新生児医療が目覚ましい進歩を遂げてきて，多くの子どものいのちが救われ，様々な支援プログラムが実施されるようになってきましたが，その陰でややもするとその子を取り巻く家族，特に幼いきょうだいの存在が忘れられがちになっていると感じるのは，保育という現場で母親の緊急入院により，今までの日常が失われ，家族，特に残された幼いきょうだいの姿を多々見てきたせいでしょうか。突然目の前から母親の姿が消える。この状況を理解できない子どもにとって，このできごとがこころに大きな傷になって表れてくることを否定できません。

4　保育園は共育ちの場所

保育所には様々な事情を抱え，子育てがうまくいっていない親子の姿が日常的に存在しましたが，近年の子育て事情はやや違ってきたように思います。「気になる子」の存在は年々増してきていますが，その中身は大きく違ってきました。一九九〇年代までは発達に特徴があったり，虐待が疑われるケースなどで，困っていることが明白でした。近年入園してくる子どもの多くは，おとなしく聞き分けのよい手のかからない子どもが増えてきています。赤ちゃんは「泣いて，笑って，手がかかる」そんな概念をもって子どもと向き合う人が少なくなってきたのです。手のかからないおとなしい子どもはよい子で，手のかかる子は困った子です。子どもが動き回るからといって「うちの子，落ち着きがないようです。どうすればいいですか」と問う母親が増したのです。

長年の保育の経験から自閉スペクトラム症，アタッチメント障がい等にかかわらず，すべての子どもにいえることは，乳幼児期に手間ひまかけて人と人との豊かな関係の中で育てられた子どもは，人として健康に育っていくということがわかってきました。発達に特徴があっても，仲間の中で，社会の中で自分の居場所を見つけて共に育ちます。

人と人との関係は不思議なもので，様々な形でつながっていきます。保育所というつながりの場所で子ども・保護者とともに生活する私たち保育士には大きな役割・責任があります。子どもの身近にいる私たちの存在そのものが，子どもにとって大きな影響をもっているといえます。

社会生活への第一歩を踏み出す保育所が，子ども・保護者が安心できる場所として存在し，共に育ち合う環境でありたいと願っています。

保育所は，子ども・保護者・保育士にとって，豊かな人と人との営みのある「共育ち」の場所です。

なかむら　すずこ
元愛厚昭和荘保育園園長・保育士。

7 親と子の出会いと乳幼児精神保健

渡辺久子

1 乳幼児精神保健と児童精神科診療

周産期の親子の出会いを支援する乳幼児精神保健（infant mental health）は、児童精神医学の重要な基礎分野です。摂食障害、発達障害や強迫神経症などの児童期の精神病理の治療は〈こころの三次ケア〉に属します。目の前の子どもは、誕生からどのような生育史を生きてきたのか、その体験を理解し、喜びや苦難の意味を、その子の身になり一緒に考えることが、児童精神科治療の大事な部分であるといえます。

日本では、こころの問題の発症を早期発見し、障害に進むことを防ぐ〈こころの二次ケア〉や、乳幼児期から発症を予防するための啓発である〈こころの一次ケア〉をになうのは、主に保健師、保育士、教師や小児科医らです。児童精神科医は多職種の臨床家と連携しながら、その子の発達環境や発達体験の特性をつぶさに理解し、自分の臨床経験と最新の研究知見を重ねあわせながら、一人ひとりの子どもを理解していきます。

2 日本の育児の現場で

今、日本の育児現場は混乱しています。少子化に加え、かつてない育児の閉塞状況があります。たとえばインターネットなどによる情報の氾濫により、親や保育士は目の前の子どもがよくわからないとき、ふと発達障害のマニュアル項目を思い浮かべたりします。不自然に緊張する親や保育士の瞳の奥に、敏感な乳幼児は不安を察知します。するとこころを閉ざし、親子や保育士と乳幼児の相互作用は歪むのです。誰かが的確に介入しないと、悪循環に陥り、気がつくとその子は、感情調節の悪い、衝動行動を頻発する反応性愛着障害に追いやられているということがみられます。集団適応力や自己肯定感の低い、扱いにくい自分に子どもは苦しみ、身近な大人も苦しむことになるのです。

乳幼児精神保健の臨床研修機会の不十分な日本では、一、二歳児への不適切な理解とかかわりが全国で見られている現状があります。普通の健康な再接近期危機のかんしゃくや自己主張が、発達障害の兆候と誤診されることもあります。ただでさえ子どもの少ない日本では今、健康に生まれた普通の子どもを安易にグレーゾーンとレッテルをはる傾向が見られます。こころは身近な周囲との関係性や環境刺激により作られていきますが、このような現状はとても不幸なことであるといえます。

「乳幼児期に一番不幸なことは養育者との愛着がもてないこと」とフライバーグは述べました。また「大切なものを三つあげるなら、第一に関係性、第二に関係性、第三に関係性」とバーナードは強調しました。こころは関係性の中で発達します。乳幼児は親子関係、家族関係や地域の社会文化の影響を多層的に受けるのです。

高度に工業化した社会の乳幼児の発達環境は、世界中で複雑化し、従来の直線的な因果関係論や、一者関係の乳幼児発達論はもはや通用しません。今、脳科学にもとづく乳幼児の発達研究は、こころが乳児を取り巻く多様な対人関係の響きあいの中で発達することを明らかにしています。

最新の遺伝―環境相互作用（gene-environment interplay）の研究では、発達環境から受ける刺激の全体、特に身近な対人関係が、人生早期のこころの発達に大きな影響をおよぼすことを、脳画像、音声解析や行動解析、緻密なデータにより示しています。先天性の発達障害もありますが、地球規模の発達環境汚染によるストレスが、乳幼児期の脳の発達不全を引き起こして生じた発達性トラウマ障害（developmental traumatic disorder）が今問題とされています。自閉スペクトラム症と発達性トラウマ障害の鑑別診断、力動的な発達病理の評価、その親子に合った介入アプローチを提供できる乳幼児精神保健の専門家の養成には、小児科学、小児神経内科学、家族精神医学、社会精神医学、障害児学、力動的精神医学などの基礎研鑽に加え、乳児観察、内省的スーパーヴィジョン、個人精神療法・精神分析の体験をもつことが必要とされています。

人生の曙、いのちの誕生する周産期に、受精卵から胎児がどのように生まれるかを、ミクロの分子レベル、遺伝子レベル、脳神経細胞レベル、家族精神医学と社会精神医学のレベルを同時に念頭にいれた複眼的視点で、乳幼児と親の相互作用を理解していきます。その子の資質と養育環境における脆弱性（vulnerability）とレジリエンス（resilience）の両面を力動的に把握します。児童精神科医は、父母子を直接観察し診察しながら、多職種チームと共に、親子を包括的に支えるコーディネーターでもあります。乳幼児の生活にかかわる保健師、保育士、地域の療育者、かかりつけ小児科医らと連携し、絶えずこれでよかったのかをオープンにふりかえりながら支援します。必ずその結果を短期的長期的に評価して改善を重ねます。DV、虐待ケースの多発に伴い、多職種連携には近年、警察、家庭裁判所、児童相談所との連携も欠かせなくなりました。

3　乳幼児精神保健の歩み

乳幼児精神保健は一九八〇年に児童精神科医と精神分析医が中心となり、学会が創立されました。一九九二年に看護師、ソーシャルワーカー、保健師、保育士らによる国際乳幼児精神保健学会と融合し、現在の世界乳幼児精神保健学会（World Association for Infant Mental Health：WAIMH）に発展しています。現在、乳幼児精神保健は、激動する世界における異なる社会文化の臨床現場で生じる問題に対し、最新の科学的な光を当てることを基本としています。

　児童精神医学ではすでに一九七〇年代にコールが有名なSnout reflex研究を発表し、一九七九年出版の児童精神医学の教科書では、乳児の診断評価の必須項目に予期的接近行動（anticipatory approach behavior）をあげています。コールの研究は、生後三、四日目の乳児に予期（anticipation）があることを明らかにした児童精神医学の金字塔であるといえます。予期的接近行動は、母親への能動的な適応行動の再早期の形とみなされました。これが発端となりスターンやトレバーセンの母子相互作用の研究が発展しました。未熟児の国際的研究のネットワーク（PRENEVE）は、世界中で未熟児―母親の相互作用にコミュニケーション的音楽性（CM）が認められ、未熟児が能動的な適応力をもつことを明らかにしました。CM理論の結果、未熟児、発達障害、重度の脳障害、重複障害をもつ子どもの対人関係能力が明らかになり、関係性障害の予防や危機介入が、臨床への幅広い適応を可能としています。

　WAIMH創始者のエムディは、二〇一六年プラハで開催された第一五回WAIMH世界大会の基調講演で、早期のこころの発達には世界中で普遍的に、互恵性（reciprocity）、共感（empathy）と価値化（valuation）の三要素が認められると述べました。これは責任ある社会人のモラルの基盤にもつながり、乳幼児精神保健臨床の三大要素にも含まれると述べました。

4　乳幼児精神保健臨床の特性

　互恵性、共感と価値化の三要素は、以下の乳幼児精神保健の特性から生まれています。

1　非言語的世界の関係性

　乳幼児（infant）の語源は〝ものいえぬ〟であり、誕生直後から新生児は関係性の中で育ちます。ウィニコットは「赤ちゃんというものはいない。赤ちゃんは常に母親とのつながりで生きている。また赤ちゃんは母の瞳を見るとき二つのものを見ている。母の瞳と自分を見つめる母とを」と言い、母との関係性の明暗が、乳幼児の人間像と自己像の形成に直結することを示しました。かかわる相手や環境が、また、新生児期から三歳にわたる対人環境の感化が人の自己感の中核を形成していきます。自力では生きのびることのできない原始的不安の渦巻くこの時期の発達に、寄り添う父母、特に母親も理不尽な情動に巻き込まれる世界であると述べています。

2　胎児期からはじまる感覚体験と身体記憶

　人が「いのち」として生まれるのは、胎内のミクロンの受精卵としてです。羊水のきれめのない心地よさに包まれる安心感は、生きることへの基本的信頼（basic trust）につながります。また、身体感覚は、胎生期には無意識の領域に記憶されます。脳の頭囲が三〇cmに達する頃、陣痛により外界に誕生した新生児は、その瞬間から能動的に周囲の環境刺激にアンテナを張ります。

　どの子にとっても生きることは「今」、「ここ」で生きる瞬間にあります。その人にしかわからない瞬間、主観の連続の積み重ねの中から、こころが生まれ、人生の物語が紡がれていくのです。古代ギリシャ人は、歴や時計に示される社会の共同作業の客観的な時間を「クロノス（chronos）」と呼びました。そしてその人だけの主観的時間、わくわくしたり落ち込んだりしたこころのままの生きる時間を「カイロス

(chairos)」と呼びました。周産期の親子の出会いは、カイロスの世界の出会いであるといえます。

3　円環的な関係性の世界

生まれたばかりの乳児は、母親の胸が羊水と子宮にかわって自分を抱きとめ、母親や他の家族のかもしだす周囲の対人関係の世界を、羊水のように、あるいは音楽のオーケストラのように感じ取ります。その一方刻々とわき起こり自力ではどうにもできない外界での不快には泣いて訴えるしかありません。細かで親身な対応により調節し、心地よくお世話されないと辛くてたまらないのです。

このように周囲の環境とのたゆまぬ相互作用を積み重ねながら「こころ」がゆっくりと育まれていきます。

4　間主観性と自己肯定感の芽生え

子どもは人間関係の中で発達し、対人関係の発達が早熟であるといえます。人には生まれつき「間主観性（intersubjectivity）」という人に向けるアンテナをもちます。脳科学に基づく研究手法により、間主観性が未熟児に認められ、鏡細胞（ミラーニューロン：mirror neuron）の関与が確認され、脳に内因性動因システム（intrinsic motivational system）という間主観性の中枢があることが想定されています。

間主観性により、乳児は野生動物の嗅覚のように、母親の声、しぐさや表情の奥にある無意識の情動をかぎ分けます。それは〇・一秒以下の素早い些細な変化も見逃さない能力です。母親が不安であると新生児は緊張し警戒し、じっと動きをとめ、目をそらしたりします。母親が安心していると、目を見開き、眉をつり上げ、手足を動かし、母親をのぞきこみます。乳児は周囲のできごとの脈絡（context）も見抜くのです。たとえば、DVの父親の罵詈雑言に傷つく母親が、乳児につくり笑いをするとき、その不自然さを察知し緊張するのです。

5　無様式知覚、生気情動、情動調律、コミュニケーション的音楽性

新生児は視聴覚、触覚などの末端刺激受容器を超越して、生命体の動きの本質や特徴を察知します。これは無様式知覚（amodal perception）と呼ばれます。新生児は木漏れ日や水面にきらきら反射する光を好み、これら生き生きとした現象に同調し活気づきます。これを生気情動（vitality affect）といいます。脳は「わくわく原則」ともいうべき生気情動の躍動感や、心地よさのある世界で活性化されます。自律神経系の支配する呼吸、脈拍、筋肉の収縮などの生命リズムとシンクロした抑揚や起伏を伴う実感です。新生児と共に生きる母親にも、その生気情動への同調が自然に高まります。生後半年以降の母子は、お互いの気分のリズムや抑揚を情動調律しあい、共に生きる喜びを伝えあうのです。スターンによるとその中から母子関係が深まり、新生児期の自己感、そして自己肯定感が生まれます。

さらに親子の相互作用には「コミュニケーション的音楽性」と呼ばれる、音楽的なリズムとメロディーと、楽曲のような起承転結のまとまりをもつ、拍動と抑揚が認められます（マロック＆トレバーセン、二〇〇九）。日本語の「あうんの呼吸」にあたる非言語的な交流です。親子の相互作用のビデオ記録を音声解析することにより、こころの響きあいが音声解析スペクトラムで抽出されます。これは自律神経支配の内臓感覚と直結していて、トレバーセンは、「こころとはまず内臓感覚である」と強調しています。

子どもの自己肯定感は相手とのしっくりとかみあった内臓感覚から生まれるのです。

6　プライドの芽生えと自己肯定感

生後七カ月頃の乳児には、人としてのプライドが芽生えます。まごころをこめて接する相手には目を輝かせ、うわの空の相手には能面になります。大切にされている実感の中から自己肯定感が発達します。あるがままに満ち足りた体験の記憶が健やかな愛着と自己感をつくります。つらい体験を記憶に刻むと、脳に癒されない傷が残るのです。たとえばたびたび両親のケンカを目撃する子は攻撃し傷つけあう人間像が焼き付きます。乳幼児期にDV、虐待や性被害に曝された子は、後年無気力や情動不安のハイリスクであり、脳のfMRIの画像上にも形成不全が確認されます。

一方、情動調律のよい親子のふれあいが積み重なると、その子は一歳過ぎに、安定した親（養育者）への愛着が形成されます。親子の相互作用の身体感覚記憶が累積し、こころの中に「内的作業モデル（internal working model）」という人への期待像が生まれます。互恵的なやりとりを裏切らない親に、子どもは安定型愛着を示し、そうでない親には不安定型愛着を向けます。すでに一歳半頃の乳幼児は、自分をからかいじらす親を明確に拒否するのです。

7　赤ちゃん部屋のおばけ
——周産期の原始的情動の嵐

無意識に抑圧される葛藤はライフサイクルにわたりその人を苦しめます。精神分析家でありソーシャルワーカーでもあるフライバーグは、記憶にも上らぬ幼い頃の葛藤は、無意識の感覚記憶として身体に刻みこまれ、赤ちゃんを産んだときに赤ちゃんの存在によりよみがえるという「赤ちゃん部屋のお化け」を指摘しました。葛藤は表から見えにくいのですが、敏感な乳幼児は察知し、世代間伝達されます。

スターンも述べるように、赤ちゃんはパワフルな存在で、母親が普段忘れているこころの奥の原始的な不安を駆り立てます。乳児死亡率の高かった一昔前の日本では、乳飲み子をもつ母親を常に身近な周囲が黙って寄り添い見守り、母子から目をはなすことはありませんでした。日本にも「赤ちゃん部屋のおばけ」は認められます。

症例1　密室での育児

ある母親が生後四カ月の乳児に布団をかぶせて窒息死させ、警察に連行されました。忙しい父親がある日夜遅く帰宅すると、電気もつけない部屋の暗闇の中に母親がボーっと座っていました。手前の布団の下には男児が息たえていました。「だめな私に育てられる子が不憫。せめて自分の手で」と母親は呟きました。父親と弁護士が筆者のところに相談にきて、母親は妊娠中から不安が強く、実母はすでに他界していて、母親は誰にも頼らず真面目に育児をしていたといいます。

児童精神科医は次のような意見書を書きました。「この母親は孤独に育児をしていた。相談できる実母や友達がおらず妊娠、出産、育児のストレスにより周産期うつ状態に陥っていたと考えられる。刑罰ではなくこころのケアがまず必要である。一歳未満の乳児と母親を密室で二人きりにしてはならない」。

8　周産期の障害告知

わが子の障害や疾病の告知は、母親を奈落の底に突き落とし、周産期に自然に湧きおこる直観的育児をつぶしてしまいます。母親がわが子をいとおしく思えなくなると、親子関係の互恵性は消え失せ、母親から子への絆（ボンディング：bonding）の形成が障害されます。障害告知が母子関係を阻害しないよう、ケースバイケースの慎重で細やかな配慮が求められます。

症例2　無眼球症の女児

無眼球症の女児が生まれ、周産期センター担当医は両親に障害を告げました。筆者の診察では、ブラゼルトンのNBAS（ブラゼルトン新生児行動評価）を含め、無眼球の問題以外には育てやすいタイプの赤ちゃん（easy baby）でした。母親は五歳の長女に妹をと願い、高齢を押して出産しました。その落胆と衝撃は大きく、母親は周産期センタースタッフと目をあわせることもありませんでした。生後五日目に母親が不意に「この子を連れて今日退院します」と言いだしたとき、スタッフは皆母が絶望のあまり母子心中をするのではと懸念しました。児童精神科医の筆者が緊急危機介入に呼ばれました。

両親のもとにかけつけると、二人は暗くうつむき押し黙っていました。「ご出産おめでとうございます。珠のようなお子さんですね」と祝福の声をかけると、母は一瞬「えっー」と声をあげ初めて筆者を一瞥しました。「目の問題でご心配でしょうが、退院をお急ぎにならなくていいですよ。この病棟でまだお預かりできるので、安心してお母さんは先に退院なさってください」。母はすかさず「預かれるなんて誰からも聞いていません」と、口調はきつく怒りがこもっていました。「このセンターでは最長六歳までご家庭の事情で赤ちゃんをお預かりした経験がある」と告げると、母は言いました。「実は今からこの子をつれて、病院のそばの駅のプラットフォームから身を投げるつもりでした」と。スタッフの勘は当たっていたのです。「お嬢さんの目のことで不意を打たれておられるのは無理もありません。あなたのせいではないのです。残念ですが誰かが障害のくじを引きます。その時には必ず私たちがご両親と一緒にお子さんを育て、お子さんから学ばせていただきます。小児科学はそのようにして発展してきました。大事なお子さんを是非この病棟で預からせていただき、お母さんはまずゆっくりお休みください。嘆きたいだけ嘆き、眠り、食べてください。赤ちゃんは胎内でお母さんに守られてきた体の記憶があるので、当面は離れていても大丈夫です。赤ちゃんは鋭くお母さんのこころの奥を見抜くので、赤ちゃんのためにも、まず一息ついてください」。母はしんみりとなり呟きました。「お姉ちゃんのために最後のチャンスで産んだのに、お姉ちゃんはこれから保育園でいじめられる。たまらない気持ちです」と、母親はなけなしの悲嘆をスタッフにぶつけ続け、スタッフは羊水が胎児の胎動を包むように母の思いを受けとめ続けました。一カ月たつ頃、母親は本来の自分に近い状態にもどれたと語り、この子を本気で育ててみようという意欲をもって退院しました。今この子は明るい盲学校の生徒です。

5　乳幼児精神保健の多軸評価

乳幼児精神保健では、乳幼児の症状や問題を関係性の中でとらえます。症状は乳幼児が生まれてから現在にいたる、周囲との相互作用の中で形成されており、問題を力動的に観察し、多軸評価します。改訂版〇～三歳乳幼児精神保健障害分類（DC：0-3R）では、1軸＝乳幼児の状態・障害、2軸＝関係性、3軸＝身体性、4軸＝社会的関係、5軸＝最高発達到達レベルの五領域があります。

この分類は現在五歳児にまで広げられ、

DC：0-5となり二〇一七年に出版される予定です。DC：0-5はきめの細かいアプローチをする乳幼児の臨床現場で使うツールとしては不適切という、目下多くの批判があがっています。しかし、乳児がDVや被災や入院手術や乳児院、保育園などで、不適切なケアに苦しむことがある事実を、裁判所、行政や教育現場に伝え、乳幼児を守るためには必要です。虐待する大人の多くは、自分の仕打ちが乳幼児に苦しみをもたらすことに気づいていません。児童精神科医は多軸評価分類を用いて、もの言えぬ乳幼児を擁護するのです。以下にさらに、児童精神科医による多様な乳幼児精神保健の介入例をあげます。

症例3　体重増加の止まる胎児

胎児の発育が悪いが、入院すると改善し、自宅に戻るとまた体重増加が止まります。そのため背景に複雑な問題があると疑われた母親がいました。父親は外面よく医療者に丁寧に挨拶をしますが、妻を冷たくにらむ瞬間がありました。スタッフは目撃しましたが、母親は父親について一言も文句をいいませんでした。心配したチームに筆者が呼ばれ、母親と話し合いました。母親は「おなかの赤ちゃんの父親のことを、悪く言ったら赤ちゃんがかわいそう」と涙ぐみました。父親が妊娠後に豹変し、母親の一挙手一投足に執拗な罵詈雑言を浴びせ続けるといいます。母親は深く傷つき急性心的トラウマ状態と不安緊張抑うつ状態を示していました。

妊娠二八週目に、母親は緊急入院し、帝王切開で女児を七〇〇グラムで出産しました。子どもは早産、超低出生体重に加え、心室中隔欠損、肺動脈弁狭窄、未熟児貧血、未熟児骨減少を呈し、三カ月半の入院を要しました。母親は最初わが子には家庭と父親が必要と主張しました。しかし母親が退院すると、自宅には父親が、おむつ一つ買い揃えておらず、母親は、か弱い超低出生体重児は自分がひとりで守り抜くほかないと覚悟し、実家に逃れました。父親は生活費の支給をとめ、母親の実家に押しかけ恐喝しました。母親は、さらに父から脅しや威嚇をうけて、子どもの発達に有害な影響がおよぶことを懸念し、筆者児童精神科医は裁判所に母子を守るための配慮をお願いする意見書を書き送りました。父のいやがらせは今日まで続いています。

症例4　トリソミーの赤ちゃん

新生児室から「生後一週間の18トリソミーの赤ちゃんのお母さんが危ない。すぐきてください！」と呼ばれ、駆けつけると、母親は死んだ瞳に魂の抜け殻のような精神病様状態でした。「赤ちゃんの診断を聞かれたのですね」と声をかけると、無言でじーっと一点を見つめていました。「いつものご自分と違うような感じ？」と問うとかすかに目を瞬きました。「目の前に異様な怖いものがとぐろを巻いているような感じ？」と問うと、初めてうなずきました。「寝たり食べたりするどころではない。この運命からわが子を奪い返したいのでしょうね」と言うと大きく息をし少し生気が蘇ったようでした。「赤ちゃんにはあなたが必要。胎内で聞いていたあなたの声や匂いのすべてが安心のもと。だから生きのびてくださいね。よければ睡眠剤、安定剤をだしましょう」。

この危機介入の後、母親はぐっすり眠り、その後語りはじめました。「一年しか生きない子と聞いた。可愛い盛りに死なれたら私は生きていけるだろうか」「こわくて近寄れない」「不妊治療を七年間してやっと授かった子なのに」。やがて「産婦人科医は超音波エコーでわかっていたはずだ」と怒りも出せるようになりました。「何も悪くないのにこんな目にあうとは。理不尽な怒りを天につきつけるのはせめてもの言論の自由です」と支えると、母親は怒りをだしながら、次第に回復していきました。偶然トレバーセン教授が研究指導に来院していて、母子をみてもらいました。同教授の助手が「なんてかわいい赤ちゃん！」とリズムと抑揚のついた声がけをすると、いつも眠り続けるその子が目を見開きました。母親は驚き「まあ、わかるの！」と初めて腹の底から喜びの声をあげました。するとその子はじーっと穴のあくほど母親を注視しました。母子の絆がその瞬間に生まれました。母親に育児意欲がわき、在宅ケアに踏み切る勇気と覚悟が生まれました。両親はよく可愛がり、親子で新婚旅行先の外国にまで旅をしました。七歳で亡くなりましたが、母親は「障害があることは関係ない。いのちを慈しみ育てることができた。子の子は私の中に生きている」としみじみと語りました。

症例5　拒食症の母の出産育児——羊水と子宮のようなリスクマネージメント

母体のやせが進み、胎生期三二週目の胎児の体重が増加しないため産科に入院した妊婦は、病院食を食べず、がりがりの体で「ああどうしよう、生まれたら虐待しちゃいそう」と呟き、夜間トイレに長く閉じこもり、嘔吐していました。生まれた子への虐待のハイリスクがあり筆者が緊急危機介入に呼ばれました。果たしてこの人には出産育児ができるのか、という治療チームの不安が高まりカンファレンスが開かれました。そこで筆者は、チームが一丸となり、医者も看護師も一人ひとりが羊水の一滴となり全体として母親を温かいケアで徹底して包もうと提案しました。母は分娩の直前に荒れましたが、筆者が手を握って付き添い、帝王切開で無事出産しました。産後は皆で母親を受けとめ励まし、やがて母親は赤ちゃんの反応により直観的育児が刺激され、自然にかわいがることができるようになっていきました。

症例6　発達の止まった二歳児

東日本大震災の一年後に、被災地に住み、ことばと社会性の発達の遅れた一歳九カ月の乳児の診察を、同地の児童精神科医に依頼されました。起始経過を聴取すると、生後五カ月まで普通の生活をしていましたが、二〇一一年三月一一日に津波に呑まれていました。母親に抱かれた状態で意識を失い、津波が引くと息を吹き返して泣きだしたといいます。その声でそばに倒れていた祖母が意識を取りもどし、母を起こしました。三人はヘリコプターで遠隔地の病院に送られ、一週間検査入院をした後退院しましたが、病院の玄関でマスコミに取り囲まれ、フラッシュを浴びて怖い思いをしました。母はもともと祖母と折り合いが悪く、離れて暮らしていました。しかし被災後は仮設住宅で同居するしかありませんでした。祖母は夫を津波で亡くし、孫を独り占めにしてかまいました。母親はうっせきする苛立ちの中でうつ状態に陥りました。

乳児は診察場面で、視線回避と手のひらをひらひらさせる常同行動を示しました。筆者が羊水のように寄り添い、柔らかくリズミカルな声をかけながら、児へ情動調律を積み重ねてみました。約一時間なじみやすいかかわりの中で、乳児はちらりと視線をあわせ、その回数は増え、次第に仲良い接点がふえていきました。行動全体は一歳未満の幼さを示しましたが、筆者に対しやがて明るい表情でよくみつめ、一次間主観性が豊かになり、ついでに共同注視も現れてきました。自閉スペクトラム症様の行動を当初示しながら、それが一時間の間にほぐれていく傾向が認められました。発達障害様の症状を示していましたが、震災による複数トラウマの加重した関係性障害、ないしは発達性トラウマ障害（developmental traumatic disorder）を考えました。すなわち五カ月で津波に呑まれ、一過性意識障害を伴うトラウマ体験をし、緊急入院、マスコミのフラッシュを経て、仮設住宅での葛藤的な家族関係などの一連のストレスの累積から、乳児の発達がゆがみ停滞したと考えました。この状態を遷延させる要因には母の祖母との葛藤による抑うつ反応がありました。県内の経験豊かな児童精神科医に母親面接と家族治療を依頼し、定期的にフォローをしました。児童精神科医の勧めで母親は葛藤を抱く祖母から離れて安心できる暮らしに改善し、乳児がふんだんに甘えたり遊んだりできるように向き合いました。そうしながら言葉とやりとりが発達しました。発達障害の診断をする以前に、まずは震災による複数トラウマの加重した関係性障害と考えました。慎重に毎年フォローし続け、五歳のときにはすっかり健康な状態に回復しました。

症例7　体に焼き付いた恐怖

生後一一カ月で母に風呂の湯舟に投げ込まれた女児がいました。虐待通告後児童相談所から乳児院に措置された娘を返せと、児童相談所に両親が要求しました。K大学が第三者機関として、判断する役割となりました。乳児院から担当保母に抱かれた女児は八カ月ぶりに母に会いました。両親が着席している診察室に入室し、母をちらっと見たとたん、恐怖が全身をよぎり、その子は固まり、典型的なフリーズ（freezing）反応を示しました。診察医である筆者と助手、児童相談所相談員、乳児院担当者の四名と両親が、その子の様子の変化を確認しました。母親は自分を拒否する女児に殺気だち、早口で児童相談所の批判をはじめました。医師は母子相互作用に問題があることを確認しました。娘の帰宅を母親が切望しても女児が激しく拒否しています。母にもそれはわかったようです。今女児を連れ帰れば抵抗にあい、母子関係は悪循環に陥り、女児も母親も傷つく、と伝えると母親は納得しました。

症例8　性被害が疑われた二歳女児

一歳半に両親が離婚し、母親と暮らす女児は、隔週週末の父親宅への外泊が面会交流として定められていました。三歳近くになると、「パパがさわる。行くのいや！」と胸と股を指さして身を固くしたので、心配した母親は子どもを連れて児童精神科医を受診しました。

診察医との遊戯場面はビデオに記録され、性被害のトラウマプレイが確認されました。そこで診察医が家庭裁判所に面会中止を求めると聞き入れられました。すると父親は母親と診察医を名誉棄損と冤罪で訴え、巨額の慰謝料を請求してきました。父親の裁判所提出書類には、高名な児童精神科医の精神鑑定書が添えられ、父子関係は良好、診察医の性被害は誤診と記載されていました。乳幼児の人権を擁護する弁護士にセカンドオピニオンを求められ、筆者は性被害専門研究班の仲間とともに、提出書類と全ビデオ記録を吟味しミクロ解析を行いました。すると診察室のビデオには性被害のトラウマプレイ、外泊中のビデオには、父子相互作用の不適切なかかわりと解離の瞬間が認められました。

そこでDC：0-3R分類による公式化を行いました（1軸：「パパがさわる」という幼児のマルトリートメントの訴え、2軸：乳児期の父母葛藤、離婚、離婚後の母子家庭生活、父親宅外泊中の解離状態他、3軸：年齢相応の身体発達、4軸：離婚後の面会交流における父親からの性的接触）。この意見書をもとに父親は一審で敗訴し、その後控訴しましたが高裁は父の訴えを却下しました。このケースは乳幼児の権利が日本では十分に守られていないことを示しています。今思春期になったその子は、当時の父親にされた痴漢行為をはっきり覚えていて、「なぜあんないやらしい男と結婚したの?」と母を責めるといいます。

6　おわりに

乳幼児精神保健は親子がともに生きてきた体験の意味をふりかえり考える分野でもあります。非言語的なコミュニケーションの世界には、ギリシャ語のシンリズミア（synrhythmia）という言葉が役立ちます。syn は「ともに」、rhythmia は「小川のながれ」。シンリズミアとは、二度ともどることない時の流れを共に生きることを意味します。

親子にかかわる私たち臨床家も、二度ともどらぬ今の時を親子と共に生きながら出会っています。深くこころに響いて消えないメロディーのような臨床を実践するには、ものいわぬ乳幼児のこころの真実を理解するための観察眼、洞察眼を磨く研修が日々必要です。日本でもこれから最新の情報と古典を読みこなすことに加え、生きた児童面接や家族精神医学の臨床研修トレーニングを深めることを推進していきたいと思います。

文献

Malloch, S., & Trevarthen, C.（Ed.）2009 *Communicative Musicality: Exploring the basis of human companionship*. Oxford University Press.

わたなべ　ひさこ
LIFE DEVELOPMENT CENTER 渡邊醫院児童精神科医。

第Ⅱ部

子どもとの出会いを支える

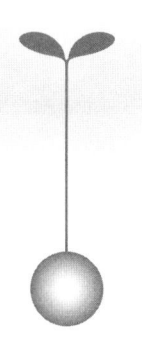

1 妊娠をめぐる現代的課題と向き合う
――若年・高齢の妊娠――

川野由子

1 女性と妊娠

古来より、女性は妊娠という身体の変化をとおして母親になるものと捉えられてきました。それは、子どもを産むという身体の準備が整った女性においては、当然の機能とでもいえるほどに、女性と妊娠は当たり前のように受け取られていました。しかし、実際の妊娠は簡単にできるものでもありません。一昔前であれば、妊娠と出産は妊婦にとってはいのちがけの身体の変化でもあり、体験でもありました。

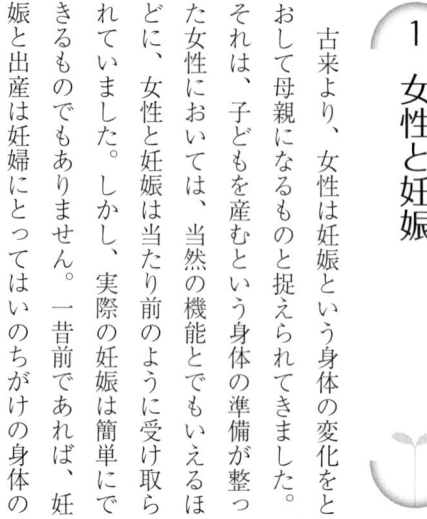

女性の身体が新しいいのちを包み育むためには、体の機能の成熟のみならず、こころの機能の成熟も欠かせません。つまり、心理的には、新しいいのちを抱える環境としての保護機能と、わが子に愛情を注ぐ他者愛的な精神的成熟を整えて、こころの面でも母親になるといえるのです。女性はこの母親になるための体とこころの準備を、一般的には四〇週という妊娠期間をかけて行い、出産後の親子の出会いを待ち望みます。このとき、身体的機能面と精神的成熟が一致しているときには、新しいいのちを生み出すための苦痛すらも享受することができます。

ところが、女性の中には妊娠することをめぐって不安や苦悩を抱える人も少なくありません。妊娠という身体の変化と母親になるというこころの準備が一致せずに、これまで築き上げた自己（生き方やありよう）を変容させることに不安を抱き、心理社会的に喪うものに意識が向けられやすくなることで、一つの危機を引き起こすからです。私たちの臨床現場でも、近年、この心理的危機を抱えた女性が増えてきているように感じます。

2 現代の妊娠・出産の特徴

二〇一四年の厚生労働省による報告（厚生労働白書平成二六年度）においても、第一子を出産する女性の平均出産年齢が、一九七五年では二五・七歳であったのに比べて、二〇一二年では三〇・三歳と四・六歳も出産年齢が遅くなってきています（図1）。また、一四歳以下の若年の出産数が二〇一二年では五九人とわずかではありますが認められ、かつ増えています。さらに、四〇歳以上、特に四五～四九歳、五〇歳以上の更年期にある女性の出産も増えてきています（表1）。

表1　母の年齢と出生数（5歳階級）

（単位：人）

	1985年	2000年	2012年
14歳以下	23	43	59
15～19歳	17,854	19,729	12,711
20～24歳	247,341	161,361	95,805
25～29歳	682,885	470,833	292,464
30～34歳	381,466	396,901	367,715
35～39歳	93,501	126,409	225,480
40～44歳	8,224	14,848	42,031
45～49歳	244	396	928
50歳以上	1	6	32

出所：厚生労働省，2014

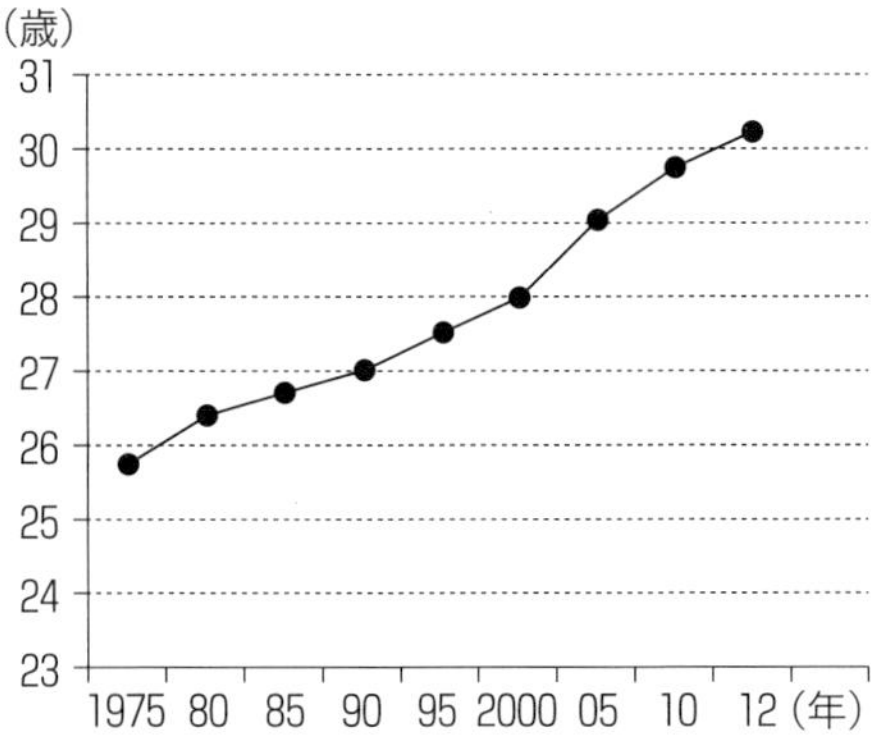

図1　第1子の出産年齢の推移

出所：厚生労働省，2014

また、未婚女性（平均年齢二五歳）がイメージする自然妊娠の限界年齢は、三七％の女性が更年期から閉経期である四五歳～六〇歳と答え、続いて三二％の女性が四〇歳と答えていました（杉浦、二〇一三）。産婦人科的には女性の妊娠適齢期は妊娠ホルモンと呼ばれるエストロゲンの分泌が高まる二〇歳代（図2）といわれていますが、現代医学の恩恵を受けて、子どもを授かることが以前よりも可能になったことがこれら独身女性のイメージにも反映されているようです。さらに、近年では、同性婚の容認、不妊治療の普及、高齢出産の実現など、現代社会においては子どもを産むことに対して、多種多様な判断・選択も容認されてきています。

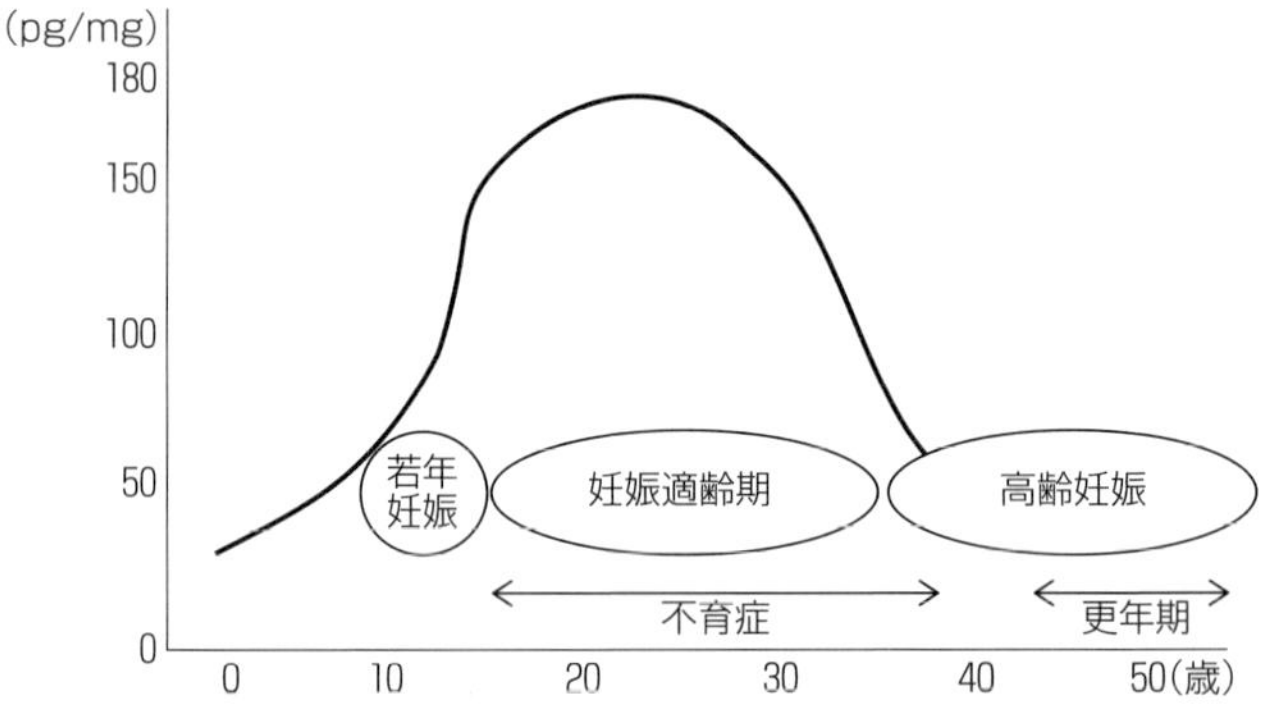

図2　女性の妊娠適齢期と妊娠（エストロゲンの分泌分布から）

このように、現代の妊娠・出産の特徴は、妊娠の高齢化、若年の妊娠、そして不妊治療の増加という現象に如実に表われているように思います。この多様化した妊娠・出産事情に、「母親になる」という女性のこころがついていけない場合も少なくありません。ここでは、心理的な視点をとおして、妊娠をめぐる女性の葛藤や母親になるためのこころの準備をどう理解し、支援していくのかを述べたいと思います。

3　女性とライフステージにおける心理社会的課題

米国のエリクソン（Erikson, E. H.）は、人は生まれてから死ぬまで、一生涯にわたって発達する存在であると考えました。それは、時代や社会、文化的状況によって変わるといわれていますが、一般的に、人はライフステージに準じたこころの成熟や社会性の成熟が年齢相応に可能であると捉えました。そして、エリクソンは、その生涯の発達段階を、身体の成長と自分を包む環境の中での重要な他者との関係性を元に八段階に分け、各発達段階で出会う解決すべき心理的・社会的な課題を「発達課題」と名づけました。

さらに人が人として生きていくために必要な発達課題とその時期を表して、基本的安心感と信頼感を獲得する乳児期、自立性を獲得する幼児期、自主性を獲得する幼児期後期、有能感を獲得する学童期、自己のアイデンティティを獲得する思春期、他者との親密性を獲得する青年期、生殖をとおして次世代に継承していく成人期、人生を振り返って統合していく老年期と並べました。

このエリクソンの心理社会的課題は、どの発達段階においても、克服されるべき課題をクリアすれば、次の発達段階に精神的にも社会適応的にもスムーズに移行していくことが可能です。ただし、その際、身体とこころの成長に伴った発達課題を充分に満たしていないと、後の段階で不安定な対人関係や心理状態に陥ってしまいます。

1　母親になるための身体の変化・こころの準備

女性のこころの成長においても、ライフステージとこの発達課題に変わりはありません。ただ、思春期から成人期にかけて、「子どもを産む性」として、男性とは異なった身体の変化とこころの変化が起こります。一般的に女性は、体の変化として、幼児の段階を経て前思春期・第二次成長期と呼ばれる時期がくると、初潮を迎え、体脂肪が増えて丸みのある体つきになり、乳房が膨らんで、徐々に妊娠・出産を引き受けていく機能を整えていきます。その時、体の変化と同時にこころのありようも変わります。異性や他者への関心が高まり、自分という存在が受け入れられ、愛されることを求める自己愛的な状態が高まります。そして、信頼感と安心感をもてるパートナーから心身ともに受け入れられることで、安定した関係性を形成して、さらに成熟した他者愛的なありようへと変容していきます。

このように、女性の身体は生理的な変化と社会的な関係性との相互作用をとおして、子どもを授かり育てるからだとこころを成長とともに準備し整えていくのです。愛するパートナーとの間に新しいいのちを授かりともに育てていくという成人期の親になる欲求と次世代への継承という共同作業は、エリクソンの「成人期の親になる欲求と次世代への継承」という課題を満たし、心身ともに成熟した成人期の段階の喜びと生きる糧を得ることにもなるといえるでしょう。

2　妊娠と様々な課題

しかし、女性のすべてが妊娠・出産を喜びでもって体験しているとは限りません。妊娠することと心理社会的に置かれている現状に差がありすぎると、時には傷つき深い悲しみに陥ることもあります。中には、妊娠をしたことに戸惑い、悩み、授かったいのちを葬らざるを得ない女性もいます。また、妊娠適齢期であるにもかかわらず、長年切望してきた妊娠がなかなか叶わずに、多額の費用と体力と時間を投じて不妊治療で妊娠することを希求する女性たちも増えています。

体の変化にこころがついていけない場合や、こころは成熟して母親になりたいと切望しているにもかかわらず体の制約や限界で、母親になることが叶わない場合もあります。いずれにしても、妊娠という身体の変化は、女性が母となる過程において、自分自身の身体とこころに深く関心を向ける機会となっています。

次に、事例を通して、妊娠をめぐる様々な課題と母親になるという変化をめぐって、悩み戸惑い、不安や葛藤を抱える女性たちの心理的な理解と支援について少し考えてみたいと思います（ここでの事例は、プライバシー保護のため、若干表現を変えて普遍的ケースとして表しています）。

4　若年の妊娠と心理的課題

1　一〇代の妊娠の現状

事例1　思春期の妊娠

Aさんは、中学生の夏休みに妊娠した。一六週を超えて妊娠がわかったことで、両家族から猛反対され、堕胎を勧められた。パートナーからも責任を取れないと逃れられ、Aさんは、一人で様々な喪失の体験を抱えることになった。

Aさんの家族は、Aさんが幼稚園の頃に両親が離婚した後、しばらく母親が一人で働きながらAさんを育てた。Aさんはいつも一人で母の帰りを遅くまで待つ生活を送っていた。小学校高学年のときに、母親が再婚して、中学生のときには、継父、母親、Aさん、異父妹の四人で生活していた。しかし、Aさんはいつも「自分だけがのけ者」と感じながら家族の中で過ごしてきた。家庭での居場所がないと感じるAさんは、「できるだけ寄り道して、家に帰るのを遅くできるように」努めていた。

中学に入って、Aさん同様に、学校にも家庭にも居場所を見つけられない仲間たちに出会ったことで、孤独感はやわらぎ、自分のことを求めてくれる彼氏が、ぬくもりも与えてくれるから「寂しくなかった」と、付き合うようになってから間もなくの妊娠であった。

2　心理的理解
——予期せぬ妊娠・妊娠への戸惑い

中学生や高校生である一〇代の女性たちの大半は、初潮を迎えて身体的には大人になりますが、精神的には大人になるための土台固めを行っている段階です。親離れをするという課題に応じて、これまで自己の存在の根底を支えていた基本的安心感と安全感を保証してくれていた親から離れて、新しく安心できる対象に移行していく時期でもあります。

その際、依存対象である家族、特に母親との関係性が希薄であると、自己の存在に対して危機にさらされた状態に陥ります。それゆえに、不安に対処できずに社会的な行動や自身の体やこころに危機状態のサインを表すことで必要なケアを得ようとします。時には、この時期に出会う異性に母親と同様のケアを期待して、依存と安心の保証を求めて接近します。しかし、自分が庇護され甘えられる異性との関係性は求めても、自身が親になるということは望んでいないことが多いです。まだ精神的には、母親になる十分条件が整っていません。自身が抱えられてなだめられた体験を自己の中に取り入れて、母親の機能として内在化させるには幼い年齢でもあるからです。大人への憧れや好奇心、時に性的虐待など外界からの強要や環境から侵襲されるかたちで、予期しない妊娠を受け入れざるを得なくなることも少なくありません。

事例1のケースのように、その際、自身の意図や判断ではなく、外界他者の意向で堕胎が決定され、堕胎したことに傷つき、罪悪感だけを抱えるトラウマ的な体験をする女性も少なくありません。自身の存在の保証を希求した少女たちが、結果として自分の子どもの存在を否認しないといけない体験は、こころの中に大きく深い傷と葛藤を投げ込むことになります。

このような事例以外にも、一〇代の女性の中には、周りにいる大人のエゴに巻き込まれる形で、性的虐待の対象となってしまう女性も少なくありません。自分の意思に関係なく、身体を傷つけられ結果として妊娠を余儀なくされる女性もいます。彼女たちは、自尊感情を傷つけられ、自分の生き方に主体性をもてずに、暴力というかかわりを受けて結果として妊娠をすることになります。

予期しなかった妊娠が引き起こす課題は、おなかの子どもに、愛おしいという感情をもてず、さらには忌まわしい体験を呼び起こす異物のようにさえ感じて、その記憶も存在も消してしまいたいと破壊的になることです。母親自身が受けた暴力的な体験が癒されずにこころの中に納めることができないと、自身が受けた経験を未消化なかたちで、妊娠している状態や生まれてきた子どもに対して同じように向けてしまうことも起こりえます。自分が大切に扱われたという経験が取り入れられることによって、他者を大切にすることが可能になるのです。幼児虐待につながる関係性を引き起こしかねない状態に陥る前に、母親や女性たちが抱えた外傷体験や深い苦悩に寄り添い癒すかかわりが根気強く求められることも忘れてはならないでしょう。

事例2　一八歳の妊娠——未婚、未入籍

一八歳のBさんは、高校を卒業してまもなく破水をしたことで急きょ母体搬送されてきた。

赤ちゃんは、二六週と数日、七〇〇g未満の超低出生体重児。人工呼吸器管理と数本の点滴で急性期の医療的管理がなされていた。赤ちゃんの皮膚の色はまだ赤黒く、脂肪の少ない枝のように細い手足を、時折、保育器の周りの音や振動に反応して、もぞもぞと動かして、頑張っていることをアピールしていた。一方で、Bさんは誰とも打ち解けようとせず、硬い表情で、周りの大人と極力距離を取って、彼女自身の空間とペースを守っているかのようでもあった。

彼女の妊娠に至る経緯は、次のようなものであった。Bさんが小学校に入る頃に、両親は離婚し母親が家計を支えてきた。Bさんは、同世代の彼氏と付き合っていたが、妊娠に気づく前に流産しかかったために、今回の入院で母親に知れるところとなった。

しかし、彼氏の両親が、妊娠を反対した。進学を目指す息子の妨げになると思ったからである。Bさんは、家族から猛反対を受けたが、反対を押し切って出産を決意した。そのため、彼女は、誰にも頼ってはいけないと思い込み、一人で目の前の現実を受け止めようとした。Bさんの目には、大人は皆自分を責めてくる嫌な存在としてとらえられているようだったが、超低出生体重の子どもが退院できるまでに必要とした数カ月の中で、看護師や心理士などのスタッフとのかかわりを通して、再び安心して受け入れられる体験を得たようで、穏やかにわが子に向き合えるようになっていった。何より、Bさんの出産に戸惑い揺れていたBさんの母親が、Bさん親子を見守り励まし、育児を手伝う存在となったことで、少しずつ反発していた家族との関係性も修復されて、Bさん親子の関係性も変わっていった。また、地域のサポートにも援助を求められるようになった。

3　心理的理解——自己の存在の再確認と親子関係の修復の機会

思春期である一〇代は、大人として自立を求めつつも、一方で、これまで自分に向けられていた既成概念を壊して、反抗期として自己主張をぶつけて権威ある大人を越えようともがく時期だとされています。

この究極の危機に対して、もう一度赤ちゃんのときのようなぬくもりや関心や丁寧なケアを心理的に求める時期でもあるといわれています。大抵は、その依存と攻撃を向けていく対象は、ほどよく安定している家族の場合には、母親や父親などの家族です。攻撃をぶつけても壊れない関係性に支えられて、社会的な環境に自立した一人の大人として参加していくことになるのです。しかし、家族に安心して依存や攻撃が向けられない子どもたちの場合には、ときに、その依存や攻撃を外に向けて妊娠というかたちで表現されてしまうことになっても不思議ではありません。

事例2のように、幼少期に家庭が崩れ、母親という依存対象に十分甘えられないで頑張ってきた子どもたちは、思春期でもう一度不十分な発達課題をやり直して、心身ともに大人になろうともがきます。しかし、母親にはすでにBさん以外の対象への関心が高まり、Bさんは母親からの関心やケアから放り出されたところで、空虚な気持ちや不安を埋めようと異性にその役割を求めました。ところが、期待した異性がその役割と責任を引き受けられずに、Bさんと赤ちゃんを見捨てて放り出すことになったのです。結局、Bさんは、孤独や不安にさいなまれながらも、結果として自身が求めた母親を自らが母親になるというかたちで引き受けないといけなくなりました。こころの中に内在化した〝安定した母親イメージ〟が乏しいにもかかわらず、それを埋め合わすために求めた異性との交際の結果が、自身が母親になってしまう展開を迎えてしまいます。

困ったとき・不安なときに助けてくれる安心できる依存対象（安定した母親イメージ）が不在なまま、思春期の女性たちは母親役割を引き受けていかざるをえなくなります。

しかし、その時、赤ちゃんを通して、病院の医師や看護師や心理士、さらには保健師やケースワーカーなど様々なスタッフが、彼女たちの不安や戸惑いをあたたかく包み、関心を注いでかかわり続けることによって、環境から程よく抱えられてそこからよいものを取り入れていける体験をすることができます。

赤ちゃんの存在が、祖母の関心を引き寄せ、祖母のかかわりやケアを引き出してくれます。そのとき、赤ちゃんと祖母のかかわりを通して、自分に向けられていたかつての母親のケアを再確認する機会を得ることができ、子どもの視点でとらえてきた誤解を解いて親子の関係性を修復する機会にも恵まれます。祖母にとっても、改めて手厚いケアに触れることで、かつての育児のやり直しをする機会にもなるのです。このようにあたたかく抱えられ、じっくりと孵化するような時期が保証されると、若年の出産であっても、母親として育児を引き受けていくことが可能となります。

4　若年の妊娠・出産への心理的支援

一〇代の妊娠は、年齢相応の異性への関心が、そのまま妊娠という結果を導いてしまうことが少なくありません。依存希求的であっても好奇心旺盛的であっても、結果として傷つきと不安を抱える体験となることが多いです。特に、事例1や事例2のように、家庭内に居場所を見出せず、孤独感や不安を抱えているときには、彼女たち自身が包まれ安心を得て、不安を和らげてもらうケアが必要です。結果として、妊娠というかたちでその対象希求性が顕在化したものであっても、こころは母親になるという自覚よりも、自身をケアしてもらうことをまず求めていることが多いです。

若年の妊娠で一番必要とされ求められている支援は、母親の機能を注いでもらう関係性を十分に体験することです。言い換えれば、母親のような穏やかな関心を注いで、妊娠という戸惑いに寄り添って、目の前の状況に対してどのように対処していけばいいか……を丁寧に励まし助言するサポートといえるでしょう。つまり、目の前の幼い母親に対して、「あなたのことがとても大事」であることを伝え続け、そのうえで「よく頑張っている」ことを褒めて労い、母親の分身でもある赤ちゃんが「とてもかわいい存在」であることを丁寧に伝えて、大切にケアしていくかかわりを〝見せて〟〝伝えて〟〝包むように抱える〟母性的な環境を保証することが何よりも望まれます。

そして、発達の途上にある思春期の母親自身のこころの揺れや不安を理解し、若くして母親になったことに対する孤独感や子どもへのかかわりや育児への戸惑いに寄り添い、ともに考えていくサポートが継続して必要です。

さらに、赤ちゃんの表情や要求を汲み取り伝える橋渡しをしていくことも大切です。赤ちゃんのことばにならない表現を汲み取り、そのニーズに応えるという共感性が幼い若い母親たちにとって、赤ちゃんからの発信を受けとめることができるようになると、自ずと親子の相互交流が引き出され、情緒的につながっていくようにもなります。ただ、反応の乏しい赤ちゃんの場合には、赤ちゃんからの発信や応答性が弱いことで、母親の関心を赤ちゃんに注ぎ続けることが難しくなって、SNS（電子通信システム）など、外の交流に関心が傾きやすくなることもあります。大切なことは、母親として孤立させないこと、主体的に赤ちゃんにかかわれるようにサポートされていること、自尊感情を低めないことなどに配慮された支援が、家族からも地域からもほどよく得られている状態が維持されることです。

5　高齢の妊娠

1　高齢妊婦の心理的特性

高齢の妊娠が増加している背景には、不育症の女性が、何年も妊娠を望んだ結果、気がつけば高齢に達していたというケースも少なくありません。しかし、一方で、近年の社会的価値観の変化に伴う晩婚化・晩産化の影響もあるともいわれています。つまり、妊娠は女性の自己実現の志向性の多様化とも絡んでいるようです。

岡本（二〇〇八）によると、女性のライフサイクルにおける志向性は、職業的自立など「個」としてのアイデンティティの確立に重点を置いたタイプと、配偶者の選択など関係性にもとづいてアイデンティティを形成していくタイプとに分かれるといいます。現代の女性たちの大部分は、そのどちらをもうまく両立させて社会に適応していると思われますが、中には四〇歳以上の高齢初産の女性の増加も認められます。

高齢の妊娠の場合、すでに更年期にさしかかり、身体が妊娠を受け入れる機能をもたないことを承知のうえで、子どもを授かりたいと願う人も少なくありません。医療の進歩が、女性の願望を満たす一方で、身体の機能面とこころが求めることとを切り離したような事象を容易に作り上げていることも否めません。人間の万能的でなおかつ操作的な妊娠への希求が、母親として子どもを抱え情緒的な交流をとおして親子の関係性を育む「おかあさん」の質やプロセスにどのように影響していくのでしょう。また私たちは、母子をどのように護り支えていけばいいのでしょう。事例を通して考えてみたいと思います。

事例3　四〇代女性——自己実現の手段としての妊娠

Cさんは、高度な技術を要する専門職で、四〇代半ばまで生きがいと責任をもって仕事に打ち込んできた。しかし、家族の介護をはじめたことで、家族や自身の将来についても考えることが増え、結婚を決意した。妊娠が可能なうちに子どもをつくりたいと望んだものの妊娠の可能な時期はすでに過ぎており、不妊治療（生殖補助医療）を行うことを決めた。

彼女は、不妊治療に万能的な期待を寄せ、不妊治療を始めるとすぐに妊娠ができるものと信じていたが、実際は彼女の期待と異なった。他の女性の卵子の提供を受け、夫の精子と結合した受精卵を子宮に戻して育てた。しかし、胎児期に、おなかの中の赤ちゃんの異常を伝えられた。生まれてきた子どもは、遺伝性の疾患を抱えて頑張っていたが、母親はその子どもに対して「愛おしいともかわいいとも思えない」と、なかなか心理的に受け入れられない状態が続いた。

赤ちゃんが入院したこともあって、入院中はスタッフが赤ちゃんの抱っこやケアの機会をとおして、親子が身体的に交流できる機会を保証して、赤ちゃんの反応に注意を傾ける機会をともにわかちあった。また、母親から表出される様々な思いに耳を傾けた。時には、完璧な人生を喪った後悔とも自己嫌悪とも取れる母の苦悩にも寄り添い、母と赤ちゃんが少しずつ親子になっていくことを見守り続けた。

その中で、母は、すぐに理想的な親子になれるとは思わないでほしいし、自分の中のわだかまりが解けたとも思えないけれど、子どもの表情やぬくもりが徐々にいやではなくなった、と少しずつ関心をわが子に注ぎ、関係性を近づけていった。

母は、後に、自分がこんな不本意な人生を受け入れるとは思ってもいなかったことをことばにしながら、それでも現実をゆっくり受けとめていこうと思っているのだと伝えられるようになった。

2　高齢妊婦の心理的理解

女性が主体的で強い自立志向性をもち、打ち込めるものを見出して情熱を注ぐ生き方は、大きな達成感を手に入れることを容易にします。その打ち込みは、ときにストイックでまじめでもあります。自分が打ち込めば結果はそれに付随するという自己完結的思考が、社会経験に裏打ちされて強く働いていると思われます。

一方で、妊娠高齢期は、人生において身体、家族、職業などで様々に変化する中年期でもあります。身体的にも他者との関係性においても〝喪う〟経験が増えていきます。この時、妊娠という新しく得る選択が、人によってはその発達課題の揺らぎの中で、時には大きな支えとなることもあるでしょう。それゆえに、思い通りに進まない妊娠に深く傷つき、怒りや不満をあらわにしたくなることも起こりえます。

事例4　不妊治療——あきらめきれない妊娠と傷つき

Dさんは、三〇代半ばに結婚をし、仕事に一段落つけそうなときに妊娠を期待して、退職して家庭に戻った。しかし、妊娠はしても途中で流産することが続いた。不育症だと診断された彼女は、悩んだ結果、不妊治療をすることを選んだ。夫が自分たちの子どもを求めたからである。

しかし、何度か流産を繰り返して数年が経ち、彼女も四〇代に入った。次第に経済的にも体力的にも余裕がもてなくなり、気持ちは沈んでいくばかりとなった。彼女のこころはあきらめようかと思う気持ちと、わずかな可能性でも納得するまでチャレンジしないと後悔するのでは……という気持ちの間で揺れながら、さらに不妊治療を続けた。「まるで不妊治療の依存症みたいで、アリ地獄に堕ちていくようだった」と女性はそのときの気持ちを表現した。

長い年月を経て、ようやく出産に至ったが、子どもの体重が少し小さかった。女性は、「やっとの思いで子どもが授かったときは嬉しかった。でも、こんなに苦しい想いをして頑張ったのに期待に反して完璧な子どもではなかった。それが、気持ちのうえで受け入れられなかった」と戸惑う気持ちをことばにされ、ちゃんと育っていくのだろうかという不安を抱えながら退院された。

Dさんのこころの転機は、それから数年後に訪れた。子どもの状態が安定し、笑顔が増えたことと、子どもが参加する保育園などの集団や生活の中で育児やケアを手伝ってくれる人々に出会い、子どもの状態をありのままに受け入れてもらい支えられたことで、ようやく子どもを穏やかに受け入れられるようになった。

3　不妊治療という一つの手段——その光と影

不妊治療、特に生殖補助医療を試みるカップルの多くは、「授かる」妊娠から、「獲得する」妊娠へと知らず知らずのうちに意識が変容していきます。しかし、その治療が必ずしも万能的にカップルの希望を叶えることはありません。現在の生殖補助医療は日々進歩を遂げてきているといわれていますが、一方で高リスクも孕んでいるともいわれています（林、二〇〇九：厚生労働省、二〇一四：金子、二〇〇七：砥石、二〇一三）。

また、彼女たちの体験からみた、不妊治療の治療体験はかなり過酷です。「治療が始まったからといって、すぐに妊娠が保証されるわけでもなく」、「高額な治療費を払いながら、「今度こそは……」と望みを託して、治療と妊娠検査を繰り返す」という期待と落胆を繰り返し、経済的にも身体的にも精神的にも疲弊していきます。そして、自己評価が低下し、自分の判断に自信をもてなくなり、つねに不安を抱える状態に陥っていくのです。その不安定なこころを支えるものが、人によっては「妊娠への期待」となり、ときに強くとらわれてしまうこともあります。

「いつのまにか妊娠することに固執して、妊娠をあきらめることができなかった」のことばのように、それまで全力で注いできたものをあきらめるということは、自分を支える人生の目標を喪うことにもなります。それは大きな挫折感としてこころの中に横たわり、自己評価が低下した自身を認め受け入れなくてはならなくなります。その痛みは深く強いため、パートナーや家族のあたたかい理解や支えがないとできないものでしょうし、自分たちの人生の志向性を再検討する多大な心的エネルギーが必要ともなります。

カップルの中には、この挫折感と深い傷みを回避するために、さらなる妊娠の可能性に希望を託して、卵子提供、代理出産へと突き進むことも起こりえます。もはや、妊娠は、カップルの深い交流から誕生するものではなくなり、妊娠のために計画的に結合を行うという操作的なものへと変わっていることも否めません。情緒的満足が満たされない、こころの交流の希薄な妊娠へと静かに影が伸びているようです。

4　不妊治療と親子の関係性

最近の生殖補助医療による周産期への影響は、母体のみならず胎児にも、死産、早産、低出生体重児、遺伝的疾患などに及ぶとされています（正岡、二〇一三）。生殖補助医療などの不妊治療を行って妊娠が叶ったとしても、その妊娠が安定して継続し、わが子の誕生を迎えるところまでたどり着かないことも少なくありません。高齢という身体の衰えが胎児を抱える機能にも及んで、子どもを抱えきれない状態を招くこともあります。また、誕生した子どもの中には、何らかの問題を抱え、NICUに入院してくる子どもも少なくありません。完璧な赤ちゃんを望んだ不妊治療の場合には、その期待と反するわが子の課題を受け入れるまでに時間を要することもあります。子どもが課題を抱えていても、健やかに成長していく時間の流れを、穏やかに見守り、親として一緒に歩む心つもりをしていけるような支援が必要になります。

また、母子関係という視点で捉えるならば、その親側の期待によって、誕生した子どもへの情緒的なかかわり方も影響されると思われます。生殖補助医療技術（ART）では、親側の意向が満たされるだけではなく、生まれてくる子どもの意志や意向が満たされるような手厚い支援や配慮も望まれます。誕生した子どもたちのいのちの根源が揺るがされないような心理社会的なケアと対応が長期的に保証されていくことが何より大切にもなってきます。

6　妊娠と愛着——身体とこころ・母と子をつなぐ心理支援

妊娠は、身体の変化とこころの成熟の経過を通して、女性が母親になる前に、今一度自身を見つめ、自分の中にある新しいいのちの存在に気づく体験です。自分の中で息づく新しいいのちの存在に愛着を向け、情緒的交流を積み重ねて、初めて母親としての愛情と保護機能を兼ね備えた意識を育み、ウィニコットのいう赤ちゃんを抱える環境（Winnicott, 1960）が整うのです。つまり、そこではじめて、穏やかであたたかい母子の一対のユニットが誕生するのだと思われます。しかしこの妊娠というプロセスの中で、母親になる女性自身がパートナーへの愛情や信頼関係、主体性や妊娠をめぐる有能感などが満たされないと、女性たちは母親になることにつまずき、傷つき、そして無力感にさいなまれることになります。

それは、今回取り上げた若年の妊娠、高齢の妊娠などの経験に対しても、同様のことが言えるかもしれません。本来は、人として身体とこころが一緒に関係しあいながら妊娠という変化を受け入れていくことが望まれるところですが、近代的な社会文化の中で、多様になった価値観の影響を受けて、身体とこころが切り離され、別々に機能しているように感じることがあります。また、妊娠という身体の変化がそのまま母親になっていくわけではないこともこれらのケースは教えてくれています。

妊娠と母親としての愛着がつながるためには、発達段階とその心理社会性の課題を理解した支援も必要かもしれません。たとえば、若年の妊娠では、心理社会的に必要なサポートは、心理社会的に同世代の交流をとおして自分の存在を確認していくアイデンティティの獲得がテーマです。その時期に妊娠するということは、学校や友だちから外れて孤独な体験をすることになります。また、高齢の妊娠では、社会的に充実した生活を離れ、これまで獲得していた文化や価値観を手放していくことになります。

いずれにしても、妊娠をすることでこれまでの生活や文化を放棄して、新しい生き方を受け入れ適応していかねばなりません。しかし、その変化には、その体験が重く深いほど、孤独感や不安が覆いかぶさり、戸惑いとなって苦しみや痛みを抱えることになります。その際のこころの支援には、誰よりも深く哀しみや痛みを受けとめ分かち合ってもらえる安心できる対象が必要です。あたたかく包み見守られる環境が保証されていること、悲しみや喜びをともに感じ、分かち合うパートナーや家族、支援者との間で深く抱えられた体験があることで、本人もまた深い慈しみを醸し出すこころのありようを取り入れて、母親としての機能を発動させていくものだろうと思われます。

妊娠はあくまでもその人の人生の一部ですが、その体験をとおして、深く人と繋がり愛情を分かち合うことができるという体験が、人としての生まれ直しともよべるこころの変化・成長を促すとも考えられます。女性や親子が、多様な価値観の中で豊かに生きていけるように、若年の妊娠であっても、高齢の妊娠であっても、その妊娠が愛着と結びついて新しいいのちと穏やかにかつ優しく向きあえるような心理的な支援が、赤ちゃんとお母さんを包むように継続して提供されていくことが、何より望まれるところです。

文献

杉浦真弓　二〇一三　妊娠出産の適齢期　周産期医学、第四三巻第七号、八二九-八三二頁

林もも子　二〇一〇　思春期とアタッチメント　みすず書房

金子一史　二〇〇七　妊娠と愛着をめぐって　こころの科学、第一三四号、三一-三七頁

厚生労働省　二〇一四　「厚生労働白書平成二六年度」

岡本祐子　二〇〇八　女性のライフサイクルと心の危機――「個」と「関係性」からみた成人女性のこころの悩み　こころの科学、第一四〇号、一八-二四頁

砥石和子　二〇一三　高齢妊婦における精神的・社会的問題と対応――助産師・看護師の立場から　周産期医学、第四三巻第七号、八四九-八五二頁

正岡直樹・千葉純子　二〇一三　高年妊娠が母体に与える影響　周産期医学、第四三巻第七号、八三七-八四一頁

Winnicott, D. W.　牛島定信・館直彦（訳）　二〇〇四　人間の本性――ウィニコット講義録　誠心書房

かわの　ゆうこ
独立地方行政法人大阪府立母子保健総合医療センター臨床心理士。

2 不妊という課題に向き合う

平山史朗

1 不妊治療で妊娠した母親の周産期ケアは難しい？

周産期医療に携わる心理職や看護・医療職の方から、「不妊治療で妊娠した妊婦さんとのかかわりは難しい」と言われることがよくあります。それは、「何かほかの妊婦と違う」という具体的にはならない〝気になり方〟である場合もありますし、かかわりの中でのエピソードとして次のようなことが聞かれることがあります。たとえば、「胎児や出生児の成長発育が少しでも標準範囲から外れたりすると、それが医学的に心配ない水準であっても過度に不安を訴え、医療者の説明にも納得しない」「医療者に特別なケアを要求する」「特に高齢である場合などで妊娠・出産のリスクを理解しない」ということであったり、一方で「出生児に愛着を持つことが難しい母親がいる」「妊娠がゴールになっていて妊娠期間や出産、育児にエネルギーが残っていないような疲れた印象を受ける」などが現場の声として耳に入ります。周産期医療スタッフからすれば、このような不妊治療後妊婦の姿を見ると、「あれだけ子どもを望んでいたからこそ不妊治療までして、ようやく授かったはずなのに、なぜ？」という疑問が生じるのだと思います。

ともすれば不妊治療経験は周産期の親子にとってリスクであり、普通の妊婦とは違うケアが必要という認識をもちがちで、それは現場の実感としてはやむを得ないのかもしれませんが、そのために不妊治療後妊婦を特別視することで当事者とのかかわりが困難になってしまうと本末転倒になってしまいます。筆者は不妊症治療専門婦人科クリニックに常勤臨床心理士として二〇年近く不妊当事者とかかわってきました。本章はその経験から、周産期の心理ケアにかかわる人々が不妊経験のある母親を理解し、親子の出会いを支える一助としたいと思います。ただし本来、母親だけを取り上げて論じることには問題があり、カップルや家族といったシステムも含めてとらえる必要があると筆者は考えていますが、従来周産期ケアにおいては母親に着目されることが多いこともあり、今回は母親についての言及にとどまることをお断りしておきます。

2　不妊治療（生殖医療）の世界で何が起こっているか

1　不妊治療の現状

子どもを望むカップルが不妊治療（生殖医療）を受けることは今では珍しくなくなりました。ひとくちに不妊治療といっても、タイミング性交指導や人工授精といった一般の婦人科でも実施されるような簡単なもの（一般不妊症治療）から、体外受精をはじめとする不妊治療専門施設において熟練した技術者や設備を必要とする高度なもの（生殖補助医療：ART）まで、現在ではさまざまな方法がありますので、不妊治療経験をひとくくりにすることはできません

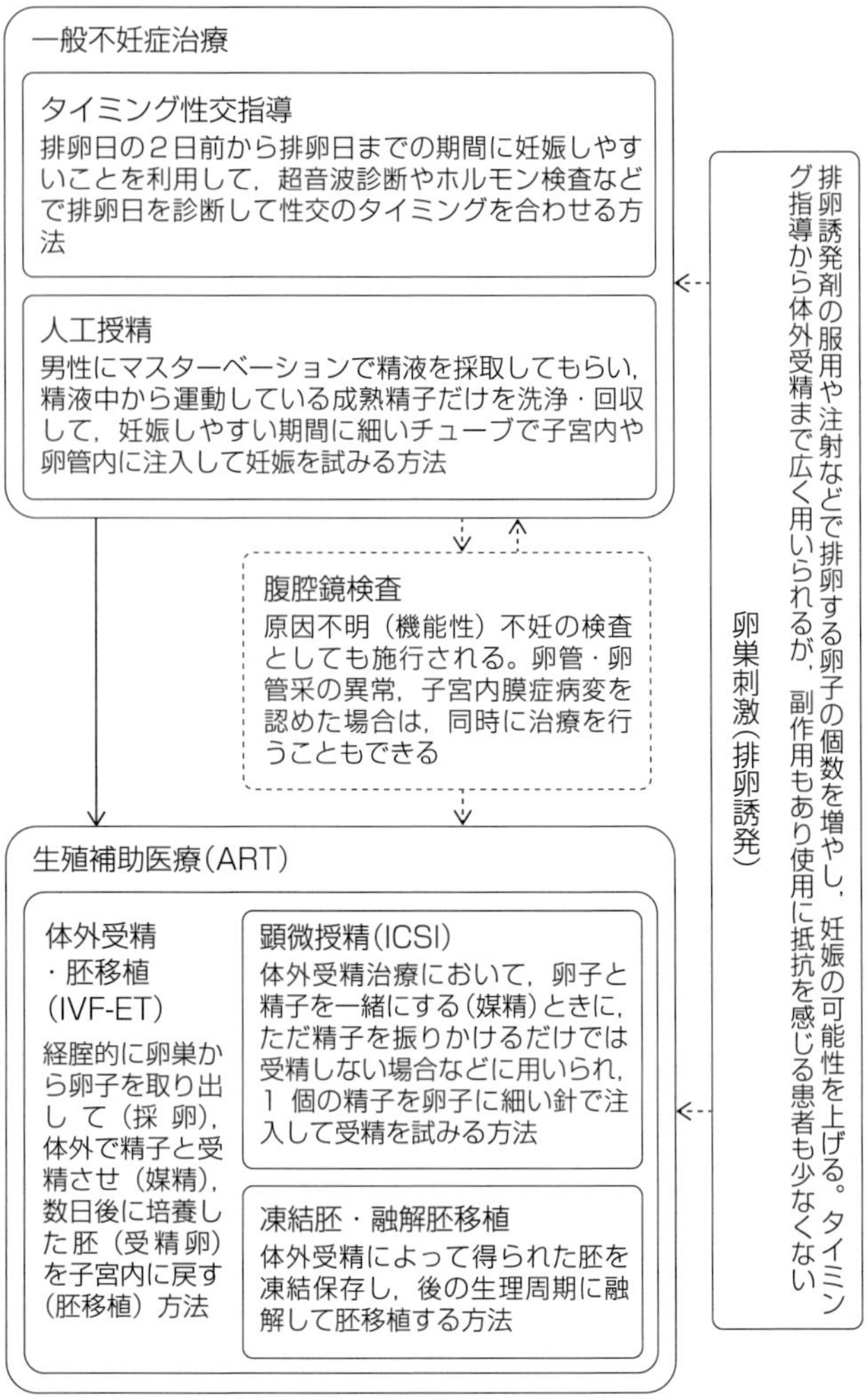
一般不妊症治療
タイミング性交指導
排卵日の２日前から排卵日までの期間に妊娠しやすいことを利用して，超音波診断やホルモン検査などで排卵日を診断して性交のタイミングを合わせる方法
人工授精
男性にマスターベーションで精液を採取してもらい，精液中から運動している成熟精子だけを洗浄・回収して，妊娠しやすい期間に細いチューブで子宮内や卵管内に注入して妊娠を試みる方法
腹腔鏡検査
原因不明（機能性）不妊の検査としても施行される。卵管・卵管采の異常，子宮内膜症病変を認めた場合は，同時に治療を行うこともできる
生殖補助医療（ART）
体外受精・胚移植（IVF-ET）
経腟的に卵巣から卵子を取り出して（採卵），体外で精子と受精させ（媒精），数日後に培養した胚（受精卵）を子宮内に戻す（胚移植）方法
顕微授精（ICSI）
体外受精治療において，卵子と精子を一緒にする（媒精）ときに，ただ精子を振りかけるだけでは受精しない場合などに用いられ，１個の精子を卵子に細い針で注入して受精を試みる方法
凍結胚・融解胚移植
体外受精によって得られた胚を凍結保存し，後の生理周期に融解して胚移植する方法
卵巣刺激（排卵誘発）
排卵誘発剤の服用や注射などで排卵する卵子の個数を増やし，妊娠の可能性を上げる。タイミング指導から体外受精まで広く用いられるが，副作用もあり使用に抵抗を感じる患者も少なくない
図１　代表的な不妊治療（生殖医療）技術

し、出生児に与える影響も各技術で慎重に考慮しなくてはなりません。代表的な不妊治療の種類については図１に示しましたが、いずれの方法もそれを利用するカップルの数は増えており、生まれてくる子どもの数も飛躍的に増えています。人工授精などの一般不妊症治療に関しては正確な統計はありませんが、体外受精などの生殖補助医療に関しては、実施医療機関が日本産科婦人科学会にすべての症例を出産まで追跡し報告することになっています。最新の報告では二〇一三年の統計として、年間四万人を超える赤ちゃんが誕生しており、全出生児に占める割合も二四人に一人となっています（図２：日本産科婦人科学会，二〇一五）。現在のわが国は、体外受精の実施件数も、出生児数も世界一の生殖医療大国なのです。

　このように不妊治療を受けることは以前よりも一般的になりましたが、それらを利用すれば必ず妊娠できるわけではありません。それは技術の未成熟というよりは、ヒトの生殖という現象そのものが持つ限界によるものといえます。どんなに技術が進歩してもすべてのカップルに子どもを誕生させることはできないため、当然不妊治療は不成功に終わることも少なくないの

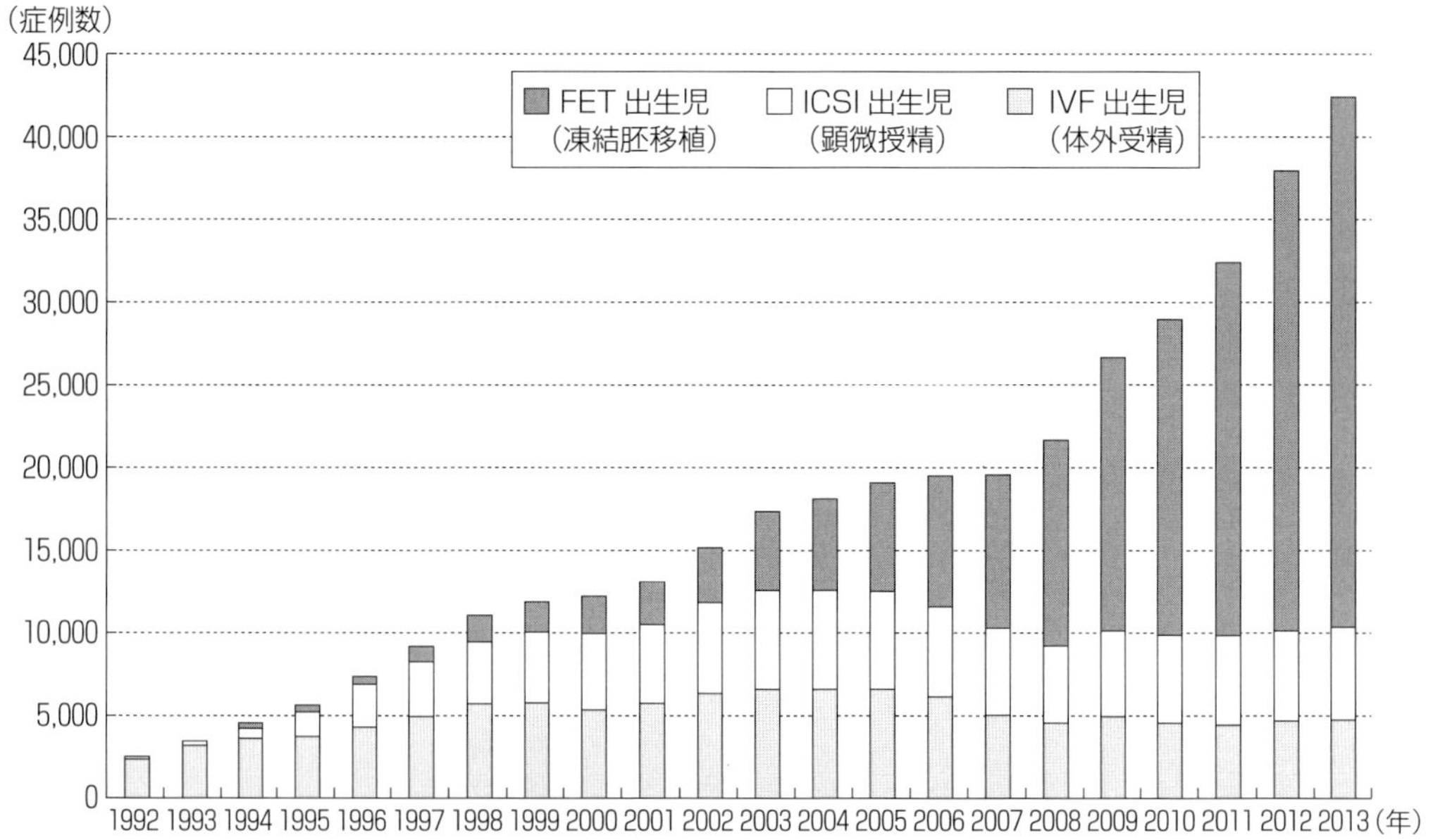

図２　生殖補助医療（ART）による年別出生児数

出所：日本産科婦人科学会，2015

ですが、報道などからは技術の進歩にばかり日が向けられ、あたかも「治療すれば妊娠が達成できる」かのような錯覚を社会にもたらしています。このことが実際の不妊治療現場では患者のショックをより大きくしている側面があることを知っておく必要があります。

2　生殖医療技術の進歩がもたらした親と子の出会い

一般的に親と子の出会いは、妊娠が発覚したとき、あるいはつわり（妊娠悪阻）や胎動などで妊娠を実感したときからはじまると考えられているでしょう。そうだとすると、妊娠が達成されていない不妊期間には、親子の出会いはまだないと考えてよいのでしょうか。そうではなく、不妊や不妊治療を体験するカップルは、すでに親子の出会いを経験していると筆者は考えています。これには、子どもを望んでいる人のこころの中にはすでに赤ちゃんがいる（レボヴィッシのいうところの「想像の赤ちゃん（imaginary baby）」ともいえるでしょう）という意味もありますが、もっと具体的な意味でも親子の出会いと別れを経験しています。

このことを理解していただくために、最近の生殖医療技術の進歩で象徴的な、受精卵の可視化ということから説明したいと思います。なかでも、母親への心理的な影響で考慮すべきこととして、一つは受精卵（胚）のグレード（格付け）の問題、そしてもう一つは受精卵のタイムラプス動画の出現というものをあげてみます。

近年、不妊治療における患者の自己決定・自己選択が重視されるようになり、そのために医療者からの情報提供の機会が増えました。特に生殖補助医療においては、単に卵子が採れたか、受精したか、子宮に受精卵を戻せたか、ということだけでなく、詳細な精子・卵子・受精卵の状況について伝えることで、患者に治療状況を納得してもらおうとするようになりました。現代の医療においてインフォームド・コンセントは当然と考える人が多いと思いますが、不妊治療においては、十分な説明のないまま医師の方針に黙って従うことが当然という悪しきパターナリズムがつい最近まで横行しており、患者に治療の説明をすることが特別なケアとして「不妊カウンセリング」と称されてきた歴史さえあるのです。

さて、昔から男性にとっては精液性状がWHOなどで定められている「基準値」との比較で説明されることが多く、基準値以下の要素があった場合に男性性や男性の自尊心を傷つけることがあるのは知られていました。実際には精液性状の数値そのものと妊孕性（妊娠させる力）が単純に相関するわけではないのですが、「精子が少ない・動きが悪い」などの説明は男性として人より劣っているという感情を与えることが多いのです。一方、女性についてはそれほど詳しい卵子や受精卵についての説明は一般的ではありませんでした。しかしながら前述のように患者の権利擁護意識の高まりや診断技術の進歩によって、より詳細な受精卵の情報を伝えることが可能となり、実施されるようになってきました。

このとき説明の中心となるのが受精卵のグレードと呼ばれる形態学的分類です。これは受精卵の発育を顕微鏡下で観察し、一定の基準で評価するもので、分割期胚（受精二日目もしくは三日目）、胚盤胞期（受精五日目以降）それぞれに世界的な基準があります（施設によっては独自の評価基準を持っていることもあります）。これは妊娠可能性の高い受精卵を判別するために医学的には重要な分類ですが、グレードが高いから必ず妊娠できるというものでもありません。そして何より重要なのが、赤ちゃんとして誕生した場合には、受精卵であった時期のグレードと、出生後の健康状態や障害とは関係がないということです。

しかしながら、患者には受精卵の状態は格付け情報とともに伝えられます。たとえば胚盤胞では分割の進み具合、内細胞塊（ICM）と呼ばれる胎児になる部分の細胞数、胎盤になる部分の細胞数、を数字とアルファベットで「3AB」のような形で表記します。数字は3以上、アルファベットはB以上が〝よい〟とされるため、患者は今回の体外受精においてどれだけよい胚盤胞ができたのか、どのような受精卵を胚移植するのかということに非常に敏感です。良いグレードの受精卵ができれば喜び、胚盤胞といってもグレードが低ければ戻しても（移植しても）うまくいかないだろうと期待を下げることになります。表記の仕方のせいもあるかもしれませんが、まるで「成績表」のように、自分の努力の評価として、受精卵のグレードをとらえてしまい、妊娠できない場合には自己評価を下げる要因となっているのです。

さらに問題となるのは、患者にとってはこの格付けが非常に印象に残るので、妊娠した場合でも、移植した受精卵のグレードがずっと気になる場合があるということです。「上の子（第一子）は5AAの子だったけど今度は3BCの子だから大丈夫かしら」と受精卵のグレードを出生児の優秀さと関連させて認識している母親に会ったこともあります。受精卵の出来に一喜一憂させられる不妊治療の影響が児の出生後にも続いてしまうとすれば、子どもに対する誤った先入観となってしまいかねず、注意が必要です。

従来から、体外受精の際に採卵された卵子や受精卵の写真を患者に渡す施設はありました。それはまぎれもなく患者にとっては赤ちゃんであり、名前を付けたり大切に肌身離さず持っている人もいます。そして移植した受精卵が着床しなかったときにはそれを大切に箱に入れ土に埋めたり、仏壇に供えたりすることで喪の作業を行う人も少なくありませんでした。そして、現在ではさらに進歩して、カメラが内蔵された培養器が開発され、受精卵の成長の様子をコマドリで撮影し、動画として患者に示すことができるようになりました。これはまだ機材が高価なためどの施設でも行っているわけではありませんが、コマドリ動画（タイムラプス動画）で見る受精卵の発育は、まさにいのちを感じさせ、それを見たカップルが〝わが子〟としての愛着を持つのは当然だとも思います。そうだとすると、治療不成功や流産などでそれが失われたときどう感じるでしょうか。これまでの写真の比ではなく、より実感を持った子どもの喪失として経験されることは容易に予想できるでしょう。受精卵の可視化は、親子の出会いを受精卵の段階にまで早めたといえるでしょう。しかし、その受精卵が生まれてくる赤ちゃんにまで成長する確率はそれほど高くないため、不妊患者は喪失体験を頻繁に経験するということでもあるのです。

3　不妊治療で親になった人への心理支援──不妊体験を大切な物語として意味づける

1　生殖物語の理解

心理支援において、生育歴や現病歴などの情報収集を行うときに、単なる羅列的な情報の総和として理解するのではなく、その人の総体を理解することが重要なのはいうまでもありません。周産期ケアにおいては、妊娠の経緯についても尋ねることになりますが、不妊歴についても、その期間や原因、治療方法などを単なる問診内容として訊いていくのではなく、「不妊の語り」に着目することが大切です。私たちには、親になる人生をどのように考えているかということについて、子どもの頃からはじまって大人になっても抱き続けている無意識の語りごとがあります。これを「生殖物語」と呼びます。

生殖物語は、子どものときから書きはじめられ、修正されながらも大人になるにつれ書き直されていきます。生殖物語が望んだように進行しないことが、不妊の精神的苦痛の大きな理由であるとジャフェ（Jaffe, J.）は言っています（ジャフェ、二〇〇五／二〇〇七）。私は面接で「ほんとうはどうなるはずだったのですか？」と尋ねることがありますが、この質問はその人の生殖物語がもともとどのようなものであったのか、そしてそれが進行しないことについてどのように感じ、対処してきたのかということを語ってもらうために有効です。

しかしながら、多くの不妊経験のある妊婦は自身の不妊体験を語りたがりません。この「語れない」というありようを考えることは大切です。不妊治療中には、妊娠すれば不妊の苦しさは報われると考えている不妊患者がほとんどでしょう。しかし、実際に妊娠した不妊患者がそのまま不妊であった自分を肯定できるかというと、それほど単純ではないようです。

彼女たちにとって不妊だったことは「忘れたい過去」として語られず、なるべく考えないようにするという意識が働きがちです。その一例としてわかりやすいのが、不妊患者の予後追跡調査の難しさです。妊娠した不妊治療施設から出産後の元患者に対して追跡調査を行おうと連絡すると、「せっかく妊娠して不妊のことを忘れたいのに施設から連絡があると不妊の辛さを思い出してしまう」とのクレームが少なからず届くのです。もちろん出産後に子どもの写真を送ってきたり医師に感謝の意を伝えようと子ども連れで訪問される方もいらっしゃいますが、たとえ妊娠を援助した施設であっても、元不妊患者にとっては「忘れたい過去」を思い出させる存在として認識されていることが多いのです。

このことは、妊娠が達成されたからといって不妊体験が肯定的な意味づけをされていないということの証左でもあるでしょう。

このように考えると、不妊後妊婦が自らの不妊体験を語ることが困難であるということも理解できるでしょう。しかしながら、不妊体験や不妊治療体験が「忘れたい過去」であり続ける限り、生殖物語は分断され、また生まれてくる子どもを授かった自分の努力を肯定的に受容することが困難になることで、親子関係に影響することも考えられます。不妊体験の意味づけは、妊娠した場合であっても非常に重要であり、そのために生殖物語の語りを聴くということが心理支援として重要であることがおわかりいただけると思います。

2　内在化された偏見にともに取り組む姿勢

ほとんどの不妊当事者は、「不妊の人の気持ちは、経験した人にしかわからない」と言います。もちろん心理支援の専門家は、対象と同じ経験をしていなければ援助できないということはありませんし、そのことを対象者に伝え信頼関係を作ることが求められます。「わからないからこそ、わかりたいので話を聴かせてもらいたい」という態度が必要であることはいうまでもありません。しかし実際にはそのように接しても援助関係がうまくいかなくなることもよく見られるようです。

どうして不妊経験妊婦が「あなたにはわからない」という態度をとるのでしょうか。彼女たちは本当に理解されず苦しんできた体験を積み重ねてきているのです。しかもそれは自分を取り囲む、子どもを生み育てることに高い社会的価値を付与し、かつそれが自然で望ましいとされる「一般社会」からの無理解や偏見による苦痛です。普通の人が努力しなくても達成でき、しかもそれが推奨される社会において、子どもがいない人は社会的に望ましくない状態にいるとみなされてしまいますし、自身もそのように意味づけます。不妊患者からよく語られる「私は子どもを生み育てていないから、社会に貢献していない、価値がない」という言葉はその象徴でしょう。そして大事なことは、不妊当事者からすれば援助者も子どものいる世界の住人とみなされているということです。ですから、浅薄な同情や慰めを彼女たちはすぐ見抜き、子どものいる世界の住人からの「上から目線」として忌避されます。

このようなとき、不妊体験者自身の内在化された偏見にアプローチすることが有効な場合があります。社会の偏見を不妊体験者自身が内在化していることにより、外からたとえば「子どもがいなくても幸せな人生は送れる」とか「多様な生き方があるのだから不妊を否定的にとらえる必要はない」と言われても、内在化された偏見がそれを否定し、受け入れません。そのことは援助者からは不妊患者特有のかたくなさととらえられ、援助関係の形成維持が困難となる一因となります。この内在化された偏見に体験者自身が気づき、それに援助者とともに取り組むような関係性、つまり援助者が不妊体験者に向かって援助するのではなく、援助者と不妊体験者が一緒に内在化された偏見に向かって同じ方向を見るような関係性ができると、不妊体験のとらえ直しや肯定的意味づけにつながり、さらには不妊体験を経た母親としての自分を肯定しやすくなるのではないでしょうか。

4　周産期で出会う不妊治療経験のある妊婦の理解のために

これまで述べてきたように、不妊治療で妊娠したということは、それまでに無数の出会いと喪失を繰り返し経験し、疲れ切っている状態であるということをまず理解する必要があります。あまりにも困難だった妊娠という目標を達成するために莫大な労力を必要とした彼女たちに、不妊治療中に達成できる保証のない「妊娠の後」のことなど考える余裕はなかったのです。このことは周産期だけでなく不妊治療の現場でも「妊娠が喜べない患者」として現れます。妊娠できない事実を毎月の生理周期で突きつけられてきた不妊患者が、いざ妊娠できたときにそれを信じられず、ぬか喜びに終わってしまうのではないかという恐怖から（そしてそれは実際に流産に終わることも少なからずあるという現実的な不安でもあるため）妊娠が喜べないということは珍しくありません。しかし医療者は望んでいた妊娠を達成できた患者が喜ばないことを不可解に思い、患者に対して「母親になれたのだからもっと喜んであげないとおなかの赤ちゃんにかわいそうよ」などと言ってしまいがちです。そうすると患者は喜べない自分を責め、ますますつらくなってしまいます。

不妊治療施設を〝卒業〟して産科施設に転院しても、「不妊患者」から「普通の妊婦」への移行は容易ではありません。妊娠を強く願っていたからこそ、良い母親にならなくてはならないと自分に対して厳しい見方をしてしまいがちです。不妊であったときには、子どものいる世界はあこがれの対象として存在すると同時に、自分たち不妊当事者にとっては非常に埋解のない、自分たちを傷つける世界でもあります。このような周囲の世界に対するアンビヴァレントな感情を持っていた場合、自分が妊婦になるということは、ずっとあこがれ続けた社会の一員になれる喜びと同時に、それまで自分を傷つけてきた世界との同一化も強いられることになり、その意味でも移行は容易ではないでしょう。

周産期医療で不妊経験のある女性とかかわる際には、これまでの不妊の傷つきを癒す期間としての妊娠期間でもあるという理解のもと、不妊経験も含めたこれまでの自分の努力を認め、新しい母親としてのアイデンティティに移行する懸命な努力の中で生じるさまざまな訴えを受けとめ、生まれてくる赤ちゃんとの出会いを支える支援をしていただきたいと願っています。

文献

日本産科婦人科学会　二〇一五　平成二六年度倫理委員会・登録・調査小委員会報告（二〇一三年分の体外受精・胚移植等の臨床実施成績および二〇一五年七月における登録施設名）。日産婦誌、第六七号、二〇七七-二一二二頁

高橋克彦・平山史朗（監修）小倉智子（訳）ジャネット・Jほか　二〇〇五／二〇〇七　子守唄が唄いたくて――不妊を理解して対処するために　バベルプレス、五〇-七七頁

ひらやま　しろう
東京ＨＡＲＴクリニック臨床心理士・生殖心理カウンセラー。

3　妊娠中の不安

村木紘子

1　妊娠期のこころへの関心

1　妊娠・出産をめぐる不安

妊娠・出産という体験は、女性にとっても、またその家族にとっても、人生の中の大きなライフイベントの一つといえます。妊娠がわかったとき、多くの人が、喜びとともに新たな門出を受け入れ、赤ちゃんとの生活を心待ちにして過ごす一方で、思いがけない妊娠に戸惑うことや、様々な事情によってこころから喜べない妊娠、出産があることも事実です。また、望んでいた妊娠であったとしても、その後の妊娠経過の中で、元気で健康な子が生まれてくるだろうか、無事に出産ができるだろうか、親としてちゃんとやっていけるだろうかなど心配や戸惑い、不安や恐怖が、こころの中で生じることも少なくありません。

妊娠、出産という営みは、自然なプロセスであるものの、つわりの出現やホルモンバランスの変動、家族関係やライフスタイルの変化など、様々な側面で危機を経験しやすい時期でもあります。妊娠中の女性から聞かれる不安や訴えには、①母児それぞれの経過や健康状態に関する身体的な側面、②経済面や育児支援などの社会的な側面、③家族関係や母親役割への葛藤といった心理的側面の主に大きく三つの側面があるといえます。

これまで筆者がかかわった妊娠期の相談内容を振り返ってみても、切迫早産や帝王切開など妊娠経過や出産様式にかかわること、精神疾患や基礎疾患など合併妊娠に関する問題、赤ちゃんの発育やリスクにかかわる不安、入籍をめぐる問題や経済面に関すること、家族や周囲のサポートの問題、育児と仕事との両立やライフスタイルの変化に関する悩み、そして、家族との関係性、母親役割やアイデンティティに関する内容などがあげられます。当然ながら、相談内容は一つの側面ばかりではなく、それぞれの問題が相互にかかわりあって事態をより複雑にさせているものも多くあります。

これまで、妊娠期の不安定さについては、たとえば、妊娠初期にはつわりであったり、中期以降は切迫早産、妊娠高血圧症候群の問題であったりと、身体的な側面と関連していることが多く、また、実際に出産を終えることで、問題の症状や訴えが急速に軽快したり、消失したりすることも多いために、妊娠中の不安定さに対する理解や支援は、あまり詳しく扱われてこなかったように思います。時には、一過性の症状として、出産を終えるまで耐えるほかないかのようにとらえられていることもあります。したがって、周産期の心理的支援といった場合、これまでその対象となるのは、妊娠期の女性よりも、問題がより顕在化しやすい産褥期や育児期であり、出産以降の母親の心理状態へ関心が向けられてきたように思います。

2　妊娠期からのケアや支援の必要

精神医学の領域においても、周産期は、マタニティブルーズや産後うつに代表されるように、メンタルヘルスのリスクが高まる時期であるとされ、その関心は主に産後の病態や症状の早期発見・支援に集中していました。しかしながら、近年では、妊娠中のうつ病の有病率が一〇～一七％であること、不安障害の有病率も一〇％前後あることが報告されており（Benrett et al., 2004）、産後のうつ病の割合（一〇～二〇％）と大きな差がないことが示されてきています（Miller, 2002）。また、最近では、子どもの情緒的、行動学的な結果に与える影響として、妊娠期からの女性の心理状態との関連が大きいことも明らかになりつつあります（親と子に関するAvon縦断的研究：ALSPAC）。

周産期に関する研究調査の動向をみると、最近は、妊娠期のメンタルヘルスや妊娠中の女性に対するケアや支援について関心が集まってきていることがわかります。臨床現場においても、ここ数年は、不妊治療や出生前診断、胎児診断をめぐる問題が大きく注目されてきており、妊娠に悩む女性や妊娠中にリスクを抱えた家族への心理的ケアやサポートの必要性が求められているといえます。

2　忘れることのない妊娠期

筆者が勤務する病院は、地域周産期母子医療センターを有する地域の中核総合病院であり、医学的なリスクが高い親子については、特殊・先進医療が可能な専門的医療機関へ、母体あるいは新生児搬送が行われます。そのため、筆者が出会う周産期の親子は、医学的なリスクに関していえば、比較的軽度といえる場合がほとんどです。

そのような現場で、出産後一人ひとりの女性と出会って声をかけていくと、多くの方が、「ちゃんと産めるか最後まで不安だった」「やっと解放された気分」「妊娠中の方が孤独できつかった」など、出産後の安堵感とともに、妊娠中の不安やつらさにも触れながら話をしてくれます。たとえば、重度のつわりや切迫早産のために入退院をくり返し、やっとの思いで出産当日を迎えた女性、妊娠後期に入って児の成長がなかなか進まず、帝王切開術と児のNICU（新生児集中治療室）入院を余儀なくされた女性、不妊治療の末にわが子を授かり、流産になる不安を抱えながらも無事に対面を果たした女性などは、産後の喜び以上に、出産に至るまでの経過や状況を妊娠中表出できなかったつらさとともに語られました。また、ある女性は、妊娠中の状態を「先の見えないジェットコースターに乗っていた気分」と大変印象深い表現を残してくれました。赤ちゃんと一緒に穏やかに過ごされていた女性においても、「無事に生まれたからいえるけど、本当は出生前診断を受けるべきかどうか、ずっと悩んでいた」と妊娠中の葛藤を打ち明けるかのように話される方もいました。多くの女性たちにとって、妊娠中の不安や出産時の傷つきは、その後、何年経っても忘れることのない大きな体験として残っていくものだといえます。

3　リスクがわかったとき――切迫早産による入院

1　リスクと向き合う

妊娠中は、妊娠経過や出産が予定どおりに順調に進んでいった場合には、それほど大きな不安や葛藤を自覚することなく、あっという間の期間として過ぎていくかもしれません。しかし、おなかの子の発育がなかなか進まなかったり、思いがけず何らかの疾患があることがわかったり、あるいは母体の問題で突然の長期入院が必要になったりした場合、自分の意志や努力だけではコントロールができないのだということを、身をもって知るときでもあります。実際、いつも通りに何事もなく済むと思って妊婦健診を受けにきた女性が、診察時に医師から切迫早産であることを告げられ、そのまま出産まで入院になるということは、珍しいことではありません。

しかし、特別な構えがなかった女性にとっては、おなかの赤ちゃんのいのちや母体の危機に、初めて直面するような事態でもあるでしょう。また、出産前後の準備品を十分に整えられないままにわが子を迎えたことに後悔や自責感を抱える方もいます。兄姉といった上に子どもがいる場合には、残された家族は、初めて母親が長期不在となる生活を送らざるをえなくなり、本人にとっても、家族にとっても、「母親がいない中で、普段どおりの生活が送れるだろうか」と、家族の危機を経験することになるでしょう。

2　病院での入院生活

一般に、病院での入院生活は、それまでの日常生活を一旦離れ、治療や安静を目的としながら、新たな環境に適応していくことになります。個人差が大きいものの、環境に慣れるまでには、大抵の場合、数日～数週間を要します。妊娠中の女性にとっては、思い描いていた「普通」の妊娠生活や順調な出産イメージが突然に断たれるような事態でもあります。過去に入院経験のある方であっても、いざ入院が確定すると「今回もまた頑張りきれなかった。何もリスクなく順調に過ごせる妊婦さんが羨ましい」と自責的になることさえあります。実際の入院後には、「早く家に帰りたい」「家族と一緒に過ごしたい」思いを抑えながら、自分ではどうすることもできない状況に対して、「赤ちゃんのためなのだから」「何かあったときには病院にいる方が安心なのだから」など、その必要性を繰り返し言い聞かせながら入院生活を過ごされている方が多くいます。

切迫早産のため管理入院となった女性らと話をしていく中で、入院後一カ月程を経過した頃になると、当初、動揺が大きかった女性も「赤ちゃんと一緒に頑張るしかない」と心境に変化がみられるようになったり、「最初は家族が心配だったけど、意外と家族同士で助け合いながらやっていた」「上の子がたくましくなった、夫も頼もしく思えた」など、入院を機に家族の成長や絆をより強く実感することもあります。

その一方、家族や周囲のソーシャルサポートが乏しい場合には、それまでの家族への不満や関係性の葛藤が前面に現れてくることもあります。この時期は、普段は理性で保てていた不安や葛藤、こころの片隅で意識化されなかったネガティブな感情が一気に噴出し、整理できずに抱えきれなくなってしまうことも少なくありません。つらさや不安な気持ちが表にあふれて抱えきれなくなったとき、臨床心理士は他の職種と連携をしながら、具体的な思いをうかがったり、気持ちを一緒に整理したり、時には家族同席での面接を設定して関係調整を行うなど、少しずつ出産に向き合えるようサポートをしていきます。

ここでは、妊娠中から切迫早産による入院生活となり、心理的な介入を行った事例について紹介し、妊娠中のこころと心理的なサポートを行ううえで大切な視点について考えていきたいと思います。なお、事例については、倫理的な配慮として、個人が特定されないように一部修正をしてあります。

4　「誰でもできること」ができない傷つき

事例1　Aさん

Aさんは、三〇代の初産婦で医療関係者でした。妊娠二八週頃より切迫早産のリスクが高まり、筆者が勤務する病院へ入院管理となりましたが、入院後まもなくして、腹部の緊満症状がさらに顕著となったため、緊急対応が可能な三次病院へ母体搬送となりました。しかし、搬送先の病院でＮＩＣＵ病棟の満床時期と重なり、そこから再び他院へ搬送となってしまいました。二カ所目の搬送先の病院で一カ月間程入院した後、切迫症状が徐々に落ち着いてきたため、三二週を過ぎたところで本人希望によって再び筆者のいる病院へと戻ってくることになりました。再入院した当日、Aさんは終日、涙もろさや不眠、便秘などの身体不調の訴えを繰り返したため、心配した主治医、助産師から臨床心理士へ介入の依頼が入りました。

Aさんは面接室へ移るなり、「三二週まで迎えられるとは思わなかった」と落涙され、「最初は普通の診察ですぐに帰るつもりだったのに……」と再入院に至るまでの経緯を丁寧に話されました。言葉につまりながら「職場の誰もが普通にやってきていたから、自分も当然できると思っていた」と語られ、通常の妊婦健診と思って通院した日に突如、早産児のリスクを告げられ、気持ちの整理がつかないままに緊急入院となったこと、搬送先では、張り止め薬の効きの不十分さに加えて便秘症状も重なり、「気持ち悪さと不安で、医療者なのにパニックになってしまった」「入院中は気持ちが変でいつもと違う自分だった」と振り返られました。

思い描いていた妊娠生活の順調なイメージが突然に断たれ、二度の搬送を経験する中で、Aさんは、「とにかくずっと、今生まれちゃったらどうしようって、そのことばかりだった」と、極度の緊張状態の中で身もこころも休まらない日々を過ごされてきたことがよくわかりました。また、「自分は何が悪かったのだろうってずっと考えていた」「また悪くなるかもしれないから、良いイメージをもたないようにしている」「油断しちゃダメだと思って」とも話され、過度に自責的となり、予期的な不安も強い様子でした。

筆者は、ここまでの長い道のりをしっかりと労い、新たに週数を超えるごとにその喜びを共有し、Aさんの中で生じる様々な思いを当然なものとして伝え返しながら面接を続けました。その後、Aさんは、おなかの児の発育が順調に進むにつれて精神的にも少しずつ落ち着きを取り戻し、「赤ちゃんが元気でいてくれることが一番の安心」と語り、夜間の眠りも自然ととれるようになっていきました。妊娠三七週を迎えたところで一時退院となり、その後は、外来で声をかけ続けながら、妊娠三九週時に、無事元気な男の子を出産しました。

産後、Aさんの部屋を訪れると、Aさんは、赤ちゃんを抱きながら、妊娠中には見られなかった穏やかで柔らかな笑顔をみせて、「結局三九週まできたときは、この子は私にフルコースで全部の経験をさせようとしているのではないかと思った」「でも最後は、ちゃんと自分で出てきてくれたね」と児を見て話され、産後の親子の時間をゆったりと過ごされました。退院後、一カ月健診では母子共に元気な姿を見せられ、心理面接も終了となりました。

赤ちゃんを妊娠しているとき、女性は、周囲から喜びや祝福の声をかけられ、元気で健康な赤ちゃんを無事に出産することが、まるで当然であるかのような期待をかけられることがあります。そうした祝福ムードに包まれた中で、ネガティブな思いを表出することは、周囲を困惑させたり、弱さや母親失格のレッテルを貼られてしまったりする可能性もあり、女性にとっては大変勇気のいることでしょう。「妊娠は病気ではないのだから」「皆がやれていることだから」「元気に生まれるのが当たり前」「母親になるのだから強くあるべき」など暗黙裡のメッセージが、実際に女性が感じる戸惑いや心配、不安といった思いを表出しづらくさせていることもあるように思います。

「通常の」妊娠・出産からその道筋がそれてしまったとき、女性にとって、大きなこころの傷つきになったり、女性としての自信を低下させたりすることにもなります。Aさんに関しても、緊急入院となったことで、仕事を急遽休職する罪悪感や自責感、「医療者なのに」といった専門職ゆえの不甲斐なさも抱え、自己評価を下げる結果となっていました。妊娠、出産に伴う不安は、本来は誰でも感じるものですが、「専門職だから」「経産婦だから」といった周囲の先入観や無自覚にあるとらえ方が、女性の傷つきにつながることもあります。

5　精神疾患既往のある女性の傷つき

事例2　Bさん

Bさんは、精神疾患の既往があることが理由で、妊娠一五週に他院から精神科を有する当院へ紹介受診となった三〇代前半の初産の女性でした。妊娠経過では、中期頃から頸管長の短縮が認められ、三二週時に切迫早産として産科病棟へ入院管理となりました。入院五日目を過ごした頃から、涙もろさや不安感が強まり、本人からの面接希望もあったことで、臨床心理士の介入となりました。

Bさんに会ってみると、大変物腰の柔らかな方でしたが、Bさん自身は、「もともと人とのコミュニケーションがうまくなくて、精神科受診をしていたんです」と自らを語り、対人面での悩みについて、「入院中に育児書を見ているうちに、自分は〝サイレントベビー〟だったのかもしれないって。だから人とのやりとりに緊張するのかなと思って」と自身の性格を、実母の育児スタイルとの影響と関連づけて考えていました。

Bさんの話では、実母は抱き癖がつくことを懸念し「おむつと授乳以外は、抱っこやあやしを一切しない」という育児スタイルを徹底してきたといいます。Bさんは、物心ついた頃から人見知りが強く、他人とのやりとりに緊張や不安を感じ、対人場面では常に自信がもてないままに過ごしました。成人後は、職場の人間関係が原因で体調を崩し、そこで初めて精神科受診に至りました。精神科既往に関して、Bさんは、二〇歳頃、陽性症状はまったくなかったものの、「統合失調症」の診断がつき、数年間、外来加療を続けましたが、その後、他の精神科クリニックへ転院すると、「統合失調症」の可能性は否定され、「適応障害」の診断となり、妊娠が判明する五年前には治療は終了していました。

Bさんは、精神科既往のあることを気にされ、「精神科通院や前の病名を話した途端に、スタッフ全員の態度が変わって『うちじゃみられないから、他で出産できるところを探して』と勧められた」「前の職場では病名が原因で退職になった。結局、精神科受診の話をすると、周りが反対に不安になってしまう」と語り、周囲から受ける対応の違いや変化に深く傷ついていました。そして、「こんな自分がちゃんと出産できるのか」「私が母親になれるかって不安で仕方ない」と漠然とした不安を繰り返し語り、出産や母親になることに対して自信がもてない状態でした。筆者は、Bさんの既往歴に伴う理不尽な思いや傷つき、出産や親になることへの不安を傾聴し、ごく自然なこととして支持をしました。

入院中は、定期的な訪室を続けて、Bさんの生育歴や性格傾向、対人面での特徴を整理しながら、ただし、Bさんの内面を掘りさげるような作業はせず、あくまで支持的なケアに努めました。面接中のBさんは、受け答えはきちんとされ、人とのやりとりが苦手というものの、夫や友人らのサポートも厚く、他者とのつながりを大事にされる方でした。Bさんからは、「まだまだ苦手なタイプの人もいて、些細なことで不安になるけど、これが自分なんだと思う」と少しずつ自らを認めた発言が増え、その後は、切迫症状の安定に伴って、自然と自身の育ちをめぐる葛藤も落ち着いていきました。Bさん自身も、「入院してから、なぜか急に不安になって、それまで気になっていたことが急に吹き出てきた」「今は落ち着いているのがよくわかる」と話され、筆者の定期的な訪室も、徐々に顔を見ては体調を確認するだけのことも多くなっていきました。

その後は、妊娠三六週を迎えたところで一時退院となり、三九週で無事に元気な男児を出産しました。産後、Bさんは赤ちゃんとしっかりと向き合って育児をこなし、「思ったより、私結構やれているなって思う」「ちょっと自信になっている」と嬉しそうに話されて予定どおりに退院となりました。

妊娠中のBさんは、育児書を熱心に読む中で、サイレントベビーの存在を知り、自分自身の育ちと重ね合わせ、実母との関係性の葛藤や子育てへの不安が喚起されたように思います。母となる準備をしていく中で、まだ見ぬわが子や将来の子育てに想いをめぐらせるとき、自分自身はどのように育てられたのか、どんな日々を過ごして今の自分を形づくってきたのか、自分自身の起源やこれまでの経緯がふとよみがえってくることもあるでしょう。Bさんとのかかわりでは、実母との葛藤や対人面でのコンプレックスを深く取り扱ったわけではありませんが、抱えきれずに一旦あふれてしまった不安感を、再び自分の中に収めていけるよう面接の中で支えていきました。Bさんが自身の葛藤や不安を理解する過程は、自分を見つめ直すような作業でもあり、新たに母親としてのアイデンティティを獲得していくうえで大切なプロセスであったといえます。

近年、精神疾患合併妊娠の女性への支援が注目されていますが、周産期という守りの薄い時期には、誰もが不安を喚起されやすく、特におなかの赤ちゃんや母体に何らかのリスクがわかったときには、自然反応として抑うつ状態に陥りやすいこともあります。産科でのケアを考えるとき、Bさんが「病名を伝えた途端に、対応が変わる」と言ったように、リスク要因を回避・排除するような問題解決思考のアプローチでは、はからずも周産期の女性のこころを傷つけてしまうことになるように思います。既往歴や服薬管理の確認、精神状態に十分に注意を向けて、それらに配慮した対応をすることは重要ですが、周産期における支援の前提として、精神疾患の有無にかかわらず、すべての女性が、温かな守りの中で幾重にもわたるサポートによって、周産期を支えられる必要があるといえるのではないでしょうか。

6　前回の出産時の傷つき

出産経験がある女性の場合、周囲もつい「経験があるから大丈夫」などととらえやすく、初産時に比べてサポートの手が少なくなることがあります。しかしながら、出産経験があっても、誰もが二人目以降の妊娠出産や子育ては初めてであり、妊娠経過が前回と異なったり、子どもの気質や成長段階が違ったりするたびに、戸惑ったり不安も生じたりもするでしょう。かえって、「経験があるから大丈夫」ということばがプレッシャーとなり、相談しづらい状況になることもあります。

特に、前回の妊娠・出産に対して傷つきを抱えている場合、予定日が近づく妊娠後期頃より「またうまくいかなかったら……」と出産時の恐怖や不安がよみがえるなど、過去の妊娠、出産体験が尾を引く場合があります。「本当は下から産みたかったのに帝王切開になってしまった」「途中から吸引分娩になって、最後まで頑張れなかった」など分娩様式に対する失敗感や時には陣痛促進剤を使用したことに対して自責感をもつ女性もいます。本来は誰にでも起こりうる出産のリスクですが、想定外の事態が起こったとき、「どうして自分の身に起きたのか」と原因追究に陥ってしまうなど、こころにしこりを残しやすいといえます。

周産期の傷つきや失敗感が修正されないままの場合、産後の肥立ちやその後の子育てに影響を与えたり、二回目以降の妊娠に思いがけず影を落とすこともあります。そうした女性とかかわるとき、まず、本人の出産に対する想いにひたすら耳を傾け、感じたままを共有しながら、そうした気持ちが当たり前であることを繰り返し伝えて支えていくことで、少しずつ癒されていくように思います。たとえ帝王切開術や医療処置を必要とする出産であっても、すべての女性がそれぞれ、「これが自分にとってのよい出産」と思えるよう、「からだ」と「こころ」の両面から「産むこと」をしっかりと支えることが必要なように思います。

7　妊娠中のこころのケア

1　妊娠期という特別な時期

Aさんが「いつもと違う自分だった」と語ったように、妊娠期はまさに「自分が自分でないような」体験をする時期といえます。待望の妊娠であっても思いがけない妊娠であっても、赤ちゃんという自分とは別の存在をおなかの中に抱えながら、様々な変化にこころとからだを合わせていく過程は、生涯の中でも特殊な時期でしょう。妊娠経過や出産状況にまったく同じ場合がないように、こころとからだを適応させていくペースも一人ひとり違うものであって当然といえます。

事例の中のAさんは、当初、思い描いていた妊娠生活のイメージが断たれ、「誰もができていた」通常どおりの妊娠生活が送れなくなった自分に自信を失い、自己評価を下げる結果となっていました。Bさんは、精神科既往歴への形式的な対応に傷つき、母になることに漠然とした不安を抱えて自分が揺らぐような体験をされたように思います。

2　赤ちゃんとのあたたかな出会いを果たすために

周産期という誰もが傷つきやすく脆い時期に、妊娠期をどのように過ごしたか、どのように周囲に守られてどんな気持ちで過ごすことができたかということは、その後の赤ちゃんとの出会いや子育てにもつながっていくものでしょう。事例の中の女性のように、妊娠期には、思いどおりにいかない事態や先が見えない状況に、ネガティブな気持ちや考えが溢れ出てくることも少なくありません。そうしたとき、本人の話を肯定も否定もせずにありのままに認めて一緒に抱えることで、少しずつその揺れを自分のものとしておさめていくことができるのだと思います。精神医学的な症状が顕著であったり、個人の中の未解決の心理的な問題や葛藤が強かったりする場合には、心理療法などのより専門的なケアが必要になることもありますが、周産期における心理的サポートは、それぞれの個別性を大事にしながらも、症状や状況の程度にかかわらず、すべての親子にあたたかいケアが必要であるという前提にあります。

また、心理的なケアというのは、心理士のみが独自に行うものでもなく、医学管理を行う産科医師や看護にあたる助産師、看護師、院内外の調整役を担うケースワーカーなど他の職種であっても、相手の「こころ」に想いをめぐらせてそれぞれのケアを行うとき、それは等しくこころのケアだといえるでしょう。妊娠期のこころの特殊性に理解を示しながら、女性とおなかの中の赤ちゃんを、周りから何層にもわたる器のように包み込んで支えていく中で、女性は妊娠、出産という怒涛の時期を乗り越えて、赤ちゃんとのあたたかなよい出会いを果たしていけるのだと思います。

文献

ALSPAC (Avon Longitudinal Study of Parents and Children) (http://www.bristol.ac.uk/alspac/)

Bennett, H. A., Einarson, A., & Taddio, A. et al. 2004 Prevalence of depression during pregnancy: Systematic review. *Obstet. Gynecol.*, **103**, 698-709.

Miller, L. J. 2002 Postpartum depression. *JAMA* **287**, 762-765.

むらき　ひろこ
磐田市立総合病院臨床心理士。

4 胎児診断ということ

井上佳世

1 出生前診断について

母親の胎内にいるときに胎児の状態を調べることができます。一般的には出生前診断、出生前検査といわれています。日本産婦人科学会は、「出生前に行われる遺伝学的検査および診断に関する見解」（二〇一三年六月）の中で、出生前検査・診断の目的を「妊娠中に胎児が何らかの疾患に罹患していると思われる場合に、その正確な病体を知る目的で検査を実施し、診断を行うこと」としています。その検査方法は、確定診断（羊水検査、絨毛検査、臍帯血検査などによって採取される胎児・胎盤由来細胞から、染色体の診断や、DNA・RNAなどを抽出して診断する方法[*1]）と、非確定的診断（母体血清マーカーや超音波検査の一部で確率が検出される方法[*2]）があります。

かつて、子は授かりものであり、無事に生まれてくるかどうか、五体満足かどうかは妊娠中にはわかりませんでした。しかし、現代医科学は進歩し、先天性疾患[*3]の原因は、遺伝子レベルまで研究が進み、徐々に解明されるようになりました。これによって、先天性疾患のほとんどが、生殖細胞系列で偶然起こっている遺伝情報の変異により生じていることがわかっています。また、妊娠中の胎児の状況は、進歩し続けている超音波診断装置によって詳細に目で確認することができるようになりました。これらの出生前診断の進歩によって、私たちは、生まれる前の胎児の情報をより詳細に得ることが可能になったのです。

私は、現在、胎児診断専門の医療機関で臨床心理士、認定遺伝カウンセラーとして勤務しています。出生前診断には様々な課題があります。歴史的背景、生命倫理、胎児や女性の権利、経済効果、法制度、時代とともに進歩し続けている分子遺伝学的研究のあり方などです。これらについては、様々な分野で論議されていますので、関連書籍や文献、ガイドラインを参照していただきたいと思います。

ここでは、胎児の診断（以下、胎児診断）を受けに来られるご両親の心理的変容を辿り、胎児診断が親と子に与える影響とその心理社会的支援について考えていきます。

2　胎児診断との出会い

はじめてこの現場にかかわったのは約一五年前になります。当時勤務していた総合病院の産科で、心理士として二人の母親と出会いました。一人は胎児診断で、口唇・口蓋裂がみつかりました。口唇・口蓋裂は、出生後に手術を受けることで治療が可能です。出生前から母親は、その治療法について形成外科医の説明を受けにいき、産科で継続的に胎児の発育をみていく中で、少しずつわが子を迎え入れる準備ができていきました。出生後わが子と初めて会った母親は「可愛い」とにっこりされ、子を授かったことを喜んでいました。

もう一人の母親は、妊娠初期に胎児の重篤な心疾患が判明しました。お子さんと、ご主人、ご主人のご両親と同居されていました。母親自身は胎児のことをなかなか決断できない中で、周囲の人たちから今回の妊娠をあきらめることを勧められ、人工死産を決断されました。数日後、体調不良を訴えて一人で来院されました。主治医の計らいで一泊入院することになった病室に伺うと、母親は涙を流し続けており、私は、ただ黙ったまま一緒に時間を過ごしていました。しばらくしてから「家では家事や子育て、夫や両親がいる中で涙を流すことも、赤ちゃんのことを考える時間もなかった」とぽつりと語りました。

この二人の母親との出会いは、次の二つの課題について考えるきっかけとなりました。一つは、人工死産を経験された人への心理社会的な支援のあり方です。人工死産を決断することは苦悩の中での選択となります。胎児診断が今後発展し続ける中で、人工死産をめぐる問題はとても重要です。法律的・倫理的な問題もありますが、女性として、母親としてこの経験がその後の人生にどのような影響を与えるかは明らかになっていません。日本には、胎児を喪うことについて、表出できない環境、風潮がみられます。胎児を喪うことはとても辛い経験ですが、当時その重みを一緒に考えていく場がほとんどない状況にありました。現在は、流産や、死産・人工死産などについてのコミュニティがインターネット上に立ち上げられるなど、自分の思いを語る場が少しずつできてきています。

もう一つは、ヒトの精神発達と病理を考えるうえで、一つの基盤となる愛着理論（Attachment theory）について再考することです。子にとって、人生最初の重要な人物（母親）との関係性（愛着形成）が重要であることを唱えたのはボウルビィですが、胎児診断にかかわっていると、その基盤は、出生後からではなく、出生前からはじまっていることを感じます。胎児診断を通して親が子に出会うことが、出生後の子の愛着形成にどのような影響を与えているかということが私にとっての課題となりました。

3　人工妊娠中絶と人工死産

日本の法律では、妊娠二二週未満の胎児は、母体外において、生命を保続することができない時期とされており、それまでの時期に人工的に、胎児およびその附属物を母体外に排出することを「人工妊娠中絶」と定義されています。また、日本では人工妊娠中絶は、母体保護法に定められた適応のある場合においてのみ行いうることと決められています。この法律は、基本的には、母体を守るための法であり、第十四条第一項、第二項に定められた適応要項に、胎児に障がいがあることを理由としたものはありません。しかし、赤ちゃんに重篤な疾患が見つかった場合には、母体保護法の内容で拡大解釈し「人工妊娠中絶」が行われることもあります。胎児診断は、そうしたいのちの選別の手段であるととらえている人も少なくありません。胎児の「重篤な疾患」をどうとらえるかは十分に論議されているわけではなく、その解釈は専門家の中でも一致しているわけではありません。

死産とは、妊娠一二週以降における死児の出産をいいますが、「人工死産」は、人工的処置を加えたことにより死産に至った場合をいいます。人工的処置とは、胎児または附属物に加えた処置および陣痛促進剤の使用をさします。

今回あげている症例は一二週以降二二週未満の妊娠についてです。一般的には「人工妊娠中絶」という用語が用いられていますが、様々な理由から、その選択をせざるをえなかった当事者にとって、「中絶」という用語の与える印象がさらにこころを痛める要因となっているといった声が出ています。そのため、「人工死産」という用語を用いるケースが多くみられます。また、妊娠を中断してしまうという意味にとれる「中絶」という用語は、親子のきずなを「中断する」といった印象をも抱かせます。

このようなことから、親の心情を配慮し、カウンセラーの立場として「人工死産」という用語を用いる場合があります。

4　胎児期からの母親の愛着形成

子の愛着（Attachment）形成は、生後の母子の安定した関係の中で、子の発達段階に応じて変容していきます。安定した愛着が形成されることにより肯定的な自我が育くまれ、社会の中で健全に生きていくための礎となります。これは英国の精神分析医であるボウルビィが提唱した愛着理論[*4]による考え方です。

生後の子の愛着形成の基盤が妊娠中から築かれているという考え方は以前からありましたが、研究はまだ多くはありません。胎児期からの愛着形成の基盤として重要な因子の一つは、妊娠前からの、母親自身の愛着形成スタイルです。スィディキら（Siddiqui et al. 2000）の研究で「母親自身が子どもの頃経験した愛着形成が、彼女の将来の子どもとの愛着形成に影響する」と述べています。

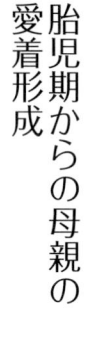

二つ目としては、クラウスとケネル（一九七六／一九八二）による「妊娠期の母親の胎児との関係性の変化への適応」です。妊娠によって女性は「自身の内部に起こる肉体的および情緒的変化」と「子宮内の胎児の成長」という二つの発達に伴う変化を同時に経験する中で、①自分が母親になるのだという事実を承認し、「成長する胎児を自分自身の一部として確認する」段階から、②自分の体の一部としての存在ではなく、まもなく自分とは違った個体となる生きた胎児として認めるようになる段階へと移行していくことで母性や子への愛情が形成されると述べています。

では、母親はいつから胎児を、自分とは違った「人」としての存在と認識しているのでしょうか。クラウスとケネルの著書の中で、「三〇名のオーストラリア人の初産婦が妊娠中にどのように感じたかについて」のラムリー（Lumley, 1980）の研究を報告しています。妊娠八～一二週に行ったインタビューでは、「大抵の母親（七〇％）は、胎児が実際おなかの中にいるのか信じられないし、また胎児を想像したりこころに描くことすらできなかったという。彼らにとっては、胎児はまさに現実の人間ではなかった」と述べています。その後週数を経て、「母親は胎動を自覚してからは、赤ん坊がどんな子なのかいろいろ空想するようになり、人間らしい性質を想像したり、また愛情を次第に感じはじめるように」なるということです。本城（二〇一二）は、ミュラー（Muller, 1992）の研究によると母親の胎児への愛着と一貫して正の相関を示したのは、妊娠期間と胎動だったことから、「妊娠期間が長くなり、また胎動を感じるようになるにつれて、胎児に対する愛着が深まる」と述べています。このように、女性は胎動などが転機となって、自分自身の変化と、胎児の発育の変化を通して、まだ生まれていない子の存在を認識し、想像することで、母親となる準備をしています。

しかしラムリーの研究では妊娠初期に「三〇%の母親は、胎児を実在する人間だと信じ」、「しかも自然に胎児の様子を想像することができた」と記しています。このことから、胎動を感じる前から、母親の胎児への愛着がはじまっている可能性が考えられます。

ドアンとツィメルマン（Doan & Zimeman, 2008）は、出生前の愛着（Prenatal attachment）*5 という用語を用いて、母親の胎児に対する愛着に影響する要因について、自身の研究と過去の研究から多次元的にまとめています。それによると、出生前の母親の愛着に最も一貫して関連した要因は、母親の心的な（mentally）胎児への感情移入と、認識力であると述べています。ようするに母親の胎児への想像力です。

5　胎児の状態を知ること

1　胎児診断を希望する理由

胎児診断を希望されて来院されるたくさんのご両親にその目的をお聞きしてみますと、母親が高齢であることから、染色体異常の可能性を心配されている方や、通院先で胎児に気になる所見が見つかり、詳細な診断を求めてきた方など様々な理由があります。しかし、大半のご両親は「赤ちゃんが元気であることを確認したい」と答えます。

ガデックスら（Gudex et al. 2006）の研究では、臨床所見のない三七〇名の妊婦に超音波検査を求める最も重要な理由を尋ねたところ、六〇%は「胎児に異常がないか確認したい」、五五%は「すべて正常であるかをみたい」、四四%は「安心のために検査を受ける」と答えていたとの報告があります。

超音波検査による胎児診断は、そうした両親の望みを叶える手段として有効です。診断を受けて胎児に気になる所見が見つからなければ、かなりの安心を得ることができるからです。現代の母親にとって、胎児の状態を知ることは約一〇カ月という長い妊娠期間を安心して過ごすために有益だと考えている人は増えています。

母親は、妊娠がわかってから徐々に胎内にいる胎児の存在を考えたり、感じたりしています。そしてわが子の将来や子のいる生活を想像し、母となる日を心待ちにしています。と同時に、もしもわが子が病気であったなら、どのように接すればいいのか、自分の育児力や精神力、家庭の経済力、周囲の協力の有無など様々な条件を考慮して想像を膨らませ不安に陥ることもあります。対して、父親にはまだ現実的でなく実感のない場合が少なくありません。「どのような子でも生まれてきたら育てていく。何も調べる必要はない」という父親、あるいは、「自分はよくわからない。(検査を受けるかどうかは)妻の希望で決めたらいい」という父親もいます。一方で「少しでも気になるところがないか。できる検査はすべて受けたい。少しでも何かあってはいけない」と子どもに完璧を求める親もいます。

2　胎児への思いの変化

胎児診断を受けるかどうかを考えることは、両親がそれぞれ、親として子のことを考える最初の体験となる場合があります。カウンセラーは彼らの言葉に耳を傾け、父、母それぞれのわが子への思いを大切に受けとめます。

これまで初期（一一週～）の超音波検査を受けて、わずか六～七センチの胎児の姿を見て両親が感動し涙を流す場面や、歓声をあげる場面に遭遇することがありました。画像を通して初めてわが子と出会うことによって、検査の場でしかなかった瞬間から、親として子への愛情を実感として得る瞬間に変化することがあります。この体験後の親の中には「こんなかわいく、けなげに動いている姿をみたら満足した」と語る方もいます。

プレトリウスら（Pretorius et al. 2006）は、健康な胎児をもつ、六五名の父親と、一二四名の母親に3D／4D超音波検査を受ける前後で、クランレーの作成したMFA（maternal-fetal attachment questionnaire）を用いて、その効果を調べました。その結果、「すべての被験者は、胎児に対する絆（bonding toward the fetus）の増加が有意にみられ」、「この結果から3D／4D超音波検査を受けることが、親の胎児に対する感情を肯定的に変化させる可能性」を示しました。またMFAの質問項目のクラスターのタイプ1（胎児についての親の想像力、驚き・感心力、好奇心）のそれぞれの項目で、すべての母親が、検査前に比べて検査後のそれらの得点が有意に高くなっていました。このことから、3D／4D超音波検査は、「胎児の心的イメージを強め、胎児の特徴についての好奇心を引き起こし、胎児との絆をより感じる」ことが示唆されました。その他、ルスティコら（Rustico et al. 2005）や、セグマンら（Sedgmen et al. 2006）の研究でも超音波検査による親の子に対する愛着への影響について研究がされており、肯定的な効果を示しています。以上のように超音波検査によって胎児を視覚的に感じることが、親の胎児への愛着を強める要因になっている可能性があります。

しかし、胎児に発育状態や形態的な問題が見つかった場合、ご両親はとても大きな不安を抱えることになります。

スクランスキーら（Sklansky et al. 2002）の研究によると、胎児の心エコー診断を受け正常だった場合の親は、不安を減少させ、幸福感を高め、まだ生まれていない赤ちゃんを身近に感じていました。一方で、心疾患がみつかった親は、不安が増加し、妊娠していることに満足を感じていません。しかし、長期間でみていくと、母親の幸福感はよりよくなっている傾向がみられます。さらには、その後心疾患と診断された子どもを出産した女性は、新生児の疾患に対する責任感をあまり感じていないことがわかりました。また、心疾患の出生前検査後、母親と父親との関係性が改善されていました。この研究からいえることは、超音波検査でなんらかの所見が見つかった場合、親の子に対する愛着に影響を及ぼす可能性があることです。しかし、出生前に診断されることによって、早期から疾患の理解を得られることは、出生後の母子や夫婦関係に正の影響を与える可能性も示唆されます。

6　胎児の発育

生まれてきた子の発達には個人差があります。

胎内での胎児の発育はどうでしょうか。

インターネットを検索すると、胎児診断についての専門用語がたくさん見つかります。頸部浮腫（いわゆるリンパが溜まっている状態）や、三尖弁の逆流、静脈管逆流、鼻骨低形成などが、心疾患や染色体異常と関係があるといった情報が次々と見つかってきます。これらの所見がいくつも重なって見られると染色体異常の確率は高くなります。

イギリスの胎児診断協会（The Fetal Medicine Foundation：FMF）によると、母体年齢が三五歳以上で、妊娠初期に胎児の頸部浮腫の厚さが大きいほど、21トリソミー[*6]やその他の染色体異常の可能性が高くなることが報告されており、超音波検査によるスクリーニングの検出率は八〇％で、偽陽性は五％とされています。また、頸部浮腫、三尖弁逆流、静脈管逆流、鼻骨低形成の所見を組み合わせると、九五％まで検出率が上昇するといわれています。しかし、同じ頸部浮腫の厚さで、染色体は正常である場合もあります。初期の超音波検査では、胎児のすべてにおいて頸部浮腫は認められますが、ほとんどは、成長とともに浮腫はみられなくなります。そのほか初期の発育の程度には個人差があることがわかっています。このような胎児の発育をカウンセラーが理解しておくことは、親の不安や恐怖感を解消する手だてとなります。

母親の中には、「最近水分を取り過ぎているからではないか？」「血圧が高いからではないか？」「塩分の取り過ぎか？」「イライラしていたからではないか？」などと、原因が自分自身にあるのではないかと心配し質問してくる方も少なからずいます。それらの要因は、胎児の発育に直接影響することはありません。しかしそのことばから、わが子の状態をなんとか改善できないものかという親の想いがうかがえます。

7　治療につなげる

超音波検査は、母体血清マーカー検査などと並んで非確定的検査に分類されています。超音波検査によって示される所見から染色体異常の確率が算出される場合がありますが、診断が確定するわけではありません。しかし、胎児超音波装置の精度が向上し非常に細かく形態を診ることが可能になりました。胎児超音波検査は、出生後の治療のみならず、胎児治療の発展にもつながっていく重要な役割を担っています。ただし、現状では日本国内の産婦人科で、精度の高い超音波装置を設置しているところや、一定基準の計測方法によって胎児診断を実施しているところは少ないことから、一般の妊婦すべてに提供できる医療サービスにはまだなっていません。

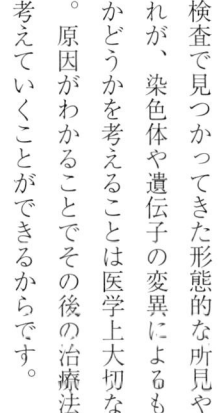

8　原因を知ること

超音波検査で見つかってきた形態的な所見や、発育の遅れが、染色体や遺伝子の変異によるものであるかどうかを考えることは医学上大切なことです。原因がわかることでその後の治療法や対応を考えていくことができるからです。

しかし、両親にとっては大きな衝撃となります。自分の子が、染色体や遺伝子という自分たちではどうすることもできない領域で診断が下される可能性に恐怖や不安を抱きます。「赤ちゃんの状態が知りたいと思ってきた。でもこんなことは予想外だった」「このまま不安な気持ちで過ごすくらいなら検査をしてはっきりさせたほうがいい」「でも結果を知ることが怖い」「わかってしまったら、いったいどうしたらいいのか」とぽつりぽつりと心境を語る母親、表情を固くして黙り込む父親。何も言えずただただ涙を流す母親。その場は苦しく重い雰囲気に満たされていきます。

絨毛検査や羊水検査は確定診断です。これらの検査を受けることは、親の子に対する愛着にどう影響するでしょうか。ディクソンら（Dixson et al., 1981）は、「羊水検査を受けた女性は、その結果を待つことが経験の中で最も困難なものだった」と報告しています。また、出生前の情緒的愛着（Prenatal Emotional Attachemnt）の研究で、羊水検査を受けた妊婦のうち、胎動によって、安心感を得たものはほとんどおらず、むしろ安心感は検査結果によって提供されていたという報告があります。また、三五歳以上の妊婦は年齢による染色体異常のリスクが増加することを恐れて、胎児への愛着をより「暫定的」にしているため、若い妊婦よりも愛着レベルが低かったというベリーマンとウインドリッチ（Berryman & Windridge, 1996）の報告もあります。

これらのことから、妊娠中に、染色体検査を受けることは、母親の胎児への愛着にポジティブにもネガティブにも影響を与えている可能性が示唆されます。

9　親として向き合う

症例1

三〇代、経産婦。流産歴はなく、家族歴特記なしのご両親が、通院先で胎児の頸部浮腫を指摘され、染色体異常の可能性を告げられ、初期超音波検査を受けにこられました。頸部浮腫、鼻骨欠損、耳介低位、三尖弁逆流、静脈管逆流、頻脈、大腿骨短小、胃胞がみえにくいといった所見から21トリソミーを強く疑うという診断でした。ご夫婦は、絨毛検査を選択されましたが、その理由は、「もしも胎児が何らかの染色体異常であれば分娩施設を考えないといけないから」ということでした。絨毛検査の結果、21トリソミー（以下ダウン症）であることが確定しました。実際にダウン症の人や家族との接点はなく、偏った情報しかないので詳しく知りたいとのご希望がありました。臨床遺伝専門医から詳しい説明を受け、あらゆる可能性を考える時間をもうけました。周囲の人の出産に対する反対意見もある中で、ご両親の気持ちは一貫していました。しかし、一方で不安な気持ちも終始抱き続けていました。それは社会の受け入れの問題と、赤ちゃん自身の心疾患の可能性についてです。そこで、一八週、三〇週、三六週と胎児超音波診断で継続的に診ていくことにしました。そうして心疾患の状況を理解し、さらには、紹介した心臓専門医の診察を妊娠中に受け、出産後の対応についてシュミレーションすることで、落ち着いて分娩に向かうことができました。また、社会への受け入れについては、妊娠中にダウン症を診断されて出産した親子との面談を設定しました。面談の中で生まれたのちの社会支援についての情報を受け、実際にダウン症のお子さんと接する機会が得られたことで、自分の家族の将来の可能性を見出すことができてきました。

胎児に何らかの問題が見つかった場合に、その事実を受けとめることは簡単ではありません。多くのご両親は、胎児に問題が見つかった場合、将来のことを心配する声は少なくありません。「自分たちが先に死んでしまう。もし障がいがあったらこの子を一人残していくことは、親としてつらいことだ」「きょうだいに負担をかけてしまう」など、子の行く末、きょうだいのことを真剣に考えます。

生まれてくる子の幸せは誰が決めることでし

ょうか。障がいがあるかもしれないおなかの中にいる子を何と比較して将来幸せになるかどうかを計るのでしょうか。とても難しいことを妊娠中の親に突きつけることになります。親であれば誰でも、生まれてくる子の幸せを願い、その責任を感じています。

スコトコら（Skotko et al. 2011a, 2011b, 2011c）が、ダウン症本人とその親に対してアンケートを実施したところ、二七八名中の九九％のダウン症の人は日々の生活が幸せであると答え、その家族（二〇四四名中の九九％の親と、二一一名中の九七％のきょうだい）は、ダウン症の子（あるいはきょうだい）を愛していると答えました。この調査からいえることは、幸せと感じることは障がいのあるなしで決まるものではないという一つの提言となります。

けれども、生まれる前にわが子がどのような状態なのか、どのような合併症をもっているのか、わが子と対面して自分はどのような感情をもつか見当もつかない状況の中で、将来の幸せをイメージすることは簡単なことではないでしょう。スコトコらの研究によると、現在幸せだと語る母親たちも、わが子がダウン症であることが判明したときには、多くは恐怖や不安な感情を抱いていました。その感情の要因として、告知した医師の態度や母親自身の経験などと関連していることがあげられています。しかし、生まれる前に抱いていた不安や恐怖感も、生まれてきたわが子と共に歩む中で、少しずつ現実を受け入れ、小さな喜びを積み重ねていくことによって、現在の幸せにつながってきているのではないでしょうか。

10　親子に寄り添う

妊娠し出産、分娩そして子育ての一連の流れの中で、「女性は母親として適応していく」とダニエル・スターン（一九九八／二〇一二）は述べています。「妊娠中、女性は心の中で自分がどんな母親になりそうか、考えを固める作業をしている。と同時に、どんな赤ちゃんになりそうか思い描き始める」そこには「三つの妊娠が並行で進んでいる」とし、「身体的物理的な胎児」と「母性」と「想像上の赤ちゃん」をあげています。妊娠期間は、自分の理想の赤ちゃん像をつくり上げ、自分がどんな母親で、夫はどんな父親で、どんな家庭を築いていくのか想像を働かせることによって、母親としての準備をしている期間ということです。

しかし、もし自分の子に何か問題があると知らされた場合、その衝撃から「理想の赤ちゃんを失うだけでなく、自分の赤ちゃんと家族の未来を期待する自由を失う」ことになります。「時が止まり、突然未来は予測がつかなくなり、また情緒的にも想像できないものになります。親たちは永久に続いていく現在に閉じ込められた、囚人となってしまう」のです。

胎児診断で、染色体異常や先天性疾患の可能性を告げられたときの親が、「時が止まり、永久に続いていく現在に閉じ込められた」状態に陥っていると感じるときがあります。このような状況で今後のことを考えるのはとても難しいことです。問題から目をそらし、胎児の疾患の可能性を否定しようとする親もいます。目の前の現実を受け入れて理解することに時間がかかる親もいます。カウンセラーは、その両親が受けた大きな衝撃を共に受けとめ、今目の前にある問題（確率や超音波所見）だけに焦点をおかないように、子のことを話し合っているということを常に意識しています。そして検査することのメリット、デメリットについて一緒に考えていきます。

検査の結果、問題がなかったとき、彼らは涙を流して抱き合って喜び、再び自分たちの未来を描くことができるようになります。

しかし、検査結果から、染色体異常や遺伝子疾患が確定したとき、両親は哀しみのどん底に陥ることになります。理想の赤ちゃんとの時間が終わったと思うかもしれません。彼らにとって未来を描けないことは、「自分自身の自己イメージも傷つける」ことになります。そこから立ち直ることは容易ではありません。現実を理解し、受けとめるには時間が必要です。

症例2

初妊、四〇代のご両親。通院先で頸部浮腫を指摘され、染色体異常の可能性を指摘されました。主治医から「覚悟してほしい」と言われ、周囲からは今回の妊娠をあきらめるように言われて、妊娠一四週にパニック状態で来院されました。超音波検査では、頸部浮腫、頸部浮腫内のごく小さな嚢胞、下顎狭小、三尖弁の逆流、胃胞が小さい、単一臍帯動脈、臍帯嚢胞といった所見が検出され18トリソミーが疑われました。母親は、超音波検査時にはまともに胎児の様子を見ることができず、あきらめないといけないと半ば思い込んだ様子でした。遺伝カウンセリングでは、確定診断の侵襲的検査を受けるかどうかを考えるために、時間をかけて胎児の状況、染色体異常の可能性、検査についての情報提供をしました。遺伝カウンセリングの中で、ご両親は、胎児の状態を理解することが、今の自分たちにできることであり、周囲に言われてではなく自分たちの意志でこの結果を受けとめて考えたいという気持ちに徐々に変化し、絨毛検査を選択されました。翌日の検査結果で18トリソミーであることが確定しました。涙を流す母親とその横で心配そうに見守る父親は、一生懸命わが子の状態についての説明を聞いていました。そしてカウンセリングの最後に、母親は「心臓が動いているのに（胎内から）出すことはできない」と言われました。誰かに決められるのではなく、自分で決めたいという意志がその表情には表れていました。

数日後、父親からメールが届きました。二人でもう一度話し合い、このまま妊娠継続することが、胎児にも、母体にも望ましくないであろうとの結論に達し、人工死産を決意されたとありました。胎児の状況も曖昧なまま周囲の意見に揺さぶられ混乱していた状態から、胎児診断と遺伝カウンセリングを受けて胎児の状況を理解する作業を行う中で自分たちの問題として胎児のこと、自分たちのこと、将来のことを改めて真剣に話し合って出した答えだったようです。二人の間の話し合いがどのようなものであったかは計り知れません。しかしそれがご両親の出した決断でした。

再び来院したとき、お子さんのエコー写真と出産後の写真をきれいなアルバムにしてもってきてくれました。このご両親にとって怒濤のような数日間でありましたが、「自分たちのところに来てくれた小さいいのちを一生懸命考えてそして、自分たちの意志で決断しできる限りの愛情を注ぐことができた」と、にこやかにまた涙を流しながら語ってくれました。

この選択をどのように受けとめるのか、それはそれぞれの価値観や倫理観によって異なってくるでしょう。周産期医療の現場で働く立場として、日本のみならず各国の法律や、生命倫理観、障がい者に対する社会制度、国民の意識について学ぶ必要があります。また、自分自身の価値観や倫理観を知っておくことも必要です。それらは、育ってきた環境や立場、職業によって培われたものです。しかし、その尺度で個々の家族を測ることはできません。それぞれの両親の価値観や倫理観、わが子への思いも個々に異なります。そして、どのような選択をされたとしても、ご両親はわが子に対する絆を大切にされています。カウンセラーはその思いをそのままに受けとめ、自律的な決断を尊重する姿勢が求められています。

11　次へとつなぐ

胎児診断を経験され、その後妊娠継続し出産に至ったご両親も、人工死産を決断されたご両親にとっても、それで終わりではありません。いのちの大切さを深く考え経験されたからこそ、「もう一度、赤ちゃんがほしい」と思われます。

次の妊娠が必ずしも問題がないわけではありません。カウンセラーは、ご両親の思いをともに体験した者として、また新たな気持ちで新しいいのちのことを一緒に考えていきます。

胎児診断は、いのちについて考えていくきっかけであり、生まれてくる（あるいはお別れすることになる）子との絆を結ぶ最初の時期となることを医療者や支援側は認識し、情報提供や検査結果だけにとらわれず、それぞれの親子関係を支えることが現場で求められています。

注

＊1　絨毛検査や羊水検査は、侵襲的検査と呼ばれており、流産や、合併症のリスクを伴います。また、検査精度の限界もあるため、検査結果が胎児の遺伝情報をすべて確定するものではありません。

＊2　二〇一三年四月より開始された無侵襲的出生前遺伝学的検査（Noninvasive prenatal genetic testing：NIPT）は、確定診断検査ではありません。これは、母体血漿中に胎児（絨毛細胞）由来のDNA断片が浮遊していることを利用して、その量を測定し、胎児が21番、18番、13番のトリソミーの可能性を診断するものです。侵襲的な検査ではないこと、診断可能時期が妊娠一〇週以降という早期であることなどメリットはありますが、検査結果には二週間程度かかります。さらに陽性と出た場合は、必ず一六週以降で実施される羊水検査で確定診断を受けなければならないため、思ったよりも時間がかかる可能性もあります。この検査は、四〇歳の妊婦が検査を受けて「胎児がダウン症ではない」と診断された場合の陰性的中率が九九・九八％であり、非確定的診断検査法の中では非常に精度が高いと世間でも注目を浴びました。しかし、母体年齢によってその陽性的中率は違います。

＊3　出生児の約三～五％は先天性の疾患をもって生まれてきます。そのうち、染色体の数的・構造的変異によるものは二五％です。また、単一遺伝子変異によるものが約二〇％、環境因子や催奇形因子によるものが五％。複数の遺伝子変異や環境因子など多因子によるものが約五〇％だといわれています。

遺伝性疾患の「遺伝性」とは、染色体や遺伝子変異が原因によって生じることをさし、「親から子へ受け継がれる」意味で用いる「遺伝」とはニュアンスが違います。ただ遺伝性疾患には、「家系の中で受け継がれる染色体や遺伝子変異による」疾患も含まれています。

＊4　ボウルビィ（一九七九）は、この愛着理論を「強い情緒的結びつき（Affectional bonds）を特定の相手に対して起こすという人間の傾向の一つの概念化であり、また、望まざる別離や喪失によってひきおこされる不安、怒り、憂鬱、情緒的離脱といった情緒的苦悩や人格障がいの様々な形態を説明する一つの方法」と述べています。

＊5　親の胎児への愛着形成を示すものとして、Parental-Infant bonding あるいは、maternal-fetal attachment などの用語が用いられました。また新たな用語として Prenatal attachment という用語も出現してきました。これは主に看護系の文献で用いられており、ミュラーが、「女性と彼女の胎児との間で発達している、ユニークで情緒的な関係」と定義しています。

＊6　染色体異常をもって生まれてくる児は、出生児の一％ですが、そのうちの約六割が21トリソミー、18トリソミー、13トリソミーです。それぞれの合併症・発育の程度は異なり、超音波検査でその特徴がみつかることがあります。これらの染色体異常をもつ胎児が出生する可能性は一～二割程度でほとんどは流産します。18トリソミーや13トリソミーは重篤なタイプが多く、ほとんどは合併症により早期に死亡されてしまいますが、中には発育が良好なタイプもいます。21トリソミーは、平均寿命は六〇歳といわれています。また合併症の有無や知的障がいの程度には個人差があり、個々に才能を活かして活躍している方もたくさんいます。

文献

Berryman, J. C., & Windridge, K. C. 1996 Pregnancy after 35 and attachment to the fetus. *Journal of Infant and Reproductive Psychology*, **14**, 133-143.
ボウルビィ、J（著）作田勉（監訳）二〇〇二　母子関係入門　星和書店
クラウス、M・H&ケネル、J・H（著）竹内徹・柏木哲夫・横尾京子（訳）一九七六／一九八二　親と子のきずな　医学書院

Dixson, B., Richards, T. L., Reinsch, S., Edrich, V. B., Matson, M. R., & Jones, O. W. 1981 Midtrimester amniocentesis. Subjective maternal responses. *The Journal of Reproductive Medicine*, **26**, 10-16.

Doan, M. H., & Zimeman, A. 2008 Prenatal attachment: A developmental model. Int. *Journal of Prenatal and Perinatal Psychology and Medicine*, **20**(1/2), 20-28.

Gudex, C., Nielsen, B., & Madsen, M. 2006 Why women want prenatal ultrasound in normal pregnancy. *Ultrasound Obstet Gynecol*, **27**, 145-150.

本城秀次　二〇一一　乳幼児精神医学入門　みすず書房

Lumley, J. 1980 The image of the fetus in the first trimester. *Brith and the Family Journal*. **7**, 5-14.

宮崎亮一郎　二〇〇七　診療の基本　母体保護法　日本産婦人科学会雑誌，第五九巻第三号，N-15〜23

Muller, M. E. 1992 A critical review of prenatal attachment research. *Scholarly Inquiry for Nursing Practce*, **6**, 5-22.

Pretorius, D. H., Gattu, S., Ji, E. K., Hollenbach, K., Newton, R., Hull, A., Carmona, S., D'Agostini, D., & Nelson, T. R. 2006 Preexamination and postexamination assessment of parental-fetal bonding in patients undergoing 3-/4-dimensional obstetric ultrasonography. *Journal of Ultrasound in Medicine*, **25**(11), 1411-1421.

Rustico, M. A., Mastromatteo, C., Grigio, M., Maggioni, C., Gregori, D. A., & Nicolini, U. 2005 Two-dimensional vs. two-plus four-dimensional ultrasound in pregnancy and the effect on maternal emotional status: A randomized study. *Ultrasound in Obstetrics & Gynecolgy*, **25**, 468-472.

Sedgmen, B., McMahon, C., Cairns, D., Benzie, R. J., & Woodfoeld, R. L. 2006 The impact of two-dimensional versus three-dimensional ultrasound exposure on maternal-fetal attachment and maternal health behavior in pregnancy. *Ultrasound in Obstetrics & Gynecolgy*, **27**, 245-251.

Siddiqui, A., Haeggloef, B., & Eisemann, M. 2000 Own memories of upbringing as a determinant of prenatal attachment in expectant women. *Journal of Reproductive and Infant Psychology*, **18**, 67-74.

Sklansky, M., Tang, A., Levy, D., Grossfeld, P., Kashani, I., Shaughnessy, R., & Rothman, A. 2002 Maternal psychological impact of fetal echocardiography. *Journal of American Society of Echocardiography*, **15**(2), 159-166.

Skotko, B. G., Levine, S. P., & Goldstein, R. 2011a Having a son or daughter with Down syndrome : Perspectives from mothers and fathers. *American Journal of Medical Genetics A*, **155A**(10), 2335-2347.

Skotko, B. G., Levine, S. P., & Goldstein, R. 2011b Having a brother or sister with Down syndrome: Perspectives from siblings. *American Journal of Medical Genetics A*, **155A**(10), 2348-2359.

Skotko, B. G., Levine, S. P., & Goldstein, R. 2011c Self-perceptions frome people with Down syndrome. *American Journal of Medical Genetics A*, **155A**(10), 2360-2369.

スターン，D・N & スターン，N・B（著）北村婦美（訳）　一九九八／二〇一二　母親になるということ——新しい「私」の誕生　創元社

玉井真理子・渡辺衣子（編）　二〇一四　出生前診断とわたしたち——新型出生前診断（NIPT）が問いかけるもの　生活書院

いのうえ　かよ

クリフム夫律子マタニティクリニック臨床胎児医学研究所認定遺伝カウンセラー・臨床心理士。

5 入院となった妊娠中の母親を支える

岩山真理子

この世に誕生した唯一のいのちが、かけがえのない家族となっていく過程には、こころの結びつきが大切です。いのちの誕生は、赤ちゃんの出生のずっと前から、つまり妊娠中から始まります。新しいいのちとのこころの結びつきも、おなかの中から始まっています。周産期は、これまでの家族関係が変化するときでもあり、今までの関係も再構築される時期ともいえます。たとえ新しいいのちが亡くなったとしても、そこに出会いがある限り、家族としてのこころの結びつきを大切にすることが重要です。

妊娠中のこころのケアは、別のいのちを身の内に宿した母親を支え、家族が新しいいのちとの関係を築いていけるように家族を支えていくことを目指しています。妊娠早期からのこころのケアは、のちの子育てにも関係してくるため、広い意味での虐待予防にもつながります。医療従事者が気になる妊婦さんや支援を希望する妊婦さんのみならず、すべての親と子の出会いを、切れ目のない多職種や多領域の連携のとれた支援の中で支え、長期的に家族の成長を見守る姿勢を大切にしていくことが重要です。また、NICU（新生児集中治療室）に入る赤ちゃんは母子分離されるため、親と子の出会いのスタートから支援が必要なことは明確です。産科領域でも、親と子の出会いを阻害する要因と考えられる出来事は多々あります。妊娠早期からの関係性の視点を取り入れたこころのケアについて考えてみたいと思います。

1 妊娠中からの赤ちゃんとのこころの結びつき

妊娠を知った女性は、どのようにして、新しいいのちを大切に思い、こころで、いのちとの結びつきを感じだすのでしょう。妊娠の確定をするには、産婦人科のクリニックや病院を受診する必要があります。妊娠経過の異常の有無をみるのではなく、妊婦さんの妊娠に至った経過や妊娠に対する思い、また、妊婦さんの周辺のサポートになる人との関係等を聞き、妊娠の早期から医療、心理・社会的、経済的支援を含めた多職種でのかかわりが求められます。

赤ちゃんは、胎内にいる頃から、外からの刺激に反応していることがわかっています（Gagonon et al. 1987）。母親の声を聞き、動きを感じ、自分のからだを動かしたり、刺激に反応したりしているときの体験を通して、母親のこころの状態を感じ取っているとされています（Stern. 1985）。この時期に、母親と赤ちゃんのやりとりははじまっており、互いに相手を感じながら関係がつくられていきます。生まれたての赤ちゃんは、すでに母親の声やにおいがわかっています。母親自身がリラックスして妊娠期間を過ごせることは、より豊かな関係づくりにつながると思われます。

母親となっていく過程の中で、胎動を感じることは大きな変化につながります。それまでは、外から感じていたわが子を、内的に感じ出す変化がみられます（Leifer. 1980）。英国の小児科医のウィニコット（Winnicott. 1956）は、この現象を〝原始的没頭〟と述べ、妊娠後期から出産後にみられる母親の赤ちゃんへの関心の増加や赤ちゃんとの対面を期待するこころの動きについて述べています。また、妊娠中の女性は、自分の母親とのかかわりを振り返ることが多くなり（Bibring et al. 1961）、自らの母子関係の振り返りの中で、新しい関係づくりに必要な修復作業も可能な時期でもあります（Benedek. 1970）。新しい赤ちゃんとの関係づくりには、ある程度、こころの空間が必要となり、今までの夫婦や家族の関係も変化していくため、妊娠中は精神的に不安定になりやすくなりますが、それはごく自然な反応で、健康的な感情の表出が適応につながります（Trad. 1990）。妊娠中の赤ちゃんや自分自身のよいイメージは、産後の赤ちゃんとのよい関係に関連しているともいわれています（Huth-Bocks et al. 2004）。

妊娠中に赤ちゃんとのやりとりをはじめられ、またそれを楽しめるように、周りのサポートやモデルがあることは、親となり子育てをしていく過程では心強いものです。核家族が増える中で、こうしたサポートやモデルは、家族や親類に限らず妊婦さんにかかわる多くの人から受けられることが、家族の健全な関係づくりにつながっていくと思われます。新しいいのちの誕生とその関係づくりを見守りながら、必要に応じてサポートしていくことが重要と思われます。

2　妊娠中の入院管理

妊娠中に、前期破水や出血を伴う切迫流産や切迫早産、糖尿病や高血圧等の合併妊娠症、前置胎盤等の胎盤位置異常、多胎妊娠、胎児発育遅延等の胎児異常のため、入院管理が必要な場合があります。入院中は、おなかが張らないように子宮収縮抑制剤の投与をすることも多く、安静が必要で、ベッド上の生活がはじまる場合が多くあります。身体的には健康で通常の生活を送っていた妊婦さんが突然、数メートルも歩けない生活を強いられることになります。

ＭＦＩＣＵは母体胎児集中治療室であり、二四時間体制でリスクの高い母体・胎児に対応できる施設です。安静が必要な妊婦さんが入院する場でもあるため、多くのＭＦＩＣＵは、生活音があまりしない、静かな所です。しかし、この環境がより重篤感を感じさせるかもしれません。

妊娠中に予期せぬ事態が起こるとこころは動揺します。これは当たり前の反応ですが、そのままでは、新しいいのちとのこころの結びつきが脅かされます。管理入院となる妊婦さんの多くは、急に入院となります（それまでに入院経験があったとしても、妊娠中の管理入院は、他の入院と異なり、身体的、精神的にも負担がかかります）。予期せぬ出来事が起こった直後や先が見えないわからない不安と向き合うことになる管理入院においては早期から、こころのケアが開始されることは、その後の妊婦さんと赤ちゃん、家族の精神面に大きく影響してきます。そうしたこころのケアは、かかわるスタッフ皆で行っていくチーム医療の中で実施されていくことが望まれます。また、妊娠中に赤ちゃんが亡くなることもあります。多くの場合は、突然であり、予期せぬ事態にこころは大きく動かされます。その際に、こころのケアが求められることは言うまでもありませんが、そのかかわり方によって、その後の家族へ与える影響が変わってきます。通常の妊娠経過ではなくなったときに、妊婦さんや家族の不安は高くなるため、配慮が必要です。次に入院となる妊婦さんへのかかわりについて述べたいと思います。

3　入院直後からのこころのケア
──急な出来事に対するこころの反応

妊娠したことがわかってから、多くの妊婦さんは、その後は出産まで何事もなく経過すると思っているのではないでしょうか。ある妊婦さんは、おなかの痛みがあったり、出血があるためにかかりつけの産院に連絡したり、受診したりした後に救急車にて母体搬送という形で入院となることもあるでしょう。また、通常の妊婦健診を受診した際に経管長が短くなっていることを指摘されて、そのまま入院となる場合もあるでしょう。どちらにしても、予期せぬ入院の場合、妊婦さんの動揺は大きいと思われます。

いったい自分が今どんな状況に置かれているのかを考えながら、見知らぬ病院へと搬送されるときに、家族が同伴していることは多くありません。搬送される妊婦さんは、ストレッチャーで運ばれることも多く、いったい自分がどこに連れてこられているのかすら感じとることはできないことも多く、病院内の何階に入院になったのかもわからないままMFICUへと運ばれることもあります。天井しか見えない中、運ばれた先が異様な静けさが広がった病室で、多くの場合、動かずに安静を求められると、困惑するのは当然と思われます。

産科のスタッフは、妊婦さんが少しでも落ち着けるように、できるかぎりの情報を丁寧に伝えることから行います。どこの病院のどの病棟に来たのか、主治医や担当助産師からの丁寧な説明等も事態を理解することにつながります。落ち着いた話し方で、できる限り妊婦さんの動揺を和らげ、話しやすい雰囲気づくりをするところから、こころのケアははじまっています。

大きな心的衝撃を受けた後には、何が起きたかを振り返る中で時間をかけて感情を吐き出すことが、こころに衝撃を残さない一つの大切な方法です。しかし、振り返って語ることができるのは、ある程度安心できる状況になってからです。大量出血が止まっていないとき等、まだこころの状態が危機的な状況にあるときは、振り返りの前にとにかくその時を一緒に過ごすことからはじめます。孤独や絶望感を抱かないよう声をかけながら信頼関係を築いていくことも必要です。大変な思いをしているときこそ、慌てて感情を引き出したりせずに、ありのままを抱え、相手のペースに合わせながら待つことも大事なことです。そして、とにかく相手の話に耳を傾け、聞くことに専念します。思いを本人のペースで語ることは、気持ちの浄化につながります。守られた空間と時間の中でなければならず、本人のペースでなければ逆に混乱を招いてしまう危険性も伴います。一人ひとりに合わせたケアが必要なことはいうまでもありません。

同時に、赤ちゃんへのケアも必要です。妊婦さんが動揺しているとおなかの中の赤ちゃんへ不安が伝わっている可能性があります。急な環境の変化から危機的な状況を感じたりしているかもしれません。母親に赤ちゃんの存在を大切に思うことを伝えていくことも大切なケアの一つだと考えます。管理入院が必要になった理由の中には、赤ちゃんのいのちが危ぶまれている場合もあり、まず、動揺をそのまま受けとめることが大切になってきます。いのちを包み込む姿勢で赤ちゃんにも声をかけて寄り添える存在であり続けられることを意識してかかわっていくことが何よりも求められるでしょう。

4　赤ちゃんのいのちへの思い——在胎二二週の壁

現在の新生児の扱いは、在胎二二週からとされています。管理入院となる妊婦さんの中には、在胎週数が二二週に満たない方もいます。切迫流産の場合、常に赤ちゃんの生命を心配しながらの入院となります。赤ちゃんが産まれてきては助からない週数であるため、二二週を超えるまでの時間がとても長く感じるでしょう。一日の中の一時間でさえ長く苦痛な時間となります。

二二週を過ぎると、赤ちゃんが生まれても医療的な介入で助けることができるようになりますが、それでも生存率は高いとは言えないため、二二週を過ぎても心配は続きます。また、施設によっては、赤ちゃんが生まれたときにNICUの受け入れができる週数が限られているところもあります。生まれても他の病院へ赤ちゃんが搬送される場合、心配は強くなります。

5　治療に関する苦痛への理解

管理入院では、切迫流産や切迫早産で、子宮収縮抑制剤を使用することが多くあります。これらの薬剤には、子宮運動を抑制したり、子宮の収縮を緩和させたりする作用がありますが、副作用もあります。人にもよりますが、薬剤を開始した直後に強く副作用が出ることも多く、動悸、ほてり、手の震え、吐き気等の症状がみられます。身体的苦痛が伴う場合は、入院を苦痛に感じるのは当然です。また、持続点滴が必要な場合も多く、それに伴う点滴の針の差し替えなども、苦痛の一つとなります。入院が長ければ、その回数も多く、妊婦さんの腕にはたくさんの点滴の跡がみられます。

治療に伴う苦痛は、薬だけではありません。安静を求められている場合は、移動範囲も限られることも多く、トイレまでも車いすでの移動となることもあります。自由にトイレに行くことができず、その度にスタッフを呼ぶことになるため、中には便秘になってしまう方もいます。

今まで健康的な生活をしていた人が、突然ベッド上での安静を強いられ、動いてはいけないとなるとストレスは大きくなります。時間の過ごし方が変わり、できることも少なくなります。窓からの景色も変わらず、人との接触も少なくなります。その環境の変化がストレスになっていないかを日々話しながら感じ取っていき、予防的にかかわっていくことも大切になってきます。治療に伴う苦痛をなるべく減らし、赤ちゃんとの相互交流を楽しめるよう声をかけて話をすることも大きな助けになります。

6　ベッドサイドの心理臨床——先の見えない不安に寄り添う

管理入院となった妊婦さんは、ベッド上での安静を強いられるため、話を聞くのもベッドサイドになります。突然に降りかかった状況を飲み込む時間もなく、不安なままに安静管理入院がはじまることも多いため、心理士等のこころのケアの専門家がかかわるのであれば、入院直後から顔を合わせられるとよいでしょう。新しいいのちの継続と育みをともに願い、家族のこころの揺れにそっと同行します。心配の渦中には語れない不安もあることでしょう。先が見えない不安に押しつぶされそうになりながら、わが子の無事を祈る家族に寄り添うことが大切だと感じています。

いのちの存在は大きく、直接的には目に見えない赤ちゃんですが、声をかけて挨拶しながら心理士自身も赤ちゃんと出会っていきます。急な入院での不安な思い、赤ちゃんの無事を心配する思い、新しいいのちに対して揺れる思い、入院していることでの苦痛な思い等を、時間をかけて聞き、家族のペースで赤ちゃんとの関係構築ができていくよう見守っていく姿勢が大切となっていきます。

1　ペリネイタル・ロスケア

またここからは、喪失に対するケアをみていきます。特に死産、流産、中絶等時の周産期における喪失に対するこころのケアをペリネイタル・ロスケアといいます。このような悪い知らせを伝える際には、両親が揃っていることが望ましく、また、その話の後にしばらく一緒に過ごせる人を同席させることが大切とされており、より早い時期に伝えることが望ましいとされています（van Aerde, 2001）。また、理解を示し優しい態度で接し、共感を示し自らの感情や心配を口にしてくれる支援者が好まれるとされています。家族は、亡くなった赤ちゃんとある程度の時間一緒に過ごすことが望まれ、家族にその機会をたくさん与えられるように、支援者は、家族を勇気づけ、一緒に過ごすことを勧める必要があると述べています。家族に直接、どのような形で赤ちゃんと時間を過ごしたいかの希望を聞くとよいとも助言しており、一人で会う際にも、プライバシーを保ちながらも孤立させないように時々支援者が顔を出すなど、配慮が必要です。また、祖父母等の親戚が赤ちゃんと会う機会を設ける際にも必ず、赤ちゃんと両親の家族単位を優先に会う機会をつくることが提案されています。

妊娠中に、大切なわが子を亡くす体験は、親にとって、とてもつらい出来事です。少し前までは、つらい体験を話すことは、親の苦しみを深めると思われていた時期もありましたが、今では、わが子への思いを誰かと共有することが、親のこころのケアにつながるとされています。英国政府機関である国民保健サービス（National Health Service）配下の特別医療機構（special health authority）の一つである、英国の国立医療技術評価機構（ＮＩＣＥ）は、産前産後のメンタルヘルスに関してのガイドライン（NICE clinical guideline 192, 2014）を出しています。そこでは、「親が望むのなら、少なくとも下記の一つ以上のことについて、話をすること」として、①赤ちゃんの写真を見る、②赤ちゃんの形見、③赤ちゃんに会う、④赤ちゃんを抱く、をあげています。また、一回の介入だけでトラウマの再体験を起こさせるようなかかわりは望ましくなく、赤ちゃんの娩出の前から必要であれば、その後のかかわりも続けるよう示しています。パートナーにも、周りからのサポートの受け入れを促すことも必要とされており、夫やきょうだい、家族へのかかわりも重視されています。他の多くの研究も同様のかかわりがその後の喪の作業を支えると指摘しています（Zeanah, 1989; Leon, 1990; Limbo & Wheeler, 1986;

Radestad et al., 1996)。

ロビンソンは、ペリネイタル・ロスを愛着理論から理解することが必要であると述べています（Robinson et al., 1999）。こころのケアを担うスタッフは母親がすでに築き上げてきた赤ちゃんとの関係をしっかりと感じ、赤ちゃんの存在を大切にしながら、家族と赤ちゃんの出会いと別れに寄り添っていくことが必要です。赤ちゃんが家族の一員となるよう、赤ちゃんの名前をつけて呼んだり、自由に思ったことを話したりすることは、家族の力になります。

胎内で赤ちゃんが死亡していることがわかって入院してくる方もいますが、入院してから赤ちゃんが亡くなっていることがわかる方もいます。どんな場合でも、母親を孤独・孤立させないようサポートする必要があります。赤ちゃんが亡くなっていても、ご家族にも話をしながらスタッフと一緒に、赤ちゃんとの出会いをサポートし、しっかりと家族になれるよう時間を確保することが大切です。家族がゆっくり過ごせるように、本人や家族の希望を取り入れながら赤ちゃんと過ごしてもらい、スタッフと協働して、赤ちゃんとのお別れの心構えやお別れの仕方などについても話をし、きょうだいへの対応についても一緒に考えて、必要に応じてサポートに入ります。手形、足形、沐浴、家族写真、などに同行し、その都度、思いを聞きながら時間を過ごすこともこころのケアにつながります。時には、数日にわたり密な時間をご一緒することもあるかもしれません。場合によっては、家族からの相談もあり、別室にて家族の話を聞くこともあるかもしれません。また、退院後のこころの揺れについても前もって伝え、外来でのフォローアップができるように約束をすることも有用かもしれません。いずれにせよ、新しいいのちが家族と出会い育まれる過程に同行し、その家族らしい家族になっていけるよう見守ることを大切にしていくことが、こころのケアにつながっていきます。

2　赤ちゃんがＮＩＣＵに入院すること

出産後、早産や低出生体重のため赤ちゃんがＮＩＣＵに入院となる場合があります。妊婦さんは出産後、多くの場合は産後部屋へと移動となり、現在、多くの病院で産後、母児同室を取り入れているため、その時の病棟の入院状況にもよりますが、同じ部屋に母児同室している方もいる場合があります。そうした場合、母子分離された母親のこころは揺れて当然です。産後のホルモン変化も強い中、母乳を搾乳しなければならなかったり、他の赤ちゃんの泣き声が聞こえる中で過ごさなければならなかったりする場合には配慮が必要です。

産科からかかわっていた心理士が、できればＮＩＣＵにも訪れ、一緒に赤ちゃんを囲んで親子の関係性の構築を見守っていくかかわりが継続できるといいでしょう。実際に赤ちゃんを目の前にして語られることは異なることも少なくなく、産科病棟では、赤ちゃんの前では話せなかった思いを聞くこともあります。

産後部屋の環境やわが子のＮＩＣＵ入院など、こころが揺れる要素が多いときこそ、スタッフからの声かけや、一緒に過ごしたり話を聞いたりしていくサポートが求められます。助産師やＮＩＣＵ看護師、臨床心理士等、様々なスタッフと協働して、母親を孤独にさせないようなサポートが必要となっていきます。

7　周産期・産科領域における心理臨床

赤ちゃんとの関係は、出産前からはじまっているものの、妊娠経過が苦痛を伴う場合には、わが子へのよいイメージが浮かびにくく、胎児への声かけ等のかかわりが減ってくることもあります。ＮＩＣＵに入院してくる時点からのみならず、産科における妊娠期・胎児期からの臨床心理士によるかかわりは、出産前後の母子の状態も把握し、母親の身体的精神的苦痛を理解できる立場で、出産後のわが子との関係づくりを支援することにつながると考えます。

いのちの誕生の前後は、家族にとって危機的状況になりやすく、家族としても変化していく過程の中で心身ともに不安定になりやすい時期ともいえます。この周産期の場で、早期からの親子関係の構築の支援をすることは、後の関係性障害（児童虐待を含む）の予防にもつながると考えます。新しいいのちの誕生は、これまでの家族関係が変化するときでもあり、今までの歪んだ関係も改善できる可能性の高い時期ともいえます。また精神的にも敏感になりやすい時期でもあり、予防的な視点と治療介入の見極めなど幅広い対応をしながら、家族の支援をする必要があります。赤ちゃんも家族も成長していくものととらえ、発達の視点を大事にし、病理の視点に偏らないことが大切であり、多様な職種と連携して行うチーム医療の中で、さりげない支援をしながら家族が家族として成長していけるよう支援し続けていくことが大切だと思っています。親子の出会いを支えていくことは、妊娠中からはじめるべきであり、より早い段階から親子の交流ができるよう配慮していくことが望まれます。そのためには、周産期にかかわるすべての職種の意識向上と連携に加え、妊娠中からの切れ目ない子育て支援に敏感な社会づくりが求められます。

文献

Benedek, T. 1970 The psychobiology of pregnancy. In E. J. Anthony, & T. Benedeck (Eds.), *Parenthood: Its psychology and psychopathology*. New York: Little, Brown, pp. 137-151.

Bibring, G., Dwyer, T. F., Hunington, D. C., & Valenstein, A. F. 1961 A study of the psychological processes in pregnancy and the earliest mother-child relationship. *Psychoanalytic Study of the Child*, **16**, 9-44.

Gagonon, R., Hunse, C., & Carmichel, L. et al. 1987 Human fetal responses to vibratory acoustic stimulation from twenty-sic weeks to term. *Am. J. Obstet. Gynecol.*, **157**, 1375-1381.

Huth-Bocks, A. C., Levendosky, A. A., Bogar, G. A., & von Eye, A. 2004 The impact of maternal characteristics and contextual variables on infant-mother attachment. *Child Development*, **75**(2), 480-496.

Leifer, M. 1980 *Psychological effects of motherhood: A study of first pregnancy*. New York: Praeger.

Leon, I. 1990 *When a baby dies/psychotherapy for pregnancy and newborn death*. New Haven: Yale University Press.

Limbo, R. K., & Wheeler, S. R. 1986 *When a baby dies: A handbook for healing and helping*. Harsand Press.

National Institute for Health and Clinical Excellence 2014 *Antenatal and Postnatal Mental Health 192: Clinical Management and Service Guidance*. London Alden Press.

Radestad, I., Steineck, G., & Nordin, C. et al. 1996 Psychological complications after stillbirth - Influence of memories and immediate management: Population based study. *BMJ*, **312**, 1505.

Robinson, M., Baker, L., & Nackerud, L. 1999 The relationship of attachment theory and perinatal loss. *Death Stud.*, **23**, 257.

Stern, D. 1985 *The interpersonal world of the infant: A view from psychoanalysis and developmental psychology*. New York: Basic Books.

Trad, P. V. 1990 On becoming a mother: In the throes of developmental transformation. *Psychoanalytic Psychology*, **7**, 341-361.

van Aerde, J. 2001 Guidelines for health care professionals supporting families experiencing a perinatal loss. *Paediatr Child Health*, **6**(7), 469-477.

Winnicott, D. W. 1956 Primary maternal preoccupation. In *Through pediatrics to psychoanalysis*. New York: Basic Books, pp. 300-305.

Zeanah, C. 1989 Adaptation following perinatal loss: A critical review. *J. Am. Acad. Child Adolesc. Psychiatry*, **28**(4), 467-480.

いわやま　まりこ
独立行政法人国立病院機構　九州医療センター附属福岡看護助産学校講師・臨床心理士。

6 親と子の出会いを支えるカンガルーケア

堀内　勁

東日本大震災以後、絆ということばが人々の口にそれまで以上にのぼるようになりました。人は危機的状況に直面したとき、あらためて人と人とのつながり、身近なものとのつながりを実感せざるをえないのだと思います。絆とは人と人との情緒的・心情的つながりを指し、特に養育者と子との間は心理的紐帯としてきわめて強固なものとされています。また、愛着とは個体がある危機的状況に接し、あるいはまた、そうした危機を予知し、恐れや不安の行動が強く喚起されたときに、特定の他個体への近接を通して、安全の感覚を回復維持しようとする傾向をいい、子育てをする動物の仔に共通して見られます。ボウルビィ（Bowlby, J.）は人間の乳児には特定の他者に接近し、結びつこうとする傾性が生まれつき備わっていて、この充足を通して、安全であるという感覚を得るとして愛着理論の基礎をつくりました。そうしたことから、心的原動力にもとづく乳児期早期からの親と子の身体的接触（抱っこし、抱っこされる、授乳し、哺乳する、見つめ合う、音声応答等）は親と子の出会いに不可欠なことなのでしょう。ただし、出生直後に身体接触しさえすれば親と子の絆が確立されるわけではなく、その後の親と子の交流の中で絆が確立されていくこともこころにとめるべきだと考えられます。

1 カンガルーケアとは

カンガルーケアは、早産で生まれた子どもと母親が素肌のまま抱き合うというケアで、別名「Skin to Skin Care」と呼ばれています。その姿が子どもを胎嚢に入れているカンガルーに似ているためにカンガルーケアと呼ばれています。一九七九年にコロンビアのボゴタで小児科医のエドガー・レイ（Rey, E.）とヘクター・マルチネス（Martinez, H.）によってはじめられました。二四時間これを続ける低出生体重児に対する保育器の代替医療であり、後にＷＨＯにより「Kangaroo Mother Care」と呼ばれるようになります。カンガルーケアの三要素として保温（ぬくもり）、栄養と感染防御（母乳育児）、母子間の絆・愛着形成（愛）があげられています。ボゴタでの取り組みの成果は低出生体重児の生存率の上昇、入院期間の短縮、神経学的合併症の減少、新生児死亡率と有病率の低下、生存児のQOLの改善です。

他方、スウェーデンのカロリンスカ大学のヴァインベルクら（一九九〇年）は出生直後の母子の行動、新生児の知覚・啼泣、そして母子の相互的な交流を系統だって研究していました。そのグループに参加していた小児科医のリガード（Righard, L.）は「Delivery Self Attachment」として出生直後の新生児を母親のみぞおちのあたりにおくと、時間をかけて母親の乳房にたどり着き吸着・吸啜することを報告しました。これも母子の皮膚接触であるため、俗称としてカンガルーケアともいわれるようになりました。WHOも母乳育児推進のための一〇か条を提案し、出産後三〇分以内に授乳を開始することを第四条として奨めていたこともあり、赤ちゃんにやさしい病院を中心にこの方法が広まっていきました。

最近、出生直後の心肺停止が報告され、それが出産直後のカンガルーケア中にも発生したため、あたかも母子の皮膚接触が心肺停止を引き起こすような印象を与え、話題になりました。しかし、その心肺停止は胎外生活への適応過程でいつでも生じうる可能性があることであり、分娩室での母子へのケア提供のあり方をもう一度見直す必要性があげられています。

私はNICU（新生児集中治療室）で行われる短時間（一〜二時間）の母子の皮膚接触をカンガルーケア、二四時間連続した皮膚接触をカンガルー・マザー・ケア、出産直後の母子接触をバースカンガルーケアと呼ぶことを提唱しています。それはNICUで行われている母子接触はあたかもカンガルーが乳仔を胎嚢に保護して育てる姿を彷彿とさせるからです。出産直後の母子接触は生まれた後、カンガルーの新生仔が母獣の腹部を這い上り、胎嚢に潜り込み、乳嘴をくわえ込むという行動になぞらえています。

2　私たちのカンガルーケアへの取り組みの歴史

1　先進国と発展途上国の新生児の扱いの違い

一九八五年、私はJICA（独立行政法人国際協力機構）の感染症基礎調査でスリランカ第二の都市であるキャンディの教育病院の視察に訪れていました。私自身の医師としてのバックグラウンドが新生児科医師であるため、感染症予防、防疫、疫学調査などとともに、発展途上国の新生児医療についても調査することが任務の一つでした。この教育病院はJICAの支援で一五床のNICUもつくられており、その運営を実際に見ました。

NICUの中に入ると保育器が八台ほど置かれていて、そこには出生体重が九〇〇グラム台の超低出生体重児もいました。もちろんその当時の日本のNICUでは当然のように行われていた人工換気は行われていません。担当医師の話では、NICUで働く看護師は全体で一〇人ほどです。日本でもこの病床数だと二〇〜二五人はいるのでケアスタッフは極めて少ないと思いました。

しかし、NICUの中に入ると若い少し、むくんだ顔をして、体もやや太めの女性がそれぞれの保育器の脇で寝そべったり、赤ちゃんに搾ったお乳を注入したりしていました。その当時の日本のNICUでは見かけない光景で、彼女たちが看護師とは思えなかったので、案内してくれている担当の医師にその女性たちはどんな役割をしているのかを質問したところ、彼女たちは母親だという答えが返ってきました。当時の日本のＮＩＣＵでは感染予防の意味もあり、家族をＮＩＣＵに入れることも滅多になかったことと、私自身が感染症基礎調査の調査員として訪問したわけですから、その医師に低出生体重児の感染症の原因になるのではないかと問いただすとともに、やはり途上国だからなというさげすみの気持ちをもってしまいました。しかし、彼は母親が自身の母乳をわが子に注入するおかげで感染症の頻度は少ないと説明しました。そして、保育器から出た低出生体重児は当然のように母親が母乳を授乳していました。その光景と、最重症の時期を脱した低出生体重児の生命予後が比較的良好であるという事実をどう説明してよいのかに戸惑いました。

その二年前に行ったインドネシアの調査では、いわゆる伝染病院であっても、家族の一員がたとえばコレラで入院すると、その家族が一家で伝染病院の庭に引っ越してきて、それこそテントを張ってその家族が治癒するのを待つような状況を見ていましたので、スリランカ国の新生児医療の向上のためには、感染予防の徹底のために、母親と低出生体重児をしっかりと分離し、ケアする看護師の数を増やすことが必要だと報告書に記載しました。

2　カンガルーケア導入までのいきさつ

しかし、ちょうどその年にＷＨＯとユニセフは「健康な新生児は、母子の状態が許す限り、いつでも母親の傍らにいるべきで、監視や措置を理由に、母子を離すべきではない」という勧告を出していましたが、それはハイリスク新生児には当てはまらないと私をはじめとして日本の多くの新生児科医・産科医は考えていました。

そうした中、一九八七年に横浜市旭区に設立された大学分院に移り、日本ではじめての周産期センターという名称で産科とともに、ハイリスク妊娠・ハイリスク新生児の治療に取り組むことになりました。三〇床のＮＩＣＵは開院当初から直ちに満床となり、慣れない看護スタッフとともに新生児集中治療に邁進することになります。

当時も、今も正常新生児は母体付属物で医療法上は一人の患者（人間）とは認められていません。だから、新生児室に多数の赤ちゃんだけを集めて工場のように管理する方式がなかなか変えられませんし、もし、それを認めると多くの産科有床診療所では新生児も患者として算定しなくてはならないので定員オーバーでお産を扱えなくなってしまいます。しかし、産科の産褥病室は周産期センター計画当初から一般病棟の六床に相当する大部屋を母子が一緒にいられるように四床で運用するようにしました。実際には建物の構造を母子が一緒にいられるようにしたのですが、産科医、助産師には母子を同室にしてケアするノウハウはなく、また妊婦さんの意識も、赤ちゃんが生まれたら、赤ちゃんは医学的に管理され、自分も赤ちゃんと離れて産褥期を管理され、お産の疲れを回復することが当たり前と意識づけされていました。

一九八九年にＷＨＯとユニセフは「母乳育児の保護、促進、そして支援」するための共同声明を発表し、その具体的指針として「母乳育児を成功させるための一〇か条」を示しました。そこで、私たちも一九九三年から出産直後からの母子同室と母乳育児支援を開始しました。すべての仕組みを出産直後から母と子が一緒にいることを当然なこととして変更すると、産科医、新生児科医、助産師が危惧していた事態は起きず、褥婦さんたちは当たり前のようにわが子と時を過ごし、当たり前のように授乳しています。妊婦さんたちの意識を母子分離に向かわせていたのは実は私たち医療者の思い込みに過ぎなかったと気づかされました。

当時、母性看護の学生実習は完全母子異室の大学本院産科と母子同室を取り入れた私たちの周産期センターの両方で行われていたのですが、大学での実習を終えて私たちの施設での実習も行った看護学生が、実習の感想をこんな風に述べていました。「母子異室の本院産科では受け持ちの褥婦さんにケアをしながらお話をすると、私の赤ちゃんは新生児室でどんな風に過ごしているのか、私の赤ちゃんはどんな赤ちゃんなのと質問されます。ところが、母子同室のこの病院での実習では、褥婦さんは、私の赤ちゃんはこんな特徴があって、こんなサインはウンチで、こんなサインはおっぱいなのよ、と教えてくれます」。

こんな、母と子にとって当たり前の親子のやり取りが医療側の思い込みで妨げられていたわけです。また、出産で疲労困憊しているはずの褥婦さんについても「本院の褥婦さんは赤ちゃんに会いに行くとき、手すりにすがるようにして廊下を歩いています。ところが、この施設のお母さんは産後なのに、廊下を蹴飛ばすように歩いています」。この感想を聞いたときに、母子の産褥期の過ごし方の意味について医療スタッフ全員が腑に落ちたわけです。

3　NICUでのディベロップメンタルケアの流れ

こうした、健常成熟新生児とその母親への取り組みの変遷とともに、NICUに入院する病的新生児や早産児は、治療と医療的ケアが中心となるため、私たちは母子分離は当然でやむをえないことであり、治療のためには不可欠であるという固定概念にとらわれていました。その反動として、早産児の生育環境を何とかして子宮内環境に近づけようとする努力もはじまっていて、胎児・新生児の視覚・聴覚・皮膚知覚・味覚・嗅覚・固有知覚の発達の経過も知られるようになり、NICUの知覚環境があまりにも胎児の知覚環境と異なることに注目が集まるようになりました。そこで私たちのNICUでも騒音計や照度計を用いて音・光のレベルを測定し、NICU入院時の物理的知覚環境を整えることを試みていました。

あるとき、新任の周産期センター看護師長が、私は助産師ではあるが、NICUでのケアの経験がないからといって、着任早々の二カ月間NICUで看護師とともにケアを経験してから、実際の師長業務に就くということを試みてくれました。その二カ月後にNICUでのケア体験を私と話したとき、「NICUのケア環境にひどく違和感を覚えました」というコメントをしました。私は照度の問題、音の問題、ケア提供者の人数の問題かと、問うたところ、「一番の違和感はNICUに母親の姿が見られないことです」と述べました。私の意識ではNICUはあらゆる医学・技術的手法を用いて小さな生命を助け、維持する医療の場であるという認識が強かったため、このコメントには強い衝撃を受けました。

もちろん、そのときは母子面会といって、成人病棟や小児病棟と同じく、決められた時間に母親が来棟して保育器の脇で赤ちゃんと面会することは行われていました。なぜなら、NICUを退院した赤ちゃんを育てる親たちの多くは退院後に、不安に満ちた子育てをし、自分はNICU入院中にわが子を世話してくれた看護師のような知識も技術もなく、しかも時間に沿ってケアすることが難しいと考えているからです。

自分の母親としてのモデルが看護師の病児のケア場面から生じているからです。看護師は患児をケアするのであって、育児は親と子の双方向的発達であるという意識を生まれにくくさせていたわけです。

それをきっかけに私たちに何ができるのかが頭を占めるようになってきました。そんなときに偶然「Lancet」という医学雑誌の記事が目に入りました。アフリカのある地域で、低出生体重児を保育器で育てるという先進国での医療と同じことが行えない地域で、低出生体重児を母親の懐に入れるという保育器を使わない代替医療が行われていて、カンガルーケアと呼ばれ、それはコロンビアのボゴタではじまったというものでした。同僚の医師たちに聞いてもカンガルーケアという名称を知りませんでした。そこで、カンガルーケアというキーワードで文献をあさり、片端から読み通しました。大まかな内容を知った時点でユニセフ東京にお願いして、WHOがこのケアの創始者のボゴタのサンジュアン病院のレイとマルチネスの協力で作成したビデオ（『mother Kangaroo a light of hope』）を取り寄せていただき、スタッフ全員で視聴するとともに、私が集めた文献を和訳して、読み合わせることを行いました。

私たちのNICUスタッフ全員にカンガルーケアの共通理解が得られたところで、カンガルーケアを開始しました。昔、スリランカのキャンディで見た光景が私たちのNICUでも展開されるようになったのです。

その取り組みをカンガルーケア・プロジェクトとして医師の視点から、看護師の視点から、臨床心理士の視点からまとめた『カンガルーケア〜ぬくもりの子育て〜小さな赤ちゃんと家族のスタート』を一九九九年に出版し（堀内ら、一九九九）、二〇〇一年に本シリーズ『別冊発達』二四巻に「カンガルーケア」を執筆しました（堀内、二〇〇一）。これもカンガルーケアについての私たちの研究の成果をまとめたものですので、是非、ご覧ください。

3　母児の妊娠中から出産直後のニーズ

ヒト乳児が子宮内から子宮外への適応を果たすためには四つの重要な過程があります。それはa．生理的適応、b．行動上の適応、c．接近欲求を満たされること、d．母親が原初的没頭状態に陥ることです（堀内、二〇一三）。経膣分娩された正期産ローリスク新生児の場合にはこの四つの過程がお互いに影響し合いながら、医療・ケア提供者の見守る中で出産直後から母子が密着しつつ達成されます。

1　女性が母親となるプロセス

一方、女性が母親になっていく周産期の課題は、①自分自身とわが子のいのちを守り抜くこと、そして子どもが生まれたあとは、②直観的にわが子を感じ取り、親と子の関係性の世界をつくることです。そのためのプロセスは妊娠期に身体的物理的胎児の存在に向き合うこと、わが子のことを思いめぐらし、その姿や全体像を意識のうえでつくり出していくこと、さらに自分自身が子どもを育てる者になるという母性意識をこころに育むことです。

そのプロセスは妊娠一二週頃、妊娠継続を確信する頃から育まれ、想像の世界は一気に加速しますが、それは一方ではワクワクするような期待であり、もう一方では喪失の恐れも抱き、どうにかバランスを取ろうとします。一六週以後は胎動を感じ、超音波画像を見ることで視覚イメージを得て、想像を羽ばたかせるようになり、三二週まで想像の世界は進行します。しかし、三二週を過ぎるとこのプロセスを一旦停止し、ある意味では出産という現実に向けてリセットしなくてはいけません。それゆえに四〇週で出産を迎え、わが子と自分、そして現実化した母親像を新生し、それを中核とした母親というアイデンティティを確立するプロセスに入っていきます。母親というアイデンティティを身につけつつ、わが子との絆と愛着という関係性を育んでいくことになります（スターン、一九九八／二〇一二）。そのプロセスにとって重要なことは、極めて親しい存在としてのわが子に惹きつけられ没頭していくことです。

この時期にわが子の泣き声と、違う子の泣き声を聞かせ、母親の脳のどの部分が特異的にわが子の泣き声に反応するかについて機能的核磁気共鳴法（fMRI）を用いて研究した結果では、扁桃核、前頭葉、そして小脳が強く反応していることが示されました。扁桃核は入力された知覚情報から闘争か逃走かの反応に関与し、前頭皮質はその働きを抑制しつつ高度な判断をし、小脳は情動・表情の表出を調節する中枢といわれています。

ところが、産後三～四カ月では同じ刺激に対して扁桃核と前頭葉の反応は消失し、視床と前帯状束が特異的に反応します。視床はわが子が泣いているという大まかな輪郭をまとめ、前帯状束は思いやり、共感、母性にかかわる中枢です（Swain, 2008）。母親としての母性愛がこの頃になると確立されたことを示しています。すなわち産後一カ月頃まではウィニコット（Winnicott, D. W.）のいう原初的没頭のような状態が脳科学的にも起きていることになります。

2　産後早期の母親の意識変化

妊娠中は胎児の様々なニーズのほとんどは自動的に子宮胎盤を介して母親の身体が連続的に提供しています。したがって、妊婦の意識は妊娠している自分のおなかに集中しています。出産後は児自らが何らかのサインを出すことで、母親はそのニーズを直観的に見て取り、満たします。すなわち、出産後母親は自分の胸と、その胸にいるわが子に意識を集中するようになります。

二〇〇五年度にわれわれが行った二〇八〇組の母子についての調査でも母親になった実感が湧いたときは「産んだ瞬間」が四三・三%、「早期母子接触」三一・六%、「乳首を吸われたとき」三三・七%、「抱っこして児が泣き止んだとき」二五・三%、「授乳がうまくいったとき」一〇・四%との結果が得られ（堀内ら、二〇〇四）、明らかにわが子との関係性づくりか母親の胸にいるわが子との間で営まれています。

詩人でエッセイストの浜文子さんは、わが子との出会いを以下のように述べています（浜、一九九五）。

「やっと生まれた男の子は頭の形がいびつで異様に鼻が大きく、水辺の生き物が突然人間に変身したような、ふにゃふにゃのふやけた肌色をしていました。私はと言えば、いきんだ後遺症で目蓋は重くむくみ、唇はかさかさ、束ねた髪もバラバラにほつれ、ひどい様子でした。

お世辞にもステキとは言えない姿での母子の対面です。息子はむくんだ顔の母親の胸に、いびつな頭をくらりとよりかけてきました。

私たちは、もう「母子」でした」。

4　母と子の出会い（バースカンガルーケア）

出産は妊娠中からの課題である自分のいのちとわが子のいのちを守る一番重要な営みです。それには通常の集中力・忍耐力・意思力の限界を超えた自分が備えるすべての力を振り絞ります。そして医療や助産の助けがあっても、究極には産むのは自分しかいないわけです。したがって、この極端な体験は心理的転換点となり、いわば人生に深い変化をもたらす体験となります。こうした体験の直後にしっかり、じっくりわが子と素肌で触れ合うことは研ぎ澄まされた感覚のもとでわが子と出会うことになります。産声はわが子の存在をリアルに感じさせ、独立した存在であることを主張していると思え、母親は身のうちに二四時間抱き続けた胎児から解放された実感をもちます。しかもお産という人生上の大仕事を成し遂げ、わが子のいのちを守り抜いたという有能感に浸ります。

赤ちゃんをおなかに載せると赤ちゃんの重みと肌触り・ぬくもりが自分の生み出した者がまさに生ける存在として自分とともにあり、胎児を喪うという虚脱感を埋めて、充実感に変換していきます。わが子が自分を見つめた瞬間に、赤ちゃんが眼差しを交わしえる「人」であることがこころに刻まれ、わが子が私を知っているのだ、自分と結ばれているのだという実感がこころにストンとおちます。すなわち出産直後から母親と新生児の皮膚接触（バースカンガルーケア）と授乳は子の生理的ニーズ、心理・行動上の欲求を母親が原初的没頭下で直観的に満たす営みといえます。

先述したとおり、母親の妊娠中のおなかに向かう意識が一気に胸に移動するという情動を架け橋とした身体とこころの相互的営みが生じたことになります。実際に、母親による乳児虐待死では一カ月未満が圧倒的に多く、しかも、生後一日以内が八〇％以上を占めるのはこうした意識の移動の不全によるものともいえます（光田、二〇一四）。

5　バースカンガルーケアの実際

生まれたばかりの新生児を裸のまま、母親の胸に載せると自発的に母親の乳房のもとに這い登り、乳頭を発見し、吸啜を開始します（堀内、二〇一三）。最初の二〇分間、新生児は静かに母親のうえで休息をとり、定期的に母親を見上げます。三〇分から四五分で口を動かし、唇をピチャピチャしはじめ、新生児は涎を垂らすようになり、児は前方にゆっくりと進み、左右に首を振り、口を広く開け母親の乳頭に接近していきます。何回かの試行ののち唇が乳頭ではなく乳輪をとらえます（Mahmud et al., 1991）。この探索行動には嗅覚が関与していて、子宮内で嗅ぎなれた羊水の匂いの付着した自分の手を舐め、ついで乳輪のモントゴメリー腺の匂いに惹きつけられます。片方の乳房を洗ってしまうと新生児は必ず洗っていない方の乳房に這ってい き、さらに片方の乳房に羊水を塗布するとそちらの乳房に惹きつけられます（Varendi et al., 1996）。この間、新生児は母親の胸にいる限りは泣かず、母親から引き離され、体重測定や産湯を使わせている間は泣き続け、その後には乳房に吸いつく行動も二度と起きなくなってしまいます（Righard & Alade, 1990）。

一方母親は、出産の痛みから解放され、わが子を両手でべたりと胸に抱き取り、無事に産み終えた安心感にひたります。ついで、わが子の背中を撫で、肌触りを感じ取り、外見について ここは私にそっくり、ここは父親にそっくりなどと確認します。新生児が胎外のまぶしさに馴れて目を見開くようになると母親は目と目を合わせようと夢中になり、覗き込むようにします。新生児が活発になって大きく口を開け、乳輪をとらえようとするとそれに合わせて、自らお乳を吸わせようとし、もし吸わないとがっかりしたり、舐めただけでも自分のお乳に反応したことに喜びます。ついに新生児がお乳をとらえて、吸啜を開始すると母親はその力強さにわが子の生き通す活力を感じ取り、あたかも恋に落ちるかのようにわが子に夢中になります（堀内、二〇一三）。この間、母親のわが子への声かけはわが子の動きにあわせてリズミカルに歌うような抑揚へと変わっていきます（マザリース）。このような母子のやりとりは双方向的・互恵的で音楽的コミュニケーションといわれています。ここで一つ症例をご紹介しましょう。

症例1 バースカンガルーケアを経験した母親

母親二八歳、切迫早産で一六日間入院していましたが、妊娠二八週八三〇グラムで頭位経膣分娩。妊娠中、切迫早産のため長期に入院し、安静を強いられ、混乱し、不安なまま出産を迎えました。出産直後、呼吸の安定化を待ち、生後一〇分に母親の胸に児をおき、毛布で被いました。医師、助産師、NICU看護師に見守られながら、三〇分間バースカンガルーケアを行いました。

この母親はわが子を胸に抱いたとき、「赤ちゃんって重いんですね」「あったかい」といい、さらに「さっきまでおなかの中にいた子がこの子なんですね」といいます。自分が今まさに産み落とした〝いのち〟が〝私の赤ちゃん〟に変わる瞬間となりました。

長い陣痛を乗り越え、出産をなしおおせた直後の母親は喪失感と疲労感から茫然とした状態にあります。この時、ただちに新生児を母親から引き離すと、この喪失感と疲労感だけが残ってしまいます。この身体感覚的喪失感は一瞬の後にわが子を抱き、重みを感じ、匂いを嗅ぎ、撫で、目で見、声を聴くと、喪失したはずのものが厳然として自分と向き合って存在していることが認識され、獲得の喜びに変わっていきます。

もし、生まれた赤ちゃんの情報として体重は八四〇グラムという数値を母親に伝えただけならば、母親は目で見た脆弱性とともに生きることが困難な超低出生体重児という理解だけが残ってしまうに違いありません。単なる重量というデジタルな情報ではなく、重みを感じて、温かさを感じることで、確かに生きている、生きようとしているという〝いのちの実感〟が得られたのだといえます。すなわち、自分の身のうちにあったわが子が、いったん出産という分離体験の後に連続したいのちとして自分が抱きしめている現実が認識されます。

6 バースカンガルーケアが意味するもの

1 バースカンガルーケアの場の提供

このカンガルーケアを提供するにあたって大事なことは、母子にとって、医学的にも、心理的にも安全で安心してわが子と向き合え、しかも周囲の祝福の雰囲気が伝わる場が存在することが不可欠であることです。また、母親の今現在感じていることを言語化できるように声かけを行い、共感する支援者が必要です。そうした場が存在することで、母親の絶望感が解消され、育てようという希望に変わります。バースカンガルーケアを儀式のように行い、母子が分娩室に放置されていることがあると、母親の不安が極限状態まで高まり、幸せな体験どころか、恐怖の体験にもなりえます。赤ちゃんにやさしい病院で出産した母親のカンガルーケア体験に対する感想は七二・七%が「とても感動」、一二・六%が「少し感動」、一・四%が「あまり感動しなかった」、二・五%が「夢中で覚えていない」、〇・九％が「なんとなく怖かった」でした（堀内ら、二〇〇四）。一カ月後の母乳率を見ると、とても感動した母親たちは八三・六％、なんとなく怖いと感じた母親は七五％、夢中で覚えていなかった母親は七二％という結果でした。こうした値からも、出産直後の母子がともに安心していられる場を提供することがいかに大切かがわかります。

2　カンガルーケアの母親へのインパクト

カンガルーケアを体験した母親たちの感想の内容をケア時間により三〇分間、一時間、二時間の三群に分けて比較しました（黄木、二〇〇一）。三〇分以内で終了した母親の感想は「自分の子どもだと実感できた」「生まれる前にはなかった子どもへの愛情を感じた」「ただ嬉しいの一言」「分娩中の痛みやつらさ、二度と嫌だという思いを、感動することで消してくれる感じです」という肯定的感想が述べられます。母親にとってもスタッフにとっても出産の痛みは大病院の産科では否定的にとらえられていることが多いのですが、助産所出産のような家庭的雰囲気での出産体験では、その出産体験には恐怖感、疼痛が少なく、出産体験を楽しみ、時に〝快〟の体験として表出する女性がいます。そうすると出産に伴う苦痛をとらなくてはいけないという命題に直面する機会は大病院産科ほど大きくなりがちです。こうした苦痛体験があっても、それを肯定的方向に向け直す体験のかたちもあり、それがカンガルーケアといえます。

一時間のカンガルーケアの体験ではことばの数が増し、しかも生々しい実感を具体的に細かく述べるようになり、単なる表面的な表現だけではなくなります。「素肌のままで抱っこしていると、汗ばむほど赤ちゃんって、あたたかいものなのだと再認識しました」「生まれた直後の赤ちゃんの顔を近くで見ることができて、いろいろな表情をすることがわかりました」「スキンシップをしたことでとても愛情がわいてきた。それも、赤ちゃんの髪の毛が濡れている状態が生々しく、今、出産したのだなあとあらためて実感しました」「産んだ直後のわが子と、こんなに長い時間過ごせるとは思わなかったので、驚きましたがとても嬉しかったです」「私がうとうとしている間に、赤ちゃんが自分で動いて乳首に吸いついているのを見て、赤ちゃんの生命力に感動しました。私の体温が赤ちゃんに伝わってあたたかそう。おなかの中では感じられなかった赤ちゃんのぬくもりを、十分に感じられて幸せでした」などです。

二時間カンガルーケアを体験した母親はさらに感想のことばが増します。この文字数の増加からも出産直後にわが子と安心して長時間ふれあうことが強いインパクトを与えていることがわかります。その内容は、「血なまぐさくて頭蓋骨がまだ重なったままの赤ちゃんを抱っこできて、今、この子を産んだんだ、ということがじわーっと実感できて嬉しかったです。生まれたばかりなのに乳首を探して吸いつくことに生命力を感じました」「すごくあたたかかった。テレビで何度か聞いていたように、ママの顔を一生懸命見ようと頑張っていたところ、生まれてすぐおっぱいに吸いつくあの力強さ、ベビーが生まれるまでの様々な苦労が吹き飛ぶぐらい素晴らしい体験ができ、嬉しかったです」「産後二時間、親子三人で過ごせたことは、立ち会い出産と同じぐらい、意味のある体験ができたと思います。おなかの中にいた赤ちゃんが外に出てきて、今、私のおなかの中にある不思議な感じと、赤ちゃんのあたたかさが伝わってきて、ああ、生きているのだなと思いました。体はつらかったけれど、赤ちゃんをどかしたいとは思いませんでした」。否定的感想は少なく、「かわいくて、つい二時間、めいっぱい抱っこし続けてしまい、分娩台の上では姿勢が変えられないので、ちょっと腰が痛くなりました（でも、ずっと抱っこできてよかった）」「少々お尻が痛かったが、わが子のかわいさに消されていた」などの身体的な訴えのみでした。

こうした充実した体験をした母親は、①抱っこすることで安心感を与え、②あやすことで、感情を制御する感覚を養い、③子どもの出すサインを映し返して体験を意味づけ、④丁度よいときに丁度よいものを差し出し、自己効力感が得られるようにする母親の役割に当然のように入っていくことになります（川上、二〇一二）。母親はわが子の吸啜にひたむきな栄養摂取の意思を感じ、非栄養吸啜を行いながら児がまどろむとき、自らの乳房・乳頭がまさに児に安寧と平穏をもたらしていると感じます。一歳時の母子の観察では出生直後の母子分離を体験したカップルに比較して母―児関係での母親の感度が高く、乳児の自己調整力が優れ、親子の相互関係と互恵性に影響を与えていました（Bystrova et al., 2009）。

7　妊娠・出産・産褥の生物学的営みと親と子の出会い

妊娠出産を私たち医療者は医療の対象としてとらえてきましたが、ヒトという存在のいのちを受け渡していく過程としての身体・心理的プロセスとしてとらえるとき、女性たちが妊娠期間を通して一億七千万年という哺乳動物の進化の歴史をさかのぼる営みともいえます。私たち人間であっても哺乳動物の掟から逃れられないといえます。生まれ出る子はまさに哺乳動物としての子として生まれ、哺乳動物の子として行動します。女性はわが子とともにありながら妊娠期間を通してさかのぼった哺乳動物としての母性行動に没頭していきます。その結果、分離された母子が再び母子結合の営みへとすすみ、子の愛着・母の絆といわれる人間という存在として不可欠なこころへと進展していくことになります。周産期のケアを見直すことにより現代の母子のこころの問題解決の糸口のいくつかが見えてくるように思えます。

文献

Bystrova, K., Ivanova, V., & Edhborg, M. 2009 Early contact versus separation: effects on mother-infant interaction one year later. *Birth*, **36**(2), 97-109.

浜文子　一九九五　母の時間（とき）　グランまま社

堀内勁　二〇〇一　カンガルーケア　渡辺久子・橋本洋子（編）別冊発達二四　乳幼児精神保健の新しい風、ミネルヴァ書房、九一-一〇三頁

堀内勁　二〇一三　Early skin to skin contact――誤解と混乱　日本母乳哺育学会誌、第七巻第二号、八三-九一頁

堀内勁・橋本武夫・山内芳忠　二〇〇四　厚生労働科学研究――妊娠・出産の快適性確保のための諸問題の研究、全国産科施設における母乳育児実施状況調査

堀内勁・飯田ゆみ子・橋本洋子　一九九九　カンガルーケア　メディカ出版

川上範夫　二〇一二　ウィニコットがひらく豊かな心理臨床　明石書店

光田信明　二〇一四　児童虐待の産科的背景　周産期医学、第四四巻第一号、一七-二四頁

Mahmud, N., Masuzaki, H., & Yasunaga, M. 1991 Behavioral Pattern of the Newborn－Earliest timing for initiating attachment behavior in the infants. *Acta Med Nagasaki*, **36**, 94-97.

Righard, L., & Alade, M. O. 1990 Effect of delivery room routines on success of first breast-feed. *Lancet*, **336**, 1105-1107.

スターン、D・N＆スターン、N・B（著）北村婦美（訳）一九九八／二〇一二　母親になるということ　創元社

Swain, J.E. 2008 Baby Stimuli and Parent Brain: Functional Neuroimaging of the Neural Substrartes of Parent-Infant Attachment. *Psychiatry*, **5**(8), 28-36.

Varendi, H., Porter, R.H., & Winberg, J. 1996 Attractiveness of amniotic fluid odor: evidence of prenatal olfactory learning? *Acta-Paediatr*, **85**(10), 1223-1227.

ほりうち　たけし
聖マリアンナ医科大学名誉教授・小児科医。

7 赤ちゃんのもって生まれた力

大城昌平

1 赤ちゃんの学習の基盤としての能力

生まれたばかりの赤ちゃんは、どのような世界に生きているのでしょうか？　赤ちゃんはどのようにして、自分や世界（他者や物理的対象）を体験し、〝人〟として発達するのでしょうか？　フロイト（Freud. S.）は、赤ちゃんが〝刺激障壁（stimulus barrier）〟によって世界とは遮断された存在で、その障壁が赤ちゃんを守っていると考えました。またマーラー（Mahler. M.S.）は、赤ちゃんは「正常自閉」の状態で、本質的に他者と無関係な状態にあるとみなしていました。しかし、私たちが赤ちゃんを観察したり、養育者の育児の様子を見たりしていると、赤ちゃんは私たちが思っている以上に生得的な能力を有していることに気づきます。赤ちゃんはその能力を使って養育者の育児行動を引き出し、養育者は赤ちゃんの能力に惹きつけられるように赤ちゃんとかかわり、そしてその能力を引き出そうとさえしていることがわかります。近年、発達心理学や神経学、認知科学、進化心理学などの学問領域の発展によって、赤ちゃんは「タブララサ tabula rasa（白紙）」の状態ではなく、複雑で高い能力をもち、その能力を学習の基盤として活用することがわかってきています。このように発達とは、生まれたときからもっている生得的な能力がさらに質的に変化・発展していく過程であると考えられます。

フォーダー（Fodor, J.A.）は、人の生得的な能力について、「モジュール」という概念を提唱しています。モジュールとは「生得的な学習装置」で、人のこころや知識の基本となる領域において赤ちゃんの学習をガイドする役割を果たすと考えられています。このモジュールは、人の進化の過程で獲得され、特定の機能（言語、計算、物理的な現象の認知、心の理論、音楽など）を果たすための生得的な構造基盤で、赤ちゃんはそのような学習のための基盤を遺伝的にもって生まれてくると考えられています。このモジュール仮説では、モジュールを可能にするのが遺伝子によって規定される脳の構造と機能の進化であるとみなし、それは強固な構造で、そこには学習や経験は無関係であるように想定されます。しかし人の発達は、遺伝の要素のみに単純に還元できるものではなく、それぞれの個体の環境や経験、学習の要素が反映されます。それぞれの個体は、遺伝的影響を受けるとともに、それぞれ異なった環境の中で後成的な発達過程を辿ります（Gottlieb, 1998）。赤ちゃん（胎児も）は、モジュールのような生得的な学習基盤をもって、それを基盤として動的で複雑な環境とかかわりあいながら発達していく能動的な学習者であるという理解が必要です。

発達へのインプットには、①遺伝子活性（タンパク質合成と遺伝子自体の活性調節の両方における遺伝子関与の基盤をなすＤＮＡ転写）、②感覚情報（発達中の動物の感覚器官を通じて働き、神経系によって処理される影響で、学習効果や、もっと一般的に解釈される経験をすべて含めたもの）、③物理的影響（その他すべての環境〔物理的・化学的作用〕）に大まかに分類されます（Johnston & Edwards, 2002）。感覚情報や物理的影響が行動に働きかけると同時に、行動もまた感覚情報や物理的影響に働きかけ、さらに行動は遺伝子活性にも間接的な影響を及ぼします。加えて、行動に伴う経験や学習、それらに伴う神経活動は神経細胞とニューロンの成長、そして最終的に脳の構造にも影響を与えることになります。このように発達は、赤ちゃん自らの行動が自らの発達を促すという〝自己組織化の過程〟であるといえます。

表１　感覚（知覚）機能：胎児期より感覚系の神経発達と機能化は進む

感覚機能	週数（受胎後）
触　覚	7.5 - 18
前庭感覚	21 - 24
味覚・嗅覚	12 - 14
聴　覚	20 - 24
視　覚	23 - 25 （対光反射 30 - 35）

出所：Lecanuet et al., 1996より一部改変

2　感覚（知覚）機能

1　感覚（知覚）機能の発達

これまでの研究から、感覚（知覚）機能（視覚、聴覚、味覚、嗅覚、触覚、平衡感覚を含む前庭感覚、身体の位置感覚や運動感覚に関する深部感覚や内臓感覚などの様々な感覚）は胎児期より発達・機能化し、新生児は生まれたときから高い感覚機能を獲得していることが知られています（表１）。各種の感覚機能の発達は、それぞれの感覚を生起する刺激と関係しているため、胎児が過ごす子宮内環境はそれらの感覚機能の発達を生起する刺激にあふれていることになります。そして、出生後の認知機能は、これらの感覚機能の発達が基盤となります。

胎児は子宮内で食べ物を味わっています。胎児は複数の味蕾《みらい》をもち、胎児・新生児の舌は甘み、苦み、酸味を感じることができます。また胎児の嗅覚に関連した神経系は、妊娠第三期のはじめ頃には十分に機能できるほど発達し、出生直後から多くの種類の匂いを分別することができるとされます。生まれて間もない新生児は嗅覚を介して母乳を探索します。また新生児は匂いの感覚を通して母親を認識できることや、自分の母親と他の母親の母乳の匂いを弁別できること、母親の食事などによる母乳の味の変化に敏感に反応することなどが知られています。さらに、胎児期の味覚や嗅覚の経験が、生まれた後の味の感受性や好み、摂食行動にも影響す

るとも考えられています。

子宮内には光が到達しにくく視覚機能を生起する刺激が不足しているため、視覚は五感の中で最も遅く発達します。新生児の視力は〇・〇五程度（生後一年で〇・四程度）で、いわゆる近眼の状態です。そのため、生まれたばかりの赤ちゃんでは一五～二〇センチほど離れたものが最もよく見え、母乳を飲んでいる赤ちゃんと母親の顔の距離がちょうど良い間隔となります。また直線的で角張った物より、曲線を含んだ視覚的刺激物を好み、白と黒の組み合わせや動くものをよく見ることができます。まさに人の顔に強くひかれるように生まれついているのだといえます。さらに、母親の顔をそうでない顔より好んでよく見たり、顔の表情（楽しい、悲しいなど）を区別したりするなどの視覚的認知機能も有しているといわれます。

胎児の聴覚機能はよく発達し、聴覚神経系は妊娠二六週目にはすでに聴く力を有し、脳の聴覚神経回路は妊娠九カ月半（三六～三八週）頃には完成します。新生児の聴力は、人の声に最もよく反応し、母親の声によりよく反応するなどの聴覚的認知（聴覚刺激の質の識別）能力を有しています。子宮内と外の世界で聞く母親の声はまったく響きが違いますが、赤ちゃんは声のパターンやリズムによって生まれてすぐに母親の声を聞き分けられるといわれます。

触覚は新生児でも非常によく発達しています。触覚は皮膚に触れたものが危険かどうかなどの防御反応のうえで重要なだけでなく、心地よい快の触覚刺激が母子関係の確立に影響を与え、母乳や抱っこによる触れ合いは、赤ちゃんにとって触覚系を介した母親との愛着形成、心身の健康増進に欠かせないものです。一方で、繰り返される痛みの刺激は血圧上昇や酸素濃度の低下などの生理的な悪影響に加え、長期的な痛み刺激がストレスホルモン（ステロイド、アドレナリンなど）の上昇を来たし、それが脳のモノアミン系の受容体を有する脳細胞のアポトーシスを促進することで、長期的な脳の発達障害に起因することになります。

2　感覚機能の調和

では赤ちゃんはどのようにして、このような感覚機能を使って自分や世界を体験し、学習するのでしょうか。赤ちゃんにはそれらの感覚機能を調和させ、見るもの、聞くもの、触れるもの、匂うもの、味わうものを相互に関連づけて、統合した世界を知覚し学習する性質があるようです。たとえば、母乳を吸う心地よい触覚、母乳や母親の匂い、声、表情などを統合して「母親」という存在と関係を学習していきます。

スターン（一九八五／一九八九）は、無様式知覚（amodal perception）という概念を提唱しています。無様式知覚とは、視覚や聴覚、触覚、固有受容覚などの一つの知覚（感覚）様式で受信された情報を別の知覚様式へ変換・統合し、その特性を認知する生得的で普遍的な能力であるとされます。赤ちゃんには無様式知覚のような特殊な認知能力があって、見えるもの、聴くもの、触れるものの本質を見抜くことができるようになると思われます。このような認知能力は、他者の感情理解や、他者の感情にうまく合わせる（調和する）ことにも用いられているようです。赤ちゃんは無様式知覚を用いて、母親が緊張したり落ち込んだりしているのか、ゆったりと落ち着いているのかなどを感受し、赤ちゃんもそれに合わせて気分の波長を合わせ、感情（情動）を共有し、自分も緊張したり落ち着いたりするようです。これは他者の感情への共感、自身の感情への気づきと調整、そして心の理論へとつながるものです。

3　赤ちゃんの学習力

赤ちゃんは感覚機能を活用して、知覚刺激を能動的に探索します。赤ちゃんの探し求める感覚とその知覚には明らかな志向と好みがあるようです。たとえば、新生児に、口を開閉したり舌を出したりして見せると、じっとそれを見つめた後にその行動を真似る「模倣」が観察されます。メルツォフら（Meltzoff & Moore, 1997）はこのような現象から、赤ちゃんは見ている他者を自分の中に自動的に取り込んで学習するという〝like-me 仮説〟を提唱しています。赤ちゃんは自己と他者は分離した状態でなく（同一視して）、他者の視覚情報を自分の中に取り入れ自分の行為と照合することで、他者の行為やその意図、感情を理解し共感する能力を身につけていると考えられます。

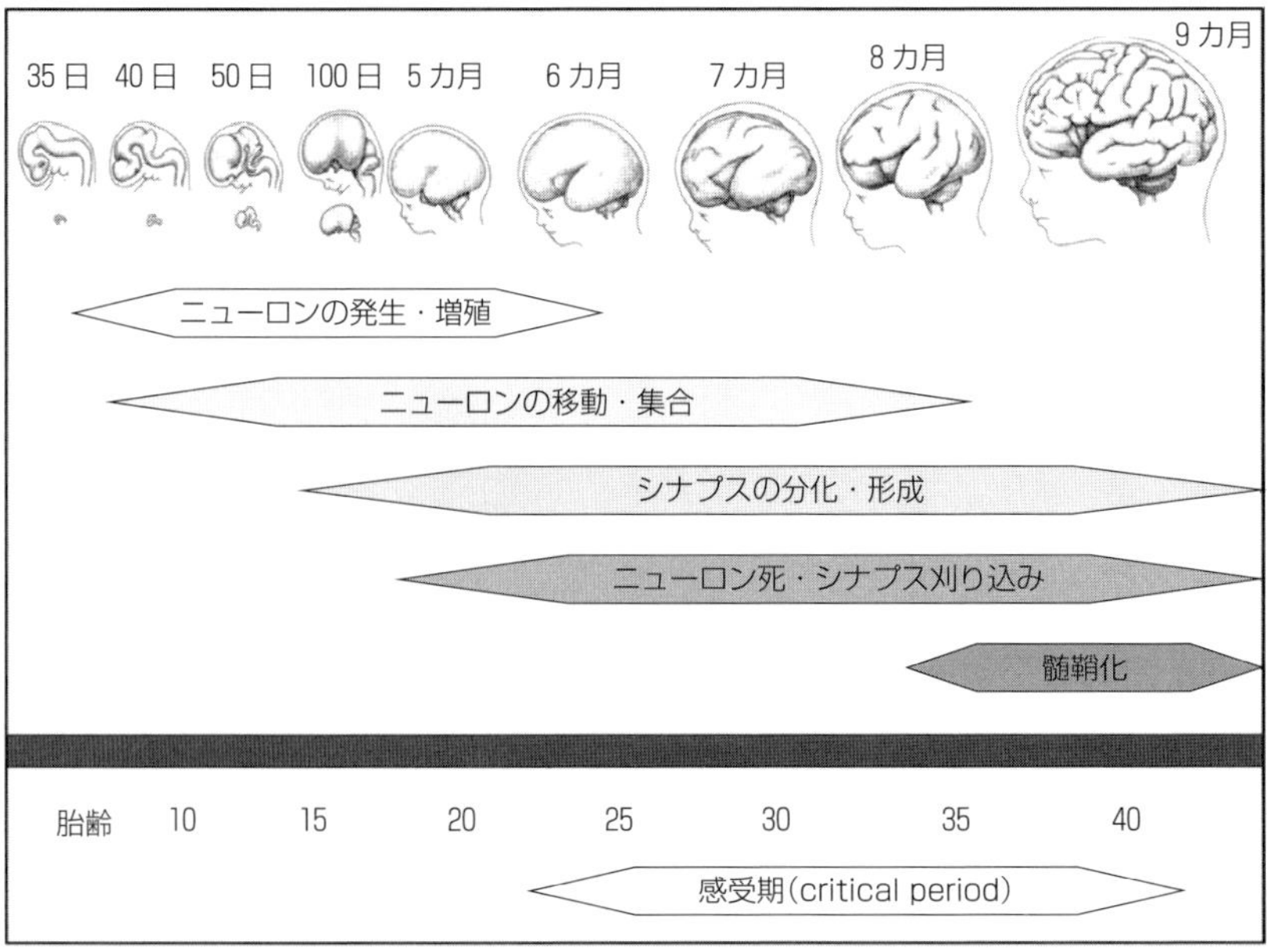

図1　脳の構造と機能の発達過程

また赤ちゃんは自分の運動に伴う外界の変化（随伴性）に敏感です。自分の行為とその結果を探索しながら自己効力感を高めます。生後二～三カ月にもなると、赤ちゃんは自己と世界の関係性に気づくようになり、自分の行動と周囲の出来事の関係の規則性を発見し、自己と世界の関係性を築いていきます。

一方で、赤ちゃんは「慣れ」やすい（馴化）という性質をもっていて、新しい刺激を選択的に求めるようにも学習します。このような生得的な志向性システム（自己報酬システム、動機づけシステム）が学習に関与しています。そして、このような志向性システムによって、知覚事象の中に不変と変化の特徴を検出し、また仮説を立てたり、試したり、比較したりしながら世界を探索し学習していきます（ロシャ、二〇〇一／二〇〇四）。

このような学習能力は赤ちゃんに働きかけた他者にも喜びをもたらすことになり、他者から赤ちゃんへの新しい働きかけを生み、再びそれが赤ちゃんの能力を高めることになります。この相互交流が赤ちゃんと他者の共鳴を深め、より高次の社会性の発達へとつながっていきます。

3　赤ちゃんの神経系の発達

1　脳の発達（構造と機能）

脳は、人の臓器の中で最も早く形成されます（図1）。受精後三～四週頃になると脳の原基である神経管が形成され、神経管の先端部の二つの小胞から大脳皮質、間脳、脳幹、小脳が形成され、外形的には胎齢九カ月頃には成人の脳とほぼ同じ外観となります。皮質は胎齢三カ月頃に発達し、六カ月には皮質を構成するすべてのニューロンが存在します。ニューロンは脳室層の神経上皮細胞の分裂から生まれ、グリア細胞がつくるワイヤーを伝わって皮質表層へ移動し、柱状に並びそれぞれ固有の機能単位（たとえば視覚、聴覚、触覚など）を形成します。皮質に辿りついたニューロンは、軸索を伸ばして他のニューロンとシナプスを形成（出生時には数千億から一兆個以上のニューロンが、それぞれ数千から一万個のシナプスを形成）します。その間、余分なニューロンやシナプスが除去されるニューロン死やシナプスの刈り込みが生じ、必要なものが生き残り不要なものはなくなることで、無駄のない神経ネットワークが構築されます。生き残ったニューロンは神経線維が髄鞘《ずいしょう》化（伝導が漏電しないようにコーティングされる）することで情報伝導が円滑になります。感覚運動領域のニューロンでは早く髄鞘化し、種々の精神活動などいわゆる高次脳機能を司る連合野、特に前頭前野では二〇歳ぐらいで髄鞘化が完成するといわれます。

このような脳の形成・発達過程は、遺伝子レベルでの規則によってある程度決まっていますが、胎児・新生児自身の活動や環境要因、および両者の相互作用によっても変化します。胎児・新生児の脳は、ニューロンが受け取る刺激のタイプ（量や質）に依存した柔軟な可塑性をもち、自己組織化することが最大の特徴です。特に胎齢一五週以降が感受期で、脳は重要な発達期にあるとともに脆弱であり、胎児が通常とは異なった過剰かつ不快な感覚刺激、栄養不足などにさらされ続けると、脳の構造と神経ネットワークに問題が生じ、これらの可塑的変化が発達障害などの発症とも関係します。

2　感覚機能と脳の発達

胎児・新生児への刺激は、感覚系を通して脳の発達に影響を及ぼします。先述したように感覚系の機能は胎児期から発達し、感覚入力が同時性に脳の形成と発達を促します。近年の動物や人に関する研究においても、胎児期の脳発達における子宮内での感覚情報・経験の重要性が指摘されています。ＰＥＴ（陽電子放射断層撮影法：Positron Emission Tomography）による脳活動測定（グルコース代謝測定）の研究では、新生児の脳活動部位は皮質下を中心とした領域で、すでに脳幹、視床下部と扁桃体（辺縁系）、皮質の感覚運動領域が機能しています（図2）。

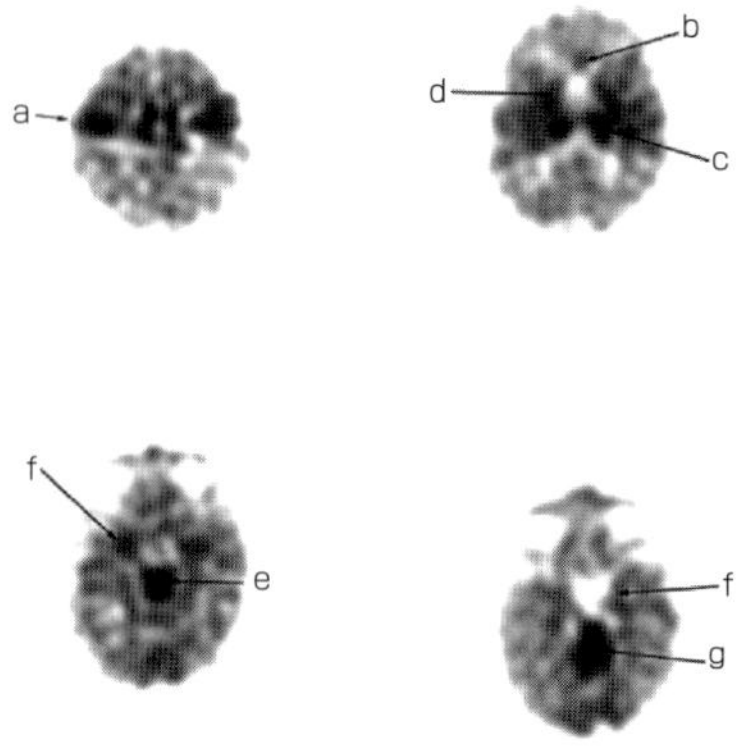

図 2　新生児の脳の活動領域

注：新生児期には，(a)感覚運動野，(b)帯状皮質，(c)視床，(d)基底核，(e)脳幹，(f)内側側頭領域，(g)小脳虫部で活動（グルコース代謝）が高く，前頭・側頭・頭頂・後頭皮質および小脳皮質で活動が低い。

出所：Harry et al., 1998

脳幹は覚醒や神経伝達物質の調整、視床下部は自律神経や内分泌機能の調節、扁桃体は快・不快の情動の中枢であり、記憶の中枢である海馬と連結します。児へ不快な感覚刺激が加わると、生体防御機能として脳幹のモノアミン神経伝達物質（ドーパミン、ノルアドレナリン、セロトニンなど）による覚醒の興奮と、視床下部を介した交感神経系の活性化が引き起こされます。同時に扁桃体を介した不快な情動反応（興奮や逃避反応）として生起され、その情報は海馬に記憶として保持されることになります。生後二カ月までが辺縁系システムの感受期といわれ、新生児は「感覚と情動の世界に生きている」といっても過言ではありません。生後三～九カ月には、帯状回との神経線維結合が起こります。帯状回は情動の認知やストレスを制御する情動システムで愛着行動を促します。そして九カ月以降、前頭前野に神経線維結合が進み、前頭前野が情動システムの統括部となり情動をコントロールします。このことが他者の意図理解（共同注視）や心の理論、社会的行動の発達を導くことになります（図３）。このような情動システムの発達は、経験依存的であり、出生初期の情動経験（すなわち感覚の経験）によって下位レベル（脳幹・辺縁系―前頭前野）の構造や機能にひずみが生じると、その影響は上位の脳機能の構造と機能にも及び、こころの発達（知性や愛）や社会適応行動（自己の情動調整や共感）に問題を生じることとなると考えられます。

以上のように赤ちゃんの感覚機能と脳発達との関係を考えると、赤ちゃんへの心地よい適度な刺激が、脳を育み、そして自分と他者を大切にする温かなこころを育むうえでいかに重要であるかがよくわかります。

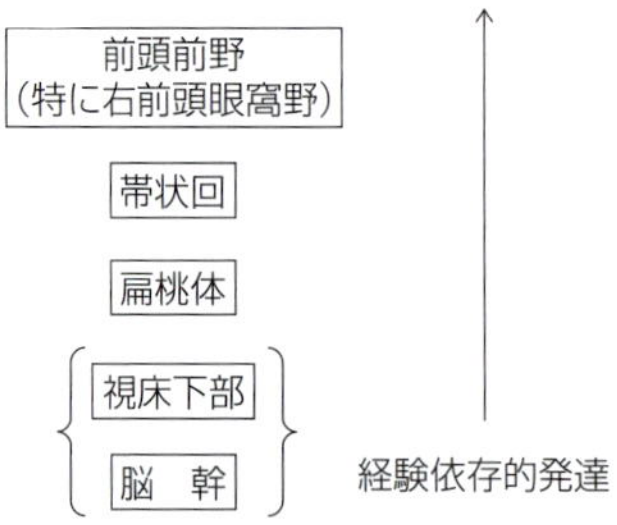

図３　新生児の皮質下と皮質機能の発達

注：皮質下の構造・機能は，帯状回や前頭前野（特に右前頭眼窩野）の構造と機能にも影響する。それは，経験依存的である。
出所：Allan, 2001を参考に作成

4　赤ちゃんの身体と運動の発達

赤ちゃんが世界を知覚し理解することは、身体を基盤とした志向性を伴った行動によってもたらされます。胎児の身体運動を超音波により観察すると、妊娠八週頃には全身運動、一〇週過ぎには四肢の運動が観察され、成長とともに手足の曲げ伸ばし、身体のねじり、足の蹴り運動、呼吸様運動、吸啜《きゅうてつ》嚥下《えんげ》運動、眼球運動などのバラエティーに富んだ自発運動が観察され、ここに身体運動の起源をみることができます。この自発運動の発達に伴って、赤ちゃんは「身体図式」を形成します。「身体図式」とは、自分の身体感覚と身体各部の相対的な位置関係を認識する感覚運動システムです。私たちは無意識・意識下において自分自身の身体を認知し、それによって身体を介して自由に世界とかかわることができます。

ギャラガー（Gallagher, 2000）は身体図式を「sense of body ownership（身体保持感覚）」（この身体はまさに自分のものであるという感覚）と「sense of agency（運動主体感）」（この身体の運動を引き起こしたのはまさに自分自身であるという感覚）として、この身体図式こそが自己を中心とした学習の中枢であると考えています。身体図式は、自発運動による触覚や筋・関節の固有受容器感覚（運動感覚）と、運動―知覚の循環を介して形成されます。妊娠一二週目頃になると胎児は自分の手を口にもっていったり、自分の身体を触ったりして身体の探索行為が観察されます。このとき自分の手には触ったところの感覚が伝えられ、同時に触れたところには手の感覚が伝わります（〝ダブルセンス〟といいます）。こうした運動―知覚の循環が、身体図式の形成にかかわる脳内ネットワークの構築を促し、身体を背景とした行為の原型を形成します。

このような身体の探索行為は同時に、自分と自分以外からの刺激を識別することにもつながります。赤ちゃんが外界を探索するとき、外界を知覚するとともに自己の身体をも知覚しています。それにより自己と外界の境界・区別が生まれ、初期の自己感覚を発達させることにもなります。

5　新生児の行動

1　ブラゼルトンによる新生児の行動

ここまで述べたように赤ちゃんは生得的な能力を有し、その能力を基盤として、能動的に世界と相互作用しながら学習する主体です。生まれたばかりの新生児を観察すると、母親の顔を見つめ、母親と情緒的な交流を結ぼうとする社会的な存在であることがわかります。養育者はそのような赤ちゃんの能力を直感的に感じ取っています。そしてむしろ養育者が赤ちゃんに導かれるように赤ちゃんに働きかけ、赤ちゃんの能力を引き出そうとさえしています。このような赤ちゃんの生得的、能動的な行動に焦点を当てて、その行動能力を発達評価する方法として形式化されたものがブラゼルトン（Brazelton, T.B.）の新生児行動評価（Neonatal Behavioral Assessment Scale: NBAS）です。ブラゼルトンは新生児の行動観察研究から新生児が生得的な相互交流能力を活用して、他者との交流を図り、その交流過程は養育者からの一方的なものでなく、むしろ新生児が主体的かつ能動的に養育者の感情や育児行動を引き出そうとするものであるとし、そのような相互交流の過程を「互恵性（reciprocity）」という言葉で表現しています。

ブラゼルトンは、新生児の相互交流の基盤となる新生児の行動を、四つの行動サブシステムと、それらの統合機能である自己調整能力としています。四つの行動サブシステムは、①自律神経系：呼吸循環、代謝、免疫機能など生理系の恒常性維持能力、②運動系：姿勢筋緊張や反射活動、自発運動の運動調整能力、③状態調整系：睡眠と覚醒状態の調整や外界と上手くかかわるための意識状態の調整能力、④注意・相互作用系：外界に注意を向け、相互作用を図る能力をそれぞれ反映しており、これらのサブシステムは、成熟と発達段階によって階層的に機能化する多重システムです（図4）。これらは相互に影響し合いながら、児と環境との相互作用を促し、赤ちゃんは組織化された行動を示すように発達します。赤ちゃんの行動を四つの行動の枠組みを通して観察することで、①児の能動的な行動能力、②外界との適応能力、③児が外界から受ける影響を理解することができます。このような赤ちゃんの行動は、それぞれに独自なもので、赤ちゃんの個性として行動特徴に現れることになります。

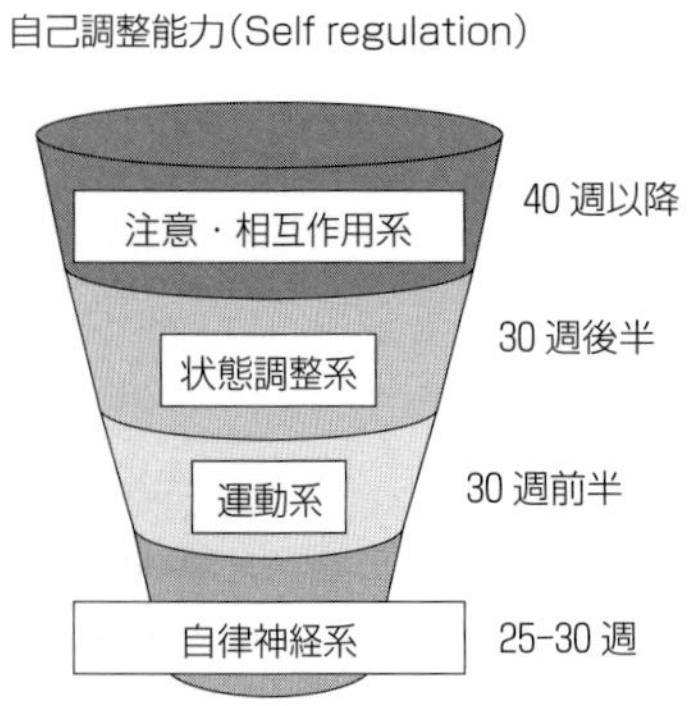

図4　新生児の行動系の4つのサブシステム：赤ちゃんの行動能力はこれらのサブシステムの分化と調節，統合によって決まる

2　コミュニケーションツールとしての赤ちゃんの行動

ことばをまだもたない赤ちゃんにとって、行動そのものが赤ちゃんの気持ち（感情・情動）を理解し、赤ちゃんと養育者（両親）とのコミュニケーションを促す「窓」になります。赤ちゃんの感情（情動）は、感覚刺激や身体のホメオスタシスにもとづく快・不快によって生じます。生後二カ月（修正）くらいまで、母親は赤ちゃんの授乳、睡眠―覚醒、排泄などの「ホメオスタシス」の調整に追われます。赤ちゃんは不快なとき、泣くことで情動（興奮や緊張）を活性化させます。そして、母親が赤ちゃんを抱

ステート1
・目を閉じた規則正しい呼吸での深い眠り
・規則正しい間隔で起こる驚愕や攣動的運動を除いて自発的活動がない
・驚愕は急速におさまり，他の状態への変化は少ない
・眼球運動はない

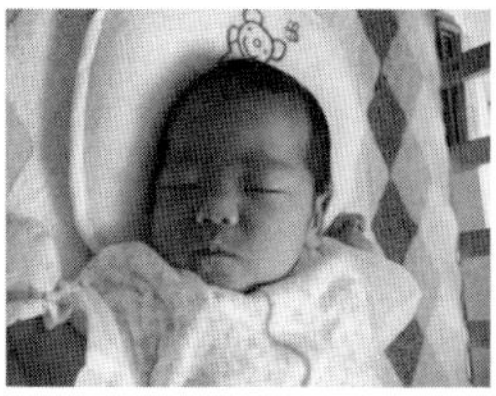

ステート2
・目を閉じた浅い眠り
・閉じた眼瞼を通して，急速な眼球運動がしばしば観察される
・低い活動レベルで，不規則な運動と驚愕ないしは驚愕と同等な動きがある
・運動はステート1におけるよりも滑らかで，より調整されている
・驚愕と同等な動きで内的・外的刺激に反応し，しばしば状態の変化を生じる
・呼吸は不規則で，吸啜運動がときどき起こる
・開眼が短時間起こるかもしれない

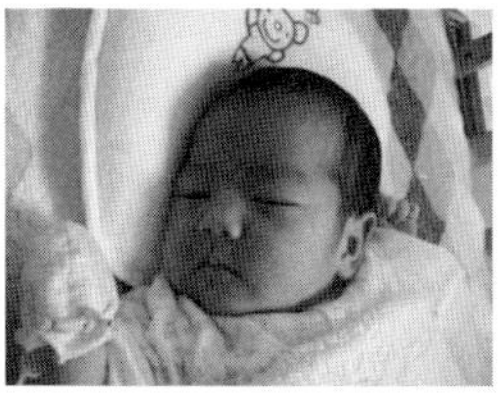

ステート3
・眠そうな半居眠り状態
・目は，重たいまぶたで開けているか，閉じたまぶたがぴくぴく動く
・活動レベルは変化しやすく，散発的な軽度の驚愕運動がときどき起こる
・感覚刺激に対し反応的であるが，反応は遅れがちである
・刺激後，状態が変化することが多い
・運動は通常滑らか
・児は情報を処理したり，利用したりできないでぼうっとした顔つきをしている

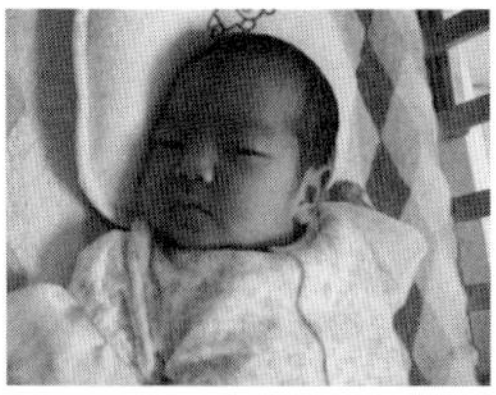

ステート4
・輝きのある目つきをした敏活な（alert）状態
・吸う対象物や視覚ないしは聴覚刺激のような刺激源に注意を集中するように見える
・侵害性刺激は克服できるが，反応がいくらか遅れる
・運動の活動性は最小で，どんよりした目つきをしていても容易に敏活になる

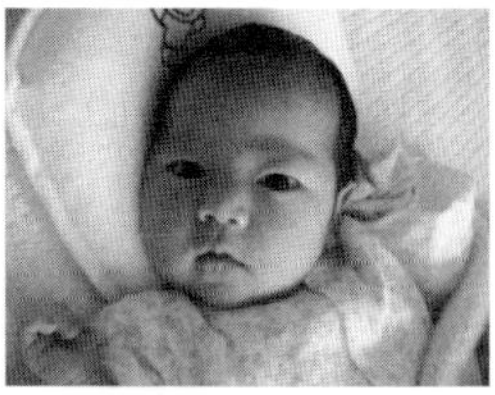

ステート5
・目は開けている
・四肢を突き出すような運動と二，三の自発的驚愕運動を伴って，運動の活動性が高い
・外的刺激に対し反応的であるが，全般的に活動レベルが高く，驚愕運動や活動性の増強を伴うため個々の反応を弁別することが困難
・この状態で短くぐずって声を出す

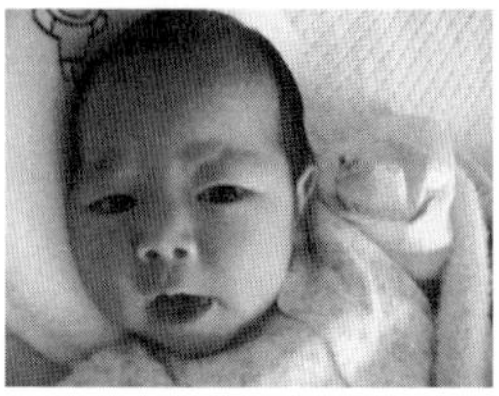

ステート6
・啼泣状態
・刺激を受けつけないほどの強烈な啼泣によって特徴づけられる
・運動の活動性は高い

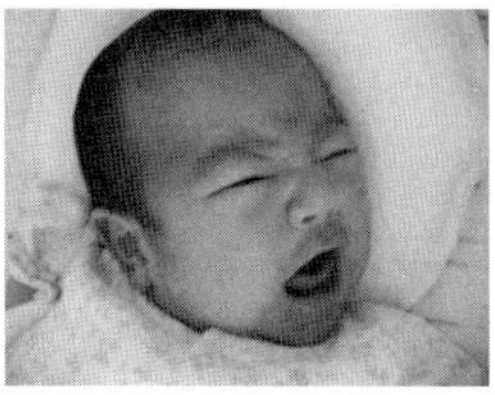

図5　ブラゼルトンによるステート（state：意識状態）の6段階

き上げ、お乳を含ませると、興奮や緊張の高まりは落ち着き、穏やかな至福のときを迎えます。このような衝動エネルギーの高まりと安定（不快と快）[*1]、そしてそれを調整する養育者のかかわりによって赤ちゃんは豊かな感情と自己調整を学びます。

私たちは他者の振る舞いからそのこころの状態を間主観的に察知すると同様に、養育者は赤ちゃんの行動（生理的変化、意識状態〔state：ステート〕の変化、表情や身体の動きなど）から児の気持ちを察知して、快を引き出し、不快を鎮めるように働きかけます。この時、赤ちゃんの行動は自分の感情（情動）を調整しようとする自己調整行動であると同時に、養育者から適切なかかわりを引き出そうとする行動でもあります。

特に赤ちゃんの主観的な体験や情動は、ステートと密接にかかわりがあります。ブラゼルトンは、赤ちゃんのステートを六段階に分けています（図5）。これは児が外界とかかわるために、六種類の異なった意識の状態があるとも考えられます。赤ちゃんがぐずって泣くこと（ステート5や6）は他者を呼び寄せ、なだめる行動や哺乳などの育児行動を誘導することになります。また、機嫌良く目覚めた敏活な状態（ステート4）は、外界を積極的に探索し、学習や他者と相互作用（非言語的コミュニケーション）を交わす合図となります。このように赤ちゃんは自身の行動を言葉として他者とのコミュニケーションに利用するといえます。したがって、赤ちゃんの行動に対する養育者の感受性が適切な赤ちゃんへの働きかけを誘導し、そして養育者の育児の能力と赤ちゃんの発達（能力）を促すことになります。

注

*1　スターンは、このような新生児の情動経験を「生気情動（vitality affect）」と表現し、喜怒哀楽のようなカテゴリー化可能な感情（情動）とは区別しています。

文献

Allan, N. 2001 Effects of a secure attachment relationship on right brain development, affect regulation, and infant mental health. *Infant mental health journal*, **22**, 7-66.

ブラゼルトン、T・B（著）穐山富太郎（監訳）一九九八 ブラゼルトン新生児行動評価（原著第三版）医歯薬出版

Gallagher, S. 2000 Philosophical conceptions of the self: Implications for cognitive science. *Trends in Cognitive Sciences*, **4**, 14-21.

Gottlieb, G. 1998 Normally occurring environmental and behavioral influences on gene activity: From central dogma to probabilistic epigenesis. *Psychological Review*, **105**, 792-802.

Harry, G. J., Graham, D. G., Valentine, W. M., Morgan, D. L., & Sills, R. C. 1998 Carbon disulfide neurotoxicity in rats: VIII. Summary. *Neurotoxicology*, **19**, 159-161.

Johnston, T. D., & Edwards, L. 2002 Genes, interactions, and the development of behavior. *Psychological Review*, **109**, 26-34.

Lecanuet, J. P., & Schaal, B. 1996 Fetal sensory competencies. *European Journal of Obstetrics, Gynecology, and Reproductive Biology*, **68**, 1-23.

Meltzoff, A. N., & Moore, M. K. 1997 Explaining facial imitation: A theoretical model. *Early Development and Parenting*, **6**, 179-192.

ロシャ、P（著）板倉昭二・開一夫（監訳）小林哲生・旦直子（訳）二〇〇一／二〇〇四 乳児の世界 ミネルヴァ書房

スターン、D（著）神庭靖子・神庭重信（訳）一九八五／一九八九 乳児の対人世界 理論編 岩崎学術出版社

おおぎ　しょうへい
聖隷クリストファー大学リハビリテーション学部教授・理学療法士。

8 NICUの環境とディベロップメンタルケア

渡辺とよ子

1 NICUのはじまりと家族支援の歴史

出生直後から救命のための治療をする場所が新生児集中治療室（NICU）であり、そこでは二四時間途切れることのない管理体制の中で子どもが育っています。本章では新生児医療のはじまりから現在のNICU医療に至る中で、医療の視点が疾患のみならず環境や子どもと母親・家族へと移り変わってきた経過を示して、集中治療を受けながら成長していく子どもの発達と、家族を支える「ディベロップメンタルケア」について解説します。

1 新生児医療のはじまり

本邦の新生児医療は戦後六〇年の間に世界で最高水準の乳児死亡率〇・二％（出生一〇〇〇人に二人）を達成し維持してきていますが、ここまでには長い歴史があります。東京では大正一二（一九二三）年の関東大震災に際し、東京市長の後藤新平が復興事業の一つとして市立築地産院と乳児院を設立し、庶民の母児が医療機関で治療を受けられるようにしました。当時の乳児死亡率は一五％（出生一〇〇〇人に一五〇人）程であり、分娩のほとんどは産婆による自宅分娩の時代でした。昭和二〇（一九四五）年第二次世界大戦終戦となり、米国進駐軍の指導により新生児を一室に集めて管理する「母児別室制度」や「施設分娩」が推進されて日本の分娩は自宅分娩から施設分娩へと急速に移行していきました。施設分娩がはじまると新生児が医療の対象となり未熟児医療がはじまり、昭和三三（一九五八）年には国による未熟児養育医療施設の指定もはじまりました。都立築地産院では一九六四年には出生体重一〇〇〇g未満の超低出生体重児の医療がはじまりました。その後一九七五年頃には保育器、人工呼吸管理を整備した近代的なNICUの時代が全国数カ所ではじまります。築地産院での超低出生体重児の救命率は当初約一八％（三八例中七例）でしたが、NICU開設後には約七一％（四五例中三二例）

にまで改善されました（東京都立築地産院、一九九九）。

救命を目指してはじまった新生児医療は、一九七〇年代にＮＩＣＵが整備され救命率の改善とともに後遺症なき生存が課題となり、診断と治療の対象として子どもの疾患だけではなく母子関係・親子の絆にも目が向けられるようになりました。それまでは新生児室には両親であっても感染予防のため入室させないことが標準でしたが、一九八〇年代に入ると親子の「タッチング」と称してＮＩＣＵに両親を入れてわが子との触れ合いを推進し、母乳を冷凍保存して使うこともはじまりました。この時代以降、医療機器や薬品の飛躍的な開発が進み、ＮＩＣＵでは日々の医療技術の進歩が新生児の救命率にも反映されていきました。一九九九年に築地産院が都立墨東病院ＮＩＣＵへ統合されてからは超低出生体重児の救命率は九〇％を超えるようになりました。

2　ＮＩＣＵの母子に関する研究と実践プログラム

早産児の医療は一八〇〇年代にフランスではじまり、その後ＮＩＣＵの医療を牽引してきた北米や米国では、早くからＮＩＣＵに入院してくる子どもと家族に生じる課題について報告されてきました。後に乳幼児精神保健の分野の世界第一人者となるスターンは、一九六〇年代米国での研修中に、救急外来での乳幼児の骨折の中に未熟児が多く見られることに気づき、虐待の可能性を報告しました。トロント小児病院では小児科医であったミンデは、一九七〇年代に実子のＮＩＣＵ入院に際して妻が精神的に深刻な状態となった気づきからＮＩＣＵでの母親のこころのケアに取り組み、一連のＮＩＣＵにおける家族の研究を発表し、その後トロント小児病院の精神科部長となりました（渡辺・大橋、二〇〇八）。ケネルによる『母と子のきずな』（医学書院、一九七九年）、クラウスとケネルによる『親と子のきずな』（医学書院、一九八五年）が竹内徹、柏木哲夫らにより翻訳出版されて、日本でもＮＩＣＵでの親子の絆が注目され、実践課題となりました。米国のブラゼルトンが開発した新生児の観察研究方法ＮＢＡＳ（Neonatal Behavioral Assessment Scale：一九七三年）は現在も臨床・研究の場で使われていますが、その弟子であり共同研究者でもあった心理学者のアルスは、ＮＩＣＵでの早産児を対象とした行動評価ＡＰＩＢ（Assessment of Preterm Infants Behavior：一九八六年）を作成しました。アルスはＡＰＩＢをＮＩＣＵの臨床現場に使うことを試みて、ＮＩＣＵ看護師たちとともに新生児個別的発達促進ケアおよび評価プログラム（ＮＩＤＣＡＰ：Newborn Individualized Developmental Care and Assessment Program, 一九九五年）を開発し、これは現在、欧米でのＮＩＣＵにおけるスタッフの研修プログラムとして広く認知されて実践されてきています。

3　ＮＩＤＣＡＰ

一九九〇年代後半に発達促進ケアをさすディベロップメンタルケア（後述）の概念が出てきたのは、前項で述べてきたように、乳幼児行動学や心理学・精神保健・理学療法などの多職種の専門家がＮＩＣＵ診療にかかわるようになってきたことや、脳科学などの研究の成果に負うところが大きいのです。すなわち医療の高度先進化に伴い専門知識が分化し、医療現場では医師主導のパターナリズムの時代から多職種で取り組むチーム医療、説明と同意、患者中心の医療へとパラダイムシフトが生じてきたことがその背景にあります。ＮＩＣＵにおけるこのような新しい医療のあり方を示す理念と実践プログラムが、「新生児個別的発達促進ケアおよび評価プログラム（NIDCAP）」であるといえます。発達促進ケア、すなわちディベロップメンタルケアは、子ども自身の行動に視点を置いて適切な発達を促す環境と刺激に配慮し、親子の関係性を育むことを支援するケアなのです。

表1　NICUに入院する子ども

出生体重別内訳

出生体重（g）	年間出生（人）	NICU入院数（人）	NICU入院率（%）
-499	250	250	100
500-999	2865	2865	100
1000-1499	5082	5082	100
1500-1999	13531	6934	51
2000-2499	79544	8602	11
2500-	961258	12678	1
合計	1062530	36411	3

疾患内訳
（低体重・呼吸障害以外の疾患の頻度）

	年間入室症例（人）
重症仮死	700
けいれん	38
交換輸血	182
外科疾患	823
先天性心疾患	1687
奇形症候群	1496
神経疾患	824

出所：藤村ら，2008より一部改変

2　NICUの実際

1　入院する子どもたち

NICUに入院する子どもたちの原疾患は、表1に示すように、入院率でみると低出生体重児が多いのですが、その他の分娩損傷や先天性の疾患なども含まれます。低出生体重児の出生数は一九八〇年代では全出生の五%であったのが、最近では一〇%近くにまで増加しています。

さらに医療の進歩とともにさらに未熟で小さい子どもたちも救命されるようになり、NICUでは重症な患者が増えているともいえます。周産期医療の社会的背景では、出産年齢の高齢化と不妊治療、多胎の増加、新しい出生前診断の普及、社会的ハイリスク妊婦の増加など、子どもを産み育てる母子の関係に影響を及ぼす可能性のある複雑な要因が数多く絡んでいます。

2　入院経過

NICUに入院となった子どもの平均的な退院までの経過について説明します（図1）。たとえば出産予定日より一六週間早く生まれた在胎二四週六〇〇グラムの超低出生体重児では、出生直後から全身の保温と感染予防、人工呼吸管理と経静脈輸液管理などが必要となります。気管内や血管内に管を入れて管理すると、細菌感染による肺炎や敗血症のリスクもあり、絶えず生命の危険と隣り合わせの状態になります。生まれてから一〇週間も過ぎてようやく人工呼吸管理から離脱することができ、体重は二倍ほどに増えていきます。在胎二四週の胎児の脳では、大脳皮質に神経細胞が並び終えたところで、ここから個々の神経細胞は神経突起を出して他の神経とのネットワークを増やしていき、在胎三四週には脳の基本的構造がほぼできてきます。脳神経の成熟により呼吸と嚥下運動の協調性も発達して少量ずつ口から飲むことができるようになります。必要な量の母乳やミルクを自分で飲むことができて、体重が増え低体温に陥ることもなくなり、ようやく自宅への退院が決まります。

このように順調な経過であっても、生まれてから一六週間経て本来の出産予定日頃に退院となります。母親は特に最初の二カ月ほどのNI

CUでの人工呼吸管理中に味わった、子どもを失う恐怖、親としての無力感や、育児への不安などに深く傷ついており、退院後の育児に向けては子どもの成長だけでなく、母親の子どもとの関係性の発達を支援していくことが大切になります。

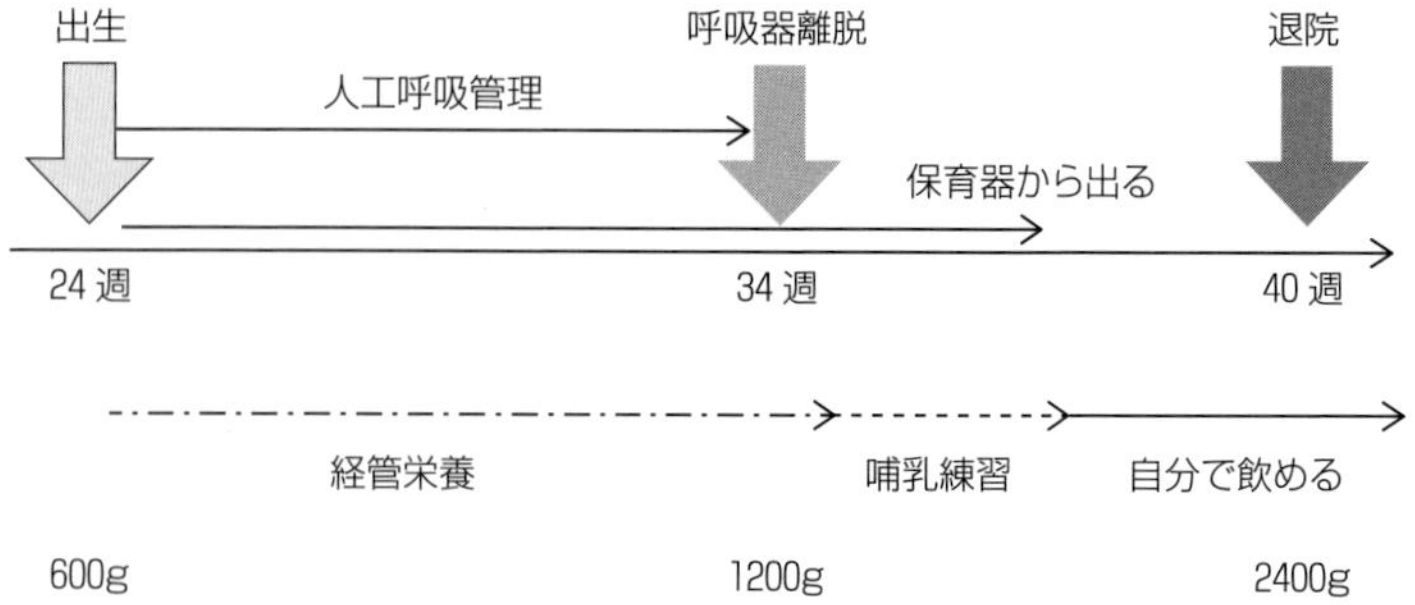

図１　超低出生体重児の臨床経過

3　ＮＩＣＵでの親子の出会い

家族にとって自分の子どもが「ＮＩＣＵに入院する」ということはほとんどの場合予期しなかった現実で、親にとっては楽しみに夢見ていた「健康な赤ちゃん」を失う喪失体験にもなります。そのうえＮＩＣＵに入院した子どもとは普通の親子のような触れあいがし難く、長期間の親子の分離が余儀なくされるために母親の子どもへの愛着形成が阻害されやすく、退院後の育児の困難、乳幼児虐待・ネグレクトなどが危惧される由縁でもあります。

通常、親はわが子に対して「親としての実感がもてること」や、「子どもを理解できる」という自信に支えられて初めて育児が可能となります。健常児をもつ母親では出産直後から子どもに没頭する（〔ウィニコットによる〕母親の原初的没頭：primary maternal preoccupation）時期があり、子どもの生理的な要求に敏感に反応し子どもを守り育てる行動がみられ母親として育っていくのですが、子どもがＮＩＣＵに入院した場合にも、このような親子で過ごす親密な体験が必要であることを忘れてはならないのです。

4　「低出生体重児と親における関係性の発達モデル」

周産期心理士の橋本による「低出生体重児と親における関係性の発達モデル」（橋本、二〇一一、本書Ⅲ-2の表1参照）は、親子の関係性がＮＩＣＵの中で育まれる過程を示しています。親のコメントと親の行動、児の状態などの観察から、親がわが子をどのように感じて理解しているかを、親子の関係性の特性によりステージに分けて表したものです。この親子の関係性の発達は母親自身の内面からの変化であり、医療スタッフが指導して達成するものではありません。医療スタッフは親が今どの段階にいて、どのように感じているかを察して、親にとって無理のない可能な範囲での子どもへのケア参加を勧めてみることが大切であると考えます。

ＮＩＣＵでは子どもの救命に向かう治療とともに親子の関係性を促進して、子どもが退院する頃には、親も「親として育ち」、親の本来もつ育児力が引き出されているように、指導ではなく協働的な支援がなされることが大切です。

3 家族にとってのＮＩＣＵ環境

1　抱える環境としてのＮＩＣＵ

ＮＩＣＵ環境において親子の関係性が促進されるためには、親子が安心して過ごせることが必要です。子どもが成熟し発達していく過程と、母親の傷つきが癒されていく過程が相互に影響し合うために、安心してともに過ごして触れ合えるような時間と環境が必要になります。母親が面会のたびに子どもを理解できるよう支援し、家族とともにケアの計画を作成して参加できるようにすることで、一方的な指導ではない協働が生まれます。まだ自信もなく不安な母親をそのまま受けとめあたたかく見守ってくれるＮＩＣＵ環境において、わが子との相互作用を積み重ね、子どもを理解してはじめて育児に取り組めるようになるのです。子どもとの関係性が進んできたところで、親が希望すれば保育器から子どもを出して親の胸に抱かせる「カンガルーケア」を行うことができます（Ⅱ-6章参照）。親たちはカンガルーケアを体験して「やっと親になれた」ということが多く、子どもを肌で感じ五感を通じてこそ親としての実感が得られるのです。

子どもが保育器から出る頃には子どもを抱く時間も長くなり、授乳や沐浴練習などを通じて育児への実践を繰り返すことで、母親の自信を深めてゆくことができます。病棟の壁やカーテン、いすや机などの環境も、家族をあたたかく迎えるスタッフの気持ちの表れとなります。

2　育児支援の実践

母親の養育体験のみならず、長期の不妊治療や流早産などで子どもを失った体験など、未解決なトラウマを抱えていると、親子の関係性の形成が阻害され愛着形成が遅れることがあります。親自身がトラウマを意識しているかどうかにかかわらず、親の話をよく聞いてくれる医療スタッフや、希望すれば臨床心理士との面接ができる体制が必要になります。支援者として大切なことは、母親を育児の主体という役割から阻害しないことと、一方的な指導ではなくパートナーシップをもって接する姿勢が必要です（シリラ＆ウェザーストン、二〇〇二／二〇〇七）。親の話を時間をかけてよく聞き、こころを開いて家族の話を受けとめ、ともに悩みながら家族の課題に取り組むことが大切なのです。

ＮＩＣＵに入院する子どもの医学的な条件が同じであったとしても、多くの要素により親子の関係性の発達は違ってきます。子どもを育てる家庭の基盤ができているかどうか、家庭での育児の部屋やものの準備のみならず、家族などの育児支援の人手がどの程度期待できるかなども把握して準備することが必要です。

家庭での養育に支援が必要である場合は、入院中から保健所や育児支援センターと連絡をとり退院後の家庭訪問などを依頼します。周産期センターに設置されている「ＮＩＣＵ入院児退院支援コーディネーター」の役割は、退院後の医療的な地域との連携を構築するだけでなく、退院後の育児を視野に入れ、個々の家族に必要な支援をコーディネートすることが望まれています。

4 ディベロップメンタルケア

1　ＮＩＤＣＡＰの理論的根拠となる神経行動発達の共作用理論

アルスは「すべて生命体は、発生のどの時期

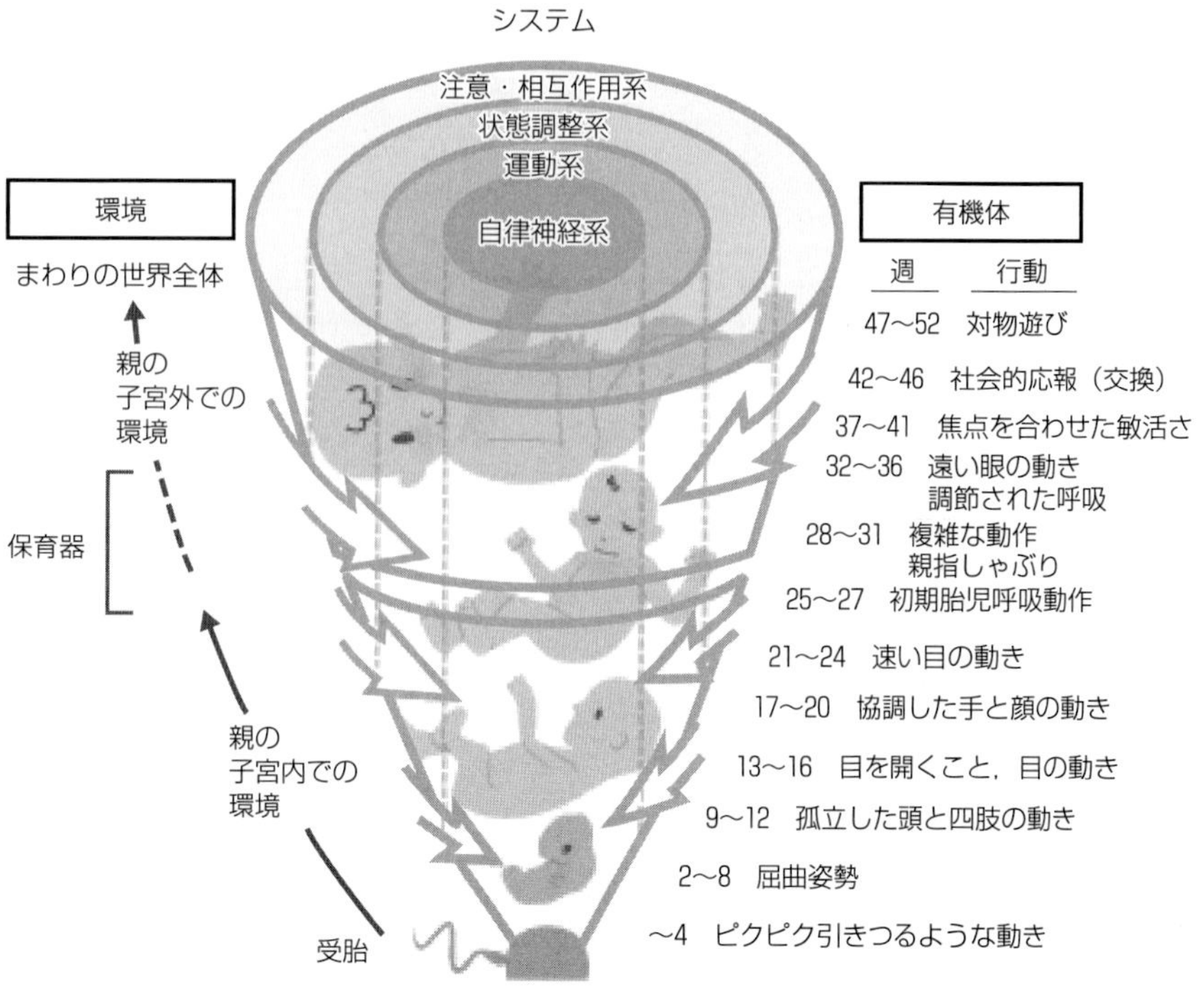

図2　共作用理論とモデル

出所：Als, 1982より著者が作成

においても環境との相互作用の中で発達・分化を続けながら進化してゆく。その過程は、適切であれば進み不適切であれば避けるという、二重拮抗作用をしながら環境に調和し、生体としての統合を形作って発育発達してゆく」という生物学の基本概念を、胎児から未熟児、新生児への成熟・成長にも応用した共作用理論として提唱しており（Als, 1982）（図2）、ディベロップメンタルケアとその実践プログラムであるNIDCAPはその理論に基づいてつくられています。すなわち児の発達の過程は内的なサブシステム（自律神経系、運動系、状態調整系、注意・相互作用、自己調整の五つからなる）と外界の環境との共作用により促進され、抑圧もされます。

保育器に入っている早産児を観察するとき、五つのサブシステムで説明される多項目の所見を系統的に分類することができます。自律神経系では呼吸パターン、皮膚の色、内臓機能をみることができます。運動系では四肢や体幹の行動、姿勢、顔の表情など。状態調整系は深い睡眠から啼泣まで六つの状態に分けて説明されます。注意・相互作用系では、状態変化の調整、刺激に対する反応性、自己調整と相互調整の能力をみます。これらの所見はストレスを示す行動と安定化を示す行動として説明されます。子どもはたとえストレス行動を示していても、自己調整能力が発達してくると自ら安定化できることが観察されます。

2　ディベロップメンタルケアとは

早産児の予後は、脳の発達に影響されます。早産児では、脳の重要な発達期に、母体内とは異なった治療環境や医学的処置、ケアの影響を受けるため、このことが脳の形態構造的な変化（傷害）をもたらすと考えられます。したがって、早産児の治療環境やケアの「質」の改善をすることが、早産児の脳発達の正常化を図り、将来の認知・情緒・行動のこころの発達を改善することにつながると考えられます。ケアの質を改善するために、ケアにかかわる専門職者の教育が不可欠です。

ディベロップメンタルケアとは早産児の脳の発達と子どもと家族の生活の質を改善することを目的としたNICUのケアです。

3 日本への導入

アルスらにより開発されたディベロップメンタルケアは日本では米国での講習会に参加した医師や看護師により紹介されはじめました。一九九九年に日本未熟児新生児学会でNIDCAPについての教育講演や学会発表があり、ディベロップメンタルケアという言葉が広く全国のNICUに知られるようになりました（本間、一九九九）。NICUの現場では、NICUの音や光などの環境整備と保育器内でのポジショニングの推進というかたちでディベロップメンタルケアの実践が普及していきました。二〇〇七年の日本未熟児新生児学会でアルスが招聘されてNIDCAPの学術的背景について講演が行われ（アルス、二〇〇八）、それを契機に二〇〇九年日本でのディベロップメンタルケア研究会（DC研究会）設立となりました。日本DC研究会はNIDCAPの実施母体として「わが国にディベロップメンタルケアの理念と実践を導入し、新生児および早産児ケアの質を改善し、保障すること」を目的としています（DC研究会、二〇一四）。ディベロップメンタルケアの臨床現場での実践においては、NICUの診断と治療の医療に加えて、①あたたかい心を育むやさしさの医療と看護、②適切な発達を促す環境と刺激、③親子の関係性を育むこと、これらを基本理念としています。

DC研究会が発足してから、NIDCAPが初めて日本のNICUに実施導入されました。最初のトレーニングは都立墨東病院NICUで始まりましたが、実際のトレーニングにオブザーバーとして参加した筆者の感想として、NIDCAPの根本には乳幼児精神保健の考え方があることが理解できました。NIDCAPは、NICUのような医療現場においても親子を関係性の視点でとらえることが大切であること、そして親子を支えるためには「支持的な環境」すなわち物理的にも精神的にも親子を包み込む環境が必要であること、を実践する教育プログラムといえます。

4 家族を含んだ協働モデル

ディベロプメンタルケアの「家族を含んだ協働モデル」（図3）は、NICUに入院した子どもと家族に焦点をあてそれを取り巻く様々な「支持的な環境」システムが互いに作用し合い、家族システムがよりよく機能する概念が示されています。NIDCAPは個人的に取得する認定資格ではなくNICU全体としてのあり方が問われ、トレーニングを受ける者だけでなく、病院全体のチームとしてのNIDCAPの理解と実践が期待されているのです。

5 環境

環境における照度は、児の睡眠覚醒のパターンに影響し、児の状態の生理的な安定にも影響します。その結果体重増加にも関連することが報告されています。米国小児科学会の勧告では、NICUにおける光環境は、日中は一〇〇から二〇〇ルクス、夜間は五〇ルクスくらいにして、日周リズムをつけることを勧めています。室内は臨床的な観察ができる安全なレベルの部屋の照度とし、保育器やコットに厚手の布をかけて

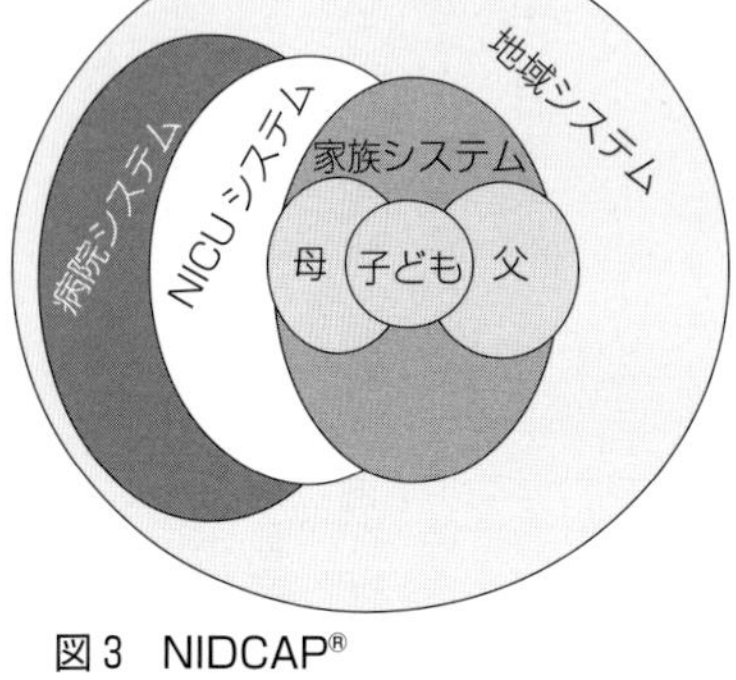

図3　NIDCAP®
家族を中心にしたNICUでの
協働モデル

調整を行うことを推奨しています。

また、NICUでの会話やアラーム音（五〇-八五dB）、保育器のモーター音（五〇-七五dB）、保育器の窓の開閉音（一〇〇dB）、無呼吸を起こした児を刺激するために保育器を叩く音（一三〇dB）など、保育器の中の児は成人でも難聴のリスクがあるほどの騒音環境に置かれています。このような騒音レベルを理解して、静かな環境を提供することが必要です。米国小児科学会の勧告では、NICUにおいて、四五dBを超える騒音は可能な限り避けるべきであるとしています。

6　ポジショニング

ストレス徴候を引き起こすような刺激から子どもを守るには、あらかじめ調整できる刺激はできる限り減らすことを目的としてポジショニングをしています（図4）。保育器の中では児を包み込む（Swaddling）スナグルや、囲い込む（Nesting）バンパーで身体をしっかりと安定させて、できる限り胎内環境に近づけることで子どものストレス反応を減らすことができます。早産児のポジショニングは、良肢位（良い姿勢）を保持するとともに、触覚や固有受容覚を通じて感覚の発達を促すこと、両手全体で児を包み込む（Holding）は落ち着かせる効果があります。

7　NIDCAPの実践

NIDCAPとはディベロップメンタルケアの理念と実践のための、胎児新生児の神経行動発達理論に基づいた発達支援のためのケア・プログラムで、以下の四つの柱からなります。

①　一人ひとりの赤ちゃんの発育や発達状況を観察評価し、個別的なケアを行うこと。

②　赤ちゃんとの行動をコミュニケーションの手段としてとらえ、それに応じてケアの提供を考慮すること。

③　適切な発達を促す環境調整やポジショニング、心地よい感覚刺激（カンガルーケア、ホールディング）など、具体的な発達支援のためのケアの方法を検討し、提供すること。

④　出生後から退院までを通して、家族支援を行い、赤ちゃんと家族の関係性を育てること。

NICUで子どもに接するスタッフや親は、子どものストレス行動を軽減し、自己調整を補い促すようなケアを提供することが望ましいのです。NIDCAPは文字どおり、個々の新生児一人ずつの発達段階や強みと課題（NIDCAPでは児の優れているところを強みと表現し、まだ達成できていないことを課題と表現する）を理解して、刻々と変化する児の反応を見ながら、その子どもに適したケアを提供できるようになるためのトレーニングなのです。

トレーニングでは観察シートを用いて記録します。五つのサブシステムに分類される多項目について二分ごとに記入していくための記録用紙です。観察トレーニングは事前に家族に説明して許可を得て行います。観察ののち記録をみながらレポートを作成して、その子どもの強みや課題をあきらかにして、今後のケアプランなどに反映させることで発達を最大限引き出すことを期待しています。そのレポートは家族にフィードバックして、親が子どもの発達を理解して成長を実感できるように用います。家族が子どもへのかかわり方がわかるようになると、育児ケアに自信がもてるようになり、親としての能力の向上にもつながります。

導入前（1980年代）

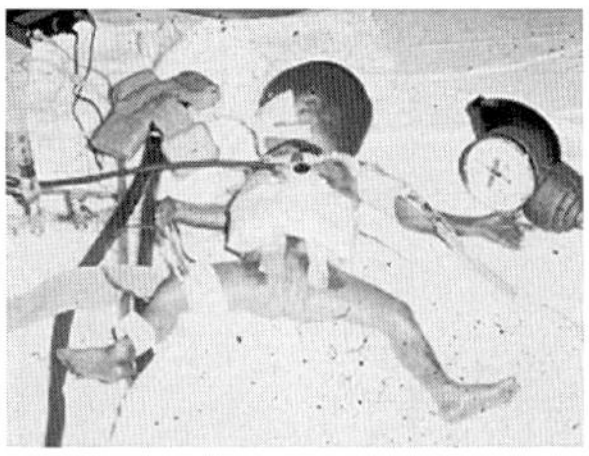

重力に抗して動くこともできず

導入後（2000年代）

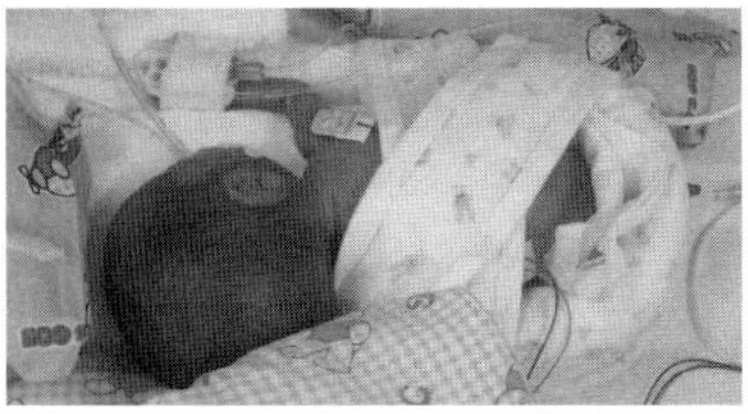

子宮の中のように柔らかく包まれる触覚で自由に動くことができる

図４　ポジショニング

8　NIDCAPの目指すところ

NIDCAPトレーニングの真髄は、保育器に入っている小さな子どもが行動を通じて何を伝えようとしているかを理解できるようになることです。そのために子どもの観察に時間をかけて、観察から子どもを主語にした物語を読み解きます。NIDCAP観察を通じてスタッフ自身の内省が深まることで、子どもを深く理解し、家族とともによりよいケアを提供できることであり、スタッフはNICUでの仕事のやりがいや達成感を得ることができるのです。

NIDCAPの広義の概念は、NICUの中の子どもとその環境だけにとどまらず、病院全体の家族を支援するシステム、地域システムまで広がり、継続していく概念です。NICUの臨床現場においては、NIDCAPの概念を基本理念とすることで、高度に洗練された診断と治療の場であるNICU環境が、子どもの育ちを家族とともに支える場にもなるのです。

文献

Als, H. 1982 Toward a synactive theory of development: Promise for the assessment of infant individuality. *Infant Mental Health J.* 3, 229-243.

アルス、H　二〇〇八　早産児のケア――超早期の脳の発達と経験（Dr. Alsディベロプメンタルケアセミナー）ネオネイタルケア、第二一巻第六号、六五-九〇頁

藤村正哲ほか　二〇〇八「NICUの必要病床数の算定に関する研究」厚生労働科学研究費補助金（子ども家庭総合研究事業）周産期母子医療センターネットワークによる医療の質の評価と、フォローアップ・介入による改善・向上に関する研究（http://www.jnanet.gr.jp/kan/kan05.pdf）

橋本洋子　二〇一一　NICUとこころのケア――家族のこころに寄りそって（第二版）メディカ出版

本間洋子　一九九九　ストレス・過剰刺激とその緩和　日本未熟児新生児学会雑誌、第一一巻第三号、三二四頁

日本ディベロップメンタルケア（DC）研究会（編）二〇一四　標準ディベロップメンタルケア　メディカ出版

シリラ、J＆ウェザーストン、D（編）廣瀬たい子（監訳）二〇〇二／二〇〇七　乳幼児精神保健ケースブック――フライバーグの育児支援治療プログラム　金剛出版、二二頁

東京都立築地産院（編）一九九九　都立築地産院のあゆみ　東京都立築地産院

渡辺とよ子・大橋優紀子　二〇〇八　未熟性が子どものその後の行動とその家族に及ぼす影――Klaus Mindeの業績　小児看護、第三一巻第六号、七三七-七四三頁

Winnicott, D. W. 1975 Primary maternal preoccupation. *Through paediatrics to psycho-analysis.* New York: Basic Books.

わたなべ　とよこ
東京都立墨東病院周産期センター新生児科医。

9　小さく生まれてきた赤ちゃんの育ち

万代ツルエ

1　小さく生まれてきた赤ちゃんの発達を知る必要性

近年、新生児医療の進歩により新生児期に高いリスクをもった赤ちゃんの救命率は向上しています。特に出生体重が一五〇〇グラム未満の赤ちゃんは極低出生体重児と呼ばれ、日本小児科学会新生児調査の報告（二〇〇二）によると、一九八〇年には八〇%であった生存率が二〇〇〇年には九六%に、五〇〇～一〇〇〇グラムで出生した超低出生体重児の出生率は、四四%から八四%に、以前はほとんど生存ができなかった五〇〇グラム未満で出生した赤ちゃんの生存率も三八%に増えています（図1）。

これまであまり出会わなかったような小さく生まれた赤ちゃんが成長し、医療・福祉・教育など、様々な場面でかかわっていくことが多くなります。小さく生まれた赤ちゃんは、どのような発達経過をたどるのでしょうか。小さく生まれてきた赤ちゃんの発達特性を知り、より早期からのその子に合った対応と、継続的なフォローアップを保証して、将来の適応の問題につながらないような予防的な観点が必要と考えます。

2　小さく生まれてきた赤ちゃんのリスク

小さく生まれた赤ちゃんは、新生児集中治療室（NICU）で保育器に入り、人工呼吸器のサポートを受け、心臓や呼吸の状態を監視するモニターや点滴などの管につながれて、生まれてからの数カ月を過ごすことになります。自発呼吸ができるようになって人工呼吸器が外れてからも、呼吸中枢が未熟なために無呼吸を起こしやすく、継続して酸素を使用することもあります。眼は、網膜の血管が未熟なまま生まれてくるため、血管が発達する過程で血管の異常増殖が起こりやすく、未熟児網膜症を発症するリスクがあります。生まれてすぐは循環動態も不安定で、頭蓋内出血や脳室周囲白質軟化症を引き起こすこともあります。

また近年は、周産期医療の進歩や高齢出産の

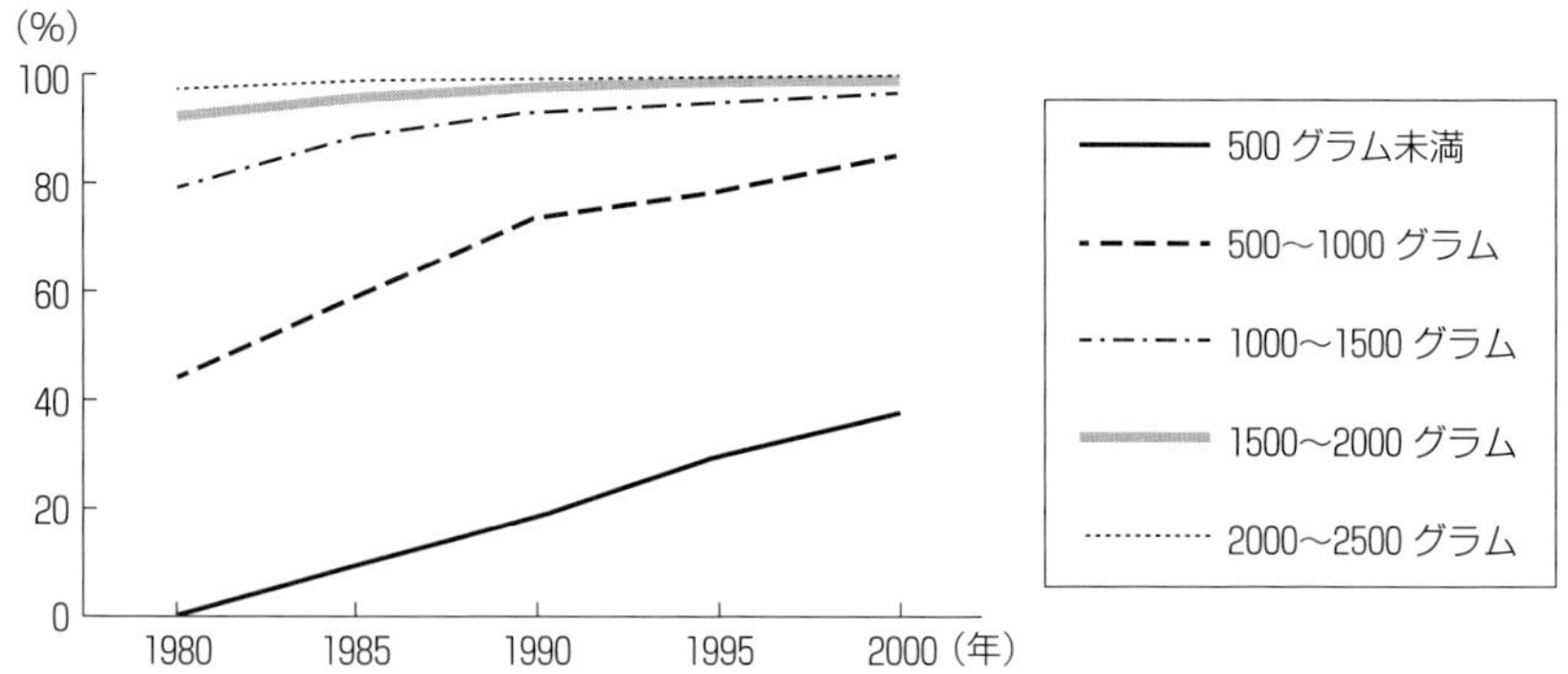

図1　出生体重別新生児生存率の年次推移

出所：堀内ら，2002にもとづき作成

増加、母体の喫煙ややせ願望の増加、多胎児の増加などで、子宮内で妊娠週数どおりに胎児発育できずに出生する「Small-for-gestational age（SGA）」の赤ちゃんが増えてきており、SGAの赤ちゃんは、子宮内で妊娠週数どおりに胎児発育し出生した「Appropriate-for-gestational age（AGA）」の赤ちゃんと比べて、幼児期に大脳皮質面積や灰白質・白質容量の減少を伴う大脳半球容量が減少するという報告があり（De Bie et al., 2011）、SGAを伴う極低出生体重児は、AGAの極低出生体重児よりも、精神発達の遅れのハイリスクであると考えられます。

3　小さく生まれてきた赤ちゃんの発達の特徴

1　早産で生まれた赤ちゃん

早産で生まれた赤ちゃんは、一歳半頃までは生まれた日で換算した歴年齢ではなく、予定日で換算した修正月齢で全体の発達をみていくのが望ましいといわれています。一歳半を過ぎると生まれたときの二〜三カ月の差が比較的小さくなり、二〜三歳ではおおむね同年代の子に追いついてくることが多いため、その後は歴年齢で発達をみていく方がよいと思われます。

一九九〇年代半ば頃から、日本でも（極）低出生体重児の発達についての研究がみられるようになりました。今ではたくさんの文献が散見されます。それらの多くから、重度の脳性麻痺や重度の精神遅滞、視力障害、聴力障害などの通常の学校生活や社会生活を営むうえで重大な妨げとなる「major handicap（主要なハンディキャップ）」の発生率はそこまで多くはないといわれています。

しかし、重度の障害がなく、学齢期にはほぼ同年齢の子どもたちと同様に生活を送ることができる子どもたちが多い一方で、学業不振を認めたり、発達障害の出現率が高いことも指摘されています。筆者らの研究でも、在胎二八週以上で出生した極低出生体重児の三歳時の新版K式発達検査による発達指数は、八五以上の平均域にあることが認められました（万代ら、二〇一四）。しかし、能力間にバラツキがあり、発達にアンバランスがあることが認められました。

2　運動の発達

重度の脳性麻痺のない赤ちゃんの運動機能は、

一歳半頃までは比較的ゆっくり発達しますが、独歩が確立した以降の発達はおおむね順調であり、日常生活に問題がないほどの運動機能を獲得していくことがほとんどです。しかし詳細に評価を行うと、不器用さや左右の協調運動がうまくいかない、応用動作がうまくできない子がいることに気づくことも多くあります。

協調運動の障害や微細な運動障害は発達性協調運動症と診断されるものです。これは、単に運動の問題だけでなく、この症状によって視空間認知の弱さや不注意が引き起こされ、学業などにも支障をきたし、集団生活で遅れをとってしまうといった問題が生じることになります。

増田（二〇〇四）は、極低出生体重児の協調運動の成績は正期産児に比べて悪く、姿勢や歩行などの平衡機能の弱さがあることを明らかにしました。また、AGAの児に比べてSGAの児の協調運動の弱さを示しました。その背景に、注意が持続しないことや視空間認知の乏しさのような、運動に必要とされる認知的要因が影響していることを示唆しています。

3　認知の発達

多くの研究から、小さく生まれてきた赤ちゃんは、手と目の協応が難しく、手先の不器用さがあること、視覚の統合不全があるなどの視覚―運動回路の障害があること、視知覚の弱さがあることが指摘されています。田中ら（二〇〇九）は、SGAの児はAGAの児に比べて同時処理過程に偏りがあること、特に状況を読みとるなどの視覚的類推（抽象的概念の理解）や視覚的構成力の弱さがあることを報告しています。

筆者らの研究でも、在胎二八週以上で出生した極低出生体重児の三歳時の新版K式発達検査による評価で、空間認知、目と手の協応や手先の巧緻性、構成力に弱さがあることが示されました（万代ら、二〇一四）。

学齢期になると、視覚機能の弱さは目立たなくなり、同年齢の子どもたちに追いついてきますが、視覚情報の推論の弱さは依然問題となって残ることが多く、この推論の弱さが、語用能力や抽象思考の遅れ、読解力や推論の遅れにつながり、算数の文章題の読解力に現れてくるともいわれています（松尾ら、二〇〇六）。

4　ことばの発達

発語はおおむね順調であることが多く、三歳頃までには、同年代の子と遜色ない程度までことばを獲得している子がほとんどです。しかし詳細に評価をすると、ことばの意図が十分に理解できていなかったり、概念を理解することが難しい子がいることに気づくことも多くあります。

言語理解や概念形成が遅れることを指摘する研究も多くみられます。筆者らの研究でも、在胎二八週以上で出生した極低出生体重児の三歳時の新版K式発達検査による評価で概念の理解や社会的理解、短期記憶の弱さが示されました。その一方で、長期記憶は有しており、知識を身につける力はよいことも示されました（万代ら、二〇一四）。

5　社会性の発達

小さく生まれた赤ちゃんの対人面の問題や適応にも関心が向けられ、社会性の発達を取り上げた研究も行われはじめています。発達上のリスクに加え、出生直後からの医療的介入や、長期にわたる入院のために対人的分離を体験していることからも、社会的コミュニケーションを発達させることが難しく、正期産で出生した赤ちゃんとは異なる特徴をもつのではないかといわれています。

山下と永田（二〇一二）は、低出生体重児の共同注意を扱った研究についてまとめています。共同注意とは、他者と関心を共有する事物や話題へ注意を向けるように行動を調整する能力であり、大人との相互的なやり取りの基盤であると同時に、子どもがその後に獲得する認知能力や言語能力の基盤として、様々な面の発達に大きな影響を与えるとされています（大神、二〇〇二）。

山下と永田（二〇一二）によると、正期産児に比べて低出生体重児は、視覚的注意を対象物に向けることや対象物への注意を維持することに困難さを示す児が多いことを指摘する研究や、乳幼児期早期の共同注意場面において、相手からの共同注意に気づいて応じることが難しく、自ら興味のある対象物に他者を引きつけるような反応が弱い傾向を指摘する研究などがあげられています。そしてこれらの要因として、長期に及ぶＮＩＣＵ入院やそれによる早期からの対人接触からの分離によって、社会的な交互作用を伸ばしていくかかわりが少ないことを指摘しています。

筆者らの研究でも、在胎二八週以上で出生した極低出生体重児の三歳時の新版Ｋ式発達検査による評価で、他者の感情を推測・理解する力が弱いことが示されました（万代ら、二〇一四）。

このような共同注意の弱さや他者感情の推測の弱さは、母親に育児の困難さを認識させ、ネガティブな養育の影響を受けやすく、さらに子どもの発達にも影響を及ぼすともいわれています。

以上のことから、低出生体重児の特徴を理解し、共同注意の弱さを補うようなかかわりをしていくことで、遅れがちな他者感情の推測・理解の発達を支えていけるのではないかと考えます。

4　小さく生まれてきた赤ちゃんと発達障害

以上に述べてきたように、小さく生まれた赤ちゃんは明らかな異常や発達遅滞はなくても、詳細にアセスメントすると能力にバラツキがあり、発達障害のような状態が現れやすく、丁寧な発達支援が必要であると思われます。

ここからは、主要な発達障害についてその特徴を確認しておきます。

1　限局性学習症（ＬＤ）

ＬＤは、「基本的には全般的な知的発達に遅れはないが、聞く、話す、読む、書く、計算する又は推論する能力のうち特定のものの習得と使用に著しい困難を示す様々な状態を指す」と定義されています（文部省、一九九九）。低出生体重児は書字障害、読字障害、算数障害の発生率が高いといわれています。これは、先にも述べたように視覚認知や視覚的推論の弱さから現れるものと思われます。

平澤（二〇一三）は、正期産児のＬＤは言語能力の問題のみであるのに対し、低出生体重児のＬＤは複数の領域における問題を併せもっており、算数障害は言語性能力のみならず、視覚認知や目と手の協応、視覚的短期記憶の関与が強く、症状も関与する原因も複雑であることを指摘しています。

2　自閉スペクトラム症（ＡＳＤ）

ＡＳＤは、社会性の獲得やコミュニケーション能力の獲得の発達に遅れのある発達障害です。低出生であるほど、また出生時在胎週数が短いほどＡＳＤの発生率は高いとの報告は多くあります。

平澤（二〇一三）は、NICUにおいて様々な高度な医療の過程で受ける多くの触、痛、光、音などの刺激が自己や他者の認知に障害をもたらす可能性もあるとしています。画像上にはっきりした脳の損傷を認めていなくても白質の容積が小さく、軽度の脳室拡大などがあり、これが神経発達に影響を及ぼし、ASDと関連しているのではないかと述べています。

臨床場面で出会う正期産で生まれたASDの子どもたちと、ASDの特徴をもつ小さく生まれた子どもたちとでは、どこか雰囲気が異なっているように感じています。社会的なかかわりの難しさを認める一方で、こだわりの強さはあまり感じられないことも多い印象です。このような子どもたちをASDと同じ概念で捉えてよいのか、今後、極低出生体重児とASD児の発達特徴の比較も検討していく必要があると考えます。

3　注意欠如・多動症（ADHD）

ADHDの行動特徴は、不注意、多動性、衝動性の三つです。ADHDについても、低出生体重児に多いとする文献は多くみられます。平澤（二〇一三）は、ADHDスケールを使った検討で、低出生体重児は定型発達児に比べて、不注意症状スコアと全スコアが高いが、衝動性のスコアは境界にあることが多いと述べています。

この障害をもつ低出生体重児のMRI所見は、神経発達に影響を及ぼすといわれている白質容積の減少と脳梁の菲薄化を伴っており、この変化の強さと不注意のスコアに相関がみられるとしています。また、低出生体重児におけるADHDでは年長児に多いとされる行為障害などの二次障害を合併することは少ないが、内在化症状や後にうつ症状を呈してくることが多いと述べ、低出生体重児特有の症状への適切なサポートの必要性を指摘しています。

5　事例を通して

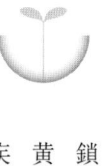

筆者の勤務する病院では、NICUを退院した赤ちゃんの発達を三歳頃までフォローアップしており、修正一歳半と三歳時に新版K式発達検査による発達評価を行っています。発達検査で心配のある子は、主治医（新生児科医）と相談のうえ、就学前までフォローアップが続くこともありますし、必要であれば発達専門の医師へリファーしたり、地域の専門機関に紹介したりしています。

ここからは、筆者が三歳児の発達検査でよく出会う事例を合わせた架空事例をもとに、小さく生まれた赤ちゃんが三歳時の発達検査場面で実際にどのような反応をするか、ご家族にどのように助言を行っているかを紹介したいと思います。

1　Aくんの概要

Aくんは、在胎二八週一日、一〇六七グラムで生まれました。出生時は自発呼吸が難しく、二週間ほど人工呼吸管理となり、二カ月近く保育器で酸素治療を受けました。動脈管の自然閉鎖がみられないために薬物治療を受けました。黄疸も長引き、光線療法が続きました。慢性肺疾患でステロイドによる治療も受けました。幸い未熟児網膜症の治療は受けることなく経過できました。

小さいAくんを見て、「もう少しおなかにおいてあげたかった」と涙を流されるお母さんとAくんのそばで、筆者は家族の思いに寄り添い、Aくんの反応の読み取りを支え、Aくんの成長を一緒に見守りました。三カ月ほどで、体重も二五三〇グラムまで増え、退院となりました。退院前のＭＲＩ検査では特に異常を指摘されることはありませんでした。

2　発達検査の実施（Aくん、三歳児）

そんなAくんも三歳になり、発達検査を受けることになりました。検査室への入室を促すと、Aくんはお母さんの後ろに隠れ、嫌がります。筆者が「Aくん大きくなったね」と声をかけると、お母さんが「本当に、あんなに小さかったのに、こんなに大きくなりました」と言われ、Aくんに「赤ちゃんの頃から知ってくれている先生だよ」と筆者のことを紹介されます。それでもお母さんに隠れて不安そうにしているAくんでしたが、お母さんと一緒に検査室に入室し、「痛いことはしないよ。こんな物で遊ぶよ」と、検査道具を示しながら見通しを伝え、なんとなく検査を導入していくと、そのまま検査に応じられるようになりました。

まずは積木を提示します。「高く積んでみて」と言うと、積木を指全体で持ち、手指操作の未熟さを感じさせるところはありましたが、八個積み上げることができました。しかし積木を使った模倣課題はすべて不通過です。ＡＳＤ児はお手本に乗せてしまって不通過となることが多いですが、Aくんは同じものをつくることを求められていることは理解できているようですが、空間が把握できなくて失敗している様子です。

形の弁別課題では初めは形をマッチングさせようとします。指差しすることを説明すると理解し、その後はすべての形を正しく弁別できました。平面の認知はよいようです。図形の構成課題や模写、折り紙の課題は難しく、構成力の弱さと手先の不器用さがみられます。特に十字の模写は例を示した後でも不通過で、十字を把握することも難しいようですが、ＡＳＤ児のように、線を四本バラバラに描く失敗とは少し様子が違います。

記憶課題は通過し、再生時も正しく答えることができました。数唱は課題の意図が理解できない様子で黙りこんでしまいました。例を示しますが、不通過でした。ＡＳＤ児の失敗と似ています。

ものの名称を答える課題はすべてを正しく答えることができました。大小比較、長短比較もできましたが、ものの用途によって絵を選ぶことはできませんでした。名前を聞くと名のみ答えます。まだ姓を理解していないようでした。年齢は正しく答えられましたが性別はわからないようでした。

他者の簡単な表情を理解することはできるようですが、その表情から感情を理解することは苦手なようです。また、数を唱えることはできますが、数えることは難しく、まだ数の概念は身についていないようです。

教示が抽象的になると、その教示を繰り返すのみで、問われていることを理解して答えることも難しいようでした。検査中、慣れてくると面白そうなものを見つけて立ち歩いたり、筆者にたくさん話しかけたりしますが、筆者から質問されて理解できないことは質問を繰り返します。オウム返しのような印象もあり、会話としては成立しにくいところがありました。運動面では、少し高いところから飛び降りることは上手にできましたが、階段は一段ずつ登降し、足を交互に出すことはできませんでした。

3　お母さんへの説明

検査終了後、心配しているお母さんに、「おおむね順調に発達していますね。年齢に近いところまでできることが増えていますよ。でも、小さく生まれた子は皆さん同じようなところがあるのですが、立体を見て理解することが苦手ですね。手先の不器用さもあるみたいです。工作とかお絵描きは苦手かもしれませんね」と言うと、「家でもあまりやりません」と言われます。「今はあまり興味がないかもしれませんが、Aくんが少し興味をもってきたら、お母さんと一緒に簡単なところからはじめて、できることを楽しんでください。幼稚園などでも、少し手伝ってもらうなど、丁寧に教えてもらって、嫌にならない工夫をしてもらうようにお願いしてみてくださいね。平面上で見せてもらうと理解しやすいかもしれません。物の名前はよく知っていますね。知識は身につけることができるようですよ。簡単な指示は理解して従えますが、質問されると、何を問われているかわからないところがあるので、具体的にわかりやすく伝える方がよいと思います。それから、人の顔を見て、その人が何を感じているかを読み取ることも苦手なようです。検査場面に慣れるのにも少し時間がかかっていましたね」と言うと、「人見知りは強いです。慣れるまでは時間がかかりますが、慣れてしまうと元気になって、落ち着きがないくらいです」と言われます。

「この場所がどういうところかな、この人は誰かな、ということがわかるまでに時間がかかるようですが、事前に説明してあげると、少し安心できるようですね。慣れてくると、興味があるものに注意が目移りしやすいようですので、できるだけ刺激は少なく、するべきことを具体的に伝えてあげる方が取り組みやすくなると思います。集団にもおおむね適応して楽しくいけるとは思いますが、もし難しいことがあればご相談ください」と伝えました。お母さんも「そういうところがあります。わかりました」と納得されました。その後少しNICUでの思い出話をして終了しました。「あの頃は本当にどうなるのかと思っていましたが、大きく成長してくれてよかったです」と当時を振り返りながら話されました。

4　検査の分析と今後の方針について

Aくんの発達指数（DQ）は、姿勢・運動領域が七二（修正DQ：七八）、認知・適応領域が七九（修正DQ：八六）、言語・社会領域が八二（修正DQ：八九）、全領域が七九（修正DQ：八六）でした。修正されたDQでみると平均域にあり、発達はおおむね順調そうですが、能力間にバラつきがあることや、見通しの悪さ、落ち着きのなさなど、心配なところが残りました。

主治医と相談し、何らかの発達障害を診断するのは時期尚早でしょうが、今後の集団生活で困難が出てくることは予想されるため、発達専門の医師と相談しながら就学前までフォローアップを続け、必要であれば発達専門外来へ移行していくことになりました。

6　小さく生まれてきた赤ちゃんの発達支援

小さく生まれた赤ちゃんの発達の特徴や、支援につながる理解としての解釈について説明してきました。小さく生まれたことによる機能的なリスクと、その後の医療の介入、それによる長期間の対人的な分離などによって、何らかの発達的なアンバランスが生じることもありますが、小さな体で過酷な治療に耐え、力強く生きぬいた子どもたちです。適切な支援によって、困難を示すことなく成長していくことも可能であると思います。

早期からの支援や、長期にわたるフォローアップで必要な視点は、発達障害を有するか否かではなく、子どもたちが将来的に自分自身の特徴とうまく付き合いながら生きていけるような支援、つまり、その特性を改善することを目的とするのではなく、その特性が困難に結びつかないように発達を支え、その子らしく生きていける支援が重要であると考えます。そして、その子を一員としている家族を支援していく視点も忘れてはならないと思います。

文献

De Bie, H.M., Oostrom, K.J. & Boersma, M. et al. 2011 Global and regional differences in brain anatomy of young children born small for gestational age. *PLos One*, **6**(9), e24116.

平澤恭子　二〇一三　NICU退院児と発達障害　MB Med Reha, No.155, 七-一三頁

堀内勁・猪谷泰史・大野勉・加部一彦・中村敬・中村肇　二〇〇二　我が国の主要医療施設におけるハイリスク新生児医療の現状（二〇〇一年一月）と新生児期死亡率（二〇〇〇年一～一二月）　日本小児科学会雑誌、第一〇六巻第四号、六〇三-六一三頁

万代ツルエ・森岡一朗・藤田花織・長坂美和子・北山真次・飯島一誠　二〇一四　新版K式発達検査二〇〇一による極低出生体重児の三歳時における精神発達の特徴　小児の精神と神経、第五四巻第三号、二〇一-二〇八頁

増田貴人　二〇〇四　極低出生体重だった幼児の協調運動に関する検討　障害者スポーツ科学、第二巻第一号、三一-三七頁

松尾久枝・二村真秀・石川道子　二〇〇六　超低出生体重児、極低出生体重児の六歳時の精神発達　小児の精神と神経、第四六巻第三号、一七七-一九二頁

文部省　一九九九　「学習障害及びこれに類似する学習上の困難を有する児童生徒の指導方法に関する調査研究協力者会議　学習障害児に対する指導について（報告）」

大神英裕　二〇〇二　共同注意行動の発達的起源　九州大学心理学研究、第三巻、二九-三九頁

田中恭子・関川麻里子・今紀子・古川尚美・久田研・東海林宏道・奥村彰久・清水俊明　二〇〇九　極低出生体重児の高次脳機能発達について――子宮内発育および胎外発育と認知発達との関連性　第二七回周産期シンポジウム、メジカルビュー社、一〇一-一〇七頁

山下沙織・永田雅子　二〇一二　低出生体重児の社会的発達に関する研究の概観　名古屋大学大学院教育発達科学研究科紀要　心理発達科学、第五九号、一二五-一三一頁

まんだい　つるえ
神戸大学医学部附属病院小児科臨床心理士。

10 外科系疾患をもってきた子どもと家族

窪田昭男

1 緒言に代えて——新生児外科が目指すもの

　新生児外科が目指すものは、先天外科疾患の救命率を上げることと失われた機能を回復あるいは温存することによって長期的な高いQOLを保証することです。しかし、外来で新生児期に手術を受けた子どもたちを長期間にわたってフォローアップしていて気づくことは、回復あるいは温存された機能と術後の長期的なQOLが相関しないことです。たとえば、完璧な排便機能が得られていても、入院中に家族との関係が壊れてしまったり、退院後親から虐待を受けたりと、不安定な家庭環境で育てられる子どものQOLは極めて低いのに反し、鎖肛術後に便失禁が残っていても、永久的人工肛門が付けられていても、両親・家族に愛情を注いでもらっている子どものQOLは非常に高いのです。

　子どもが心身ともに健やかに育っていくこと、つまり長期的に良好なQOLを得ることに影響を及ぼすものは、持って生まれた疾患やそれにより生涯にわたって背負うことになる機能的障害よりも、そのような障害を受け入れ、子どもを丸ごと包み込み慈しむ肉親の愛情と家庭環境の方が遥かに大きいのです。

　先天性の障害のある子どもを受け入れ、丸ごと包み込めるかどうかの差はいつどのようにして生じるのでしょうか？　周産期からの母親に対するこころのケアも決定的に重要な要因の一つだと思われます。

2 新生児外科侵襲が学齢期の児に及ぼす心理・社会的影響について

　従来、新生児外科の手術成績の評価は救命率がほとんどであり、機能的評価は直腸肛門奇形など一部の疾患に限られていました。一九七四年に小児外科医の岡松孝男が小児外科術後の精神発達について注目し、一九八〇年に四ツ谷敏朗が岡松の指導で新生児から学童までの小児外科術後症例に対して精神発達に関する綿密なアンケート調査を行っていますが、これは極めて例外的であり、その後、新生児外科侵襲後の知的発達に及ぼす影響についての評価は、最近までほとんど報告されていませんでした（Kato et al. 1993：加藤、二〇〇六：Ludman et al. 2001）。加藤ら（Kato et al. 1993）は新生児期に外科的手術を受けた患児の精神発達は初回入院期間に大きく影響されることを明らかにしました。出生直後からの入院は、精神発達に必要な母親を中心とした家庭からの刺激が欠如することによって精神発達を遅らせるものと考えられます。心理・社会的発達に及ぼす影響に関する報告は、排便障害を伴う疾患で散見されるのみでした（Ludman & Spitz, 1995; Diseth & Emblem, 1996; Ojmyr-Joelsson et al. 2006; Diseth et al. 1998）。

筆者らは、新生児期の外科的侵襲が学齢期における精神・知的発達および心理・社会的発達に及ぼす影響について検討しました（Kubota et al. 2011）。新生児期に侵襲の性質の異なる三つの疾患、すなわち、①急性期に呼吸循環器症状を呈する先天性横隔膜ヘルニア（ＣＤＨ）、②急性期症状は呈さないものの長期的に排便管理を要するあるいは長期的に排便障害をきたしうる直腸肛門奇形（鎖肛）および③これら両者を併せもった先天性食道閉鎖症の、術後学齢期に達した（六〜一七歳：平均九・六歳）それぞれ二二例、二七例、二三例の精神・知的評価および「Child Behavior Check List（ＣＢＣＬ）」を用いた情緒行動問題の評価を行いました（井澗ら、二〇〇二）。精神発達遅滞（個別施行による知能検査でＩＱ七〇未満とした）の発生頻度はＣＤＨ、鎖肛および食道閉鎖症でそれぞれ一八%、二〇%および二五%でした。疾患間に差は認められなかったものの、いずれも一般集団の一〜二%に比べ有意に高頻度でした。また、ＣＢＣＬを用いた情緒行動問題の評価（外向尺度、内向尺度および総得点より求めたＴ得点のいずれかが六〇以上であったものを臨床域＝ＣＲとした）では、ＣＤＨ、鎖肛および食道閉鎖症におけるＣＲの発生頻度はそれぞれ三八%、五九%および三五%でした。疾患間に有意な差は認められなかったものの、いずれも一般集団の二五%（井澗ら、二〇〇二）に比べ有意に高頻度でした。

新生児期に外科的侵襲を受けた患児は、精神・知的発達も情緒行動問題も予測に反して疾患の種類、すなわち侵襲の大きさや性質による影響は大きくないことが明らかとなりました。一方で侵襲の大きさや性質に関係なく学齢期以降の検査で精神・知的発達および心理・社会的発達に問題があることが明らかとなりました。

3　新生児外科侵襲が学齢期における親子のＱＯＬに及ぼす影響について

次いで、患児の精神・知的あるいは心理・社会的発達に深くかかわっていると考えられる母親に対して新生児外科侵襲あるいは新生児外科疾患を有することが及ぼす影響について検討しました。対象は前節とほぼ共通しており、年齢は六〜一七歳（平均九・六歳）で、内訳はＣＤＨ（二二例）、鎖肛（二七例）および食道閉鎖症（二三例）です。子どものＱＯＬはＱＯＬ質問用紙（Kid-KINDL Questionnaire：柴田ら、二〇〇三）を用いて親に記入してもらいました。親のＱＯＬはＱＯＬ質問用紙（WHOQOL26：田崎・中根、二〇〇七）を用いました。親の心的外傷後ストレス障害（Post-traumatic stress disorder：PTSD）症状については、ＩＥＳ-Ｒ（改訂版出来事インパクト尺度：Asuka et al. 2002）を使用し、検査前二週間におけるＰＴＳＤ症状得点を求めました。

その結果、初回入院日数は子どものＩＱ得点と有意な負の相関（P<0.01）を示しました。すなわち、初回入院日数が長いほど精神・知的発達を遅滞させることが示されました。子どもの

QOL得点は子ども自身のT得点と負の高い相関を認めました（P<0.01）。長期間外来フォローアップをしていて予想していたことですが、子どものQOL得点は母親のQOL得点と相関することが統計学的に証明されました（P<0.05）。また、子どものQOL得点は母親のPTSD得点と負の相関（P<0.05）を認めました。子どものT得点は子ども自身のQOL得点、母親のQOLおよびPTSD得点といずれも高い相関を認めました（P<0.01）。すなわち、子どものQOL、情緒・行動面の問題と母親のQOLおよびPTSD症状が互いに強く関連し合っていることが明らかとなりました（窪田ら、二〇一二）。

残念ながら、それぞれの因果関係をこの研究では明らかにすることができませんでした。また、子どもが新生児外科的疾患をもっていたことあるいはそれにより乳幼児期以降も在宅治療、再入院、通院加療を必要としたことなどがこれらの結果にどのようにかかわっていたかもこの研究で明らかにすることはできませんでした。しかし、新生児外科症例の長期的QOLを向上させるためには子どものこころのケアのみならず、母親に対するこころのケアが必要であることが強く示唆されました（図1）。

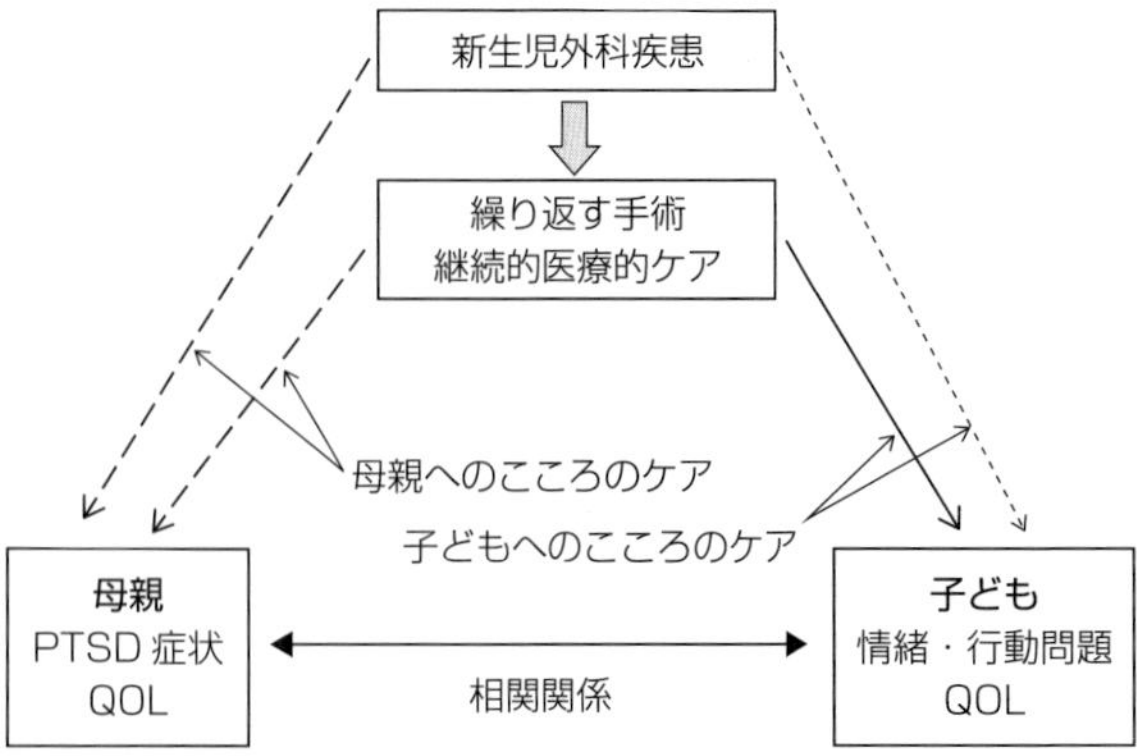

図1　新生児外科疾患と遠隔期における子どもの情緒・行動問題，QOLおよび母親のPTSD症状とQOLの関係

4　新生児外科侵襲を受けた子をもつ母親のPTSDについて

新生児外科侵襲を受けた子どもの精神・知的あるいは心理・社会的発達に深くかかわっていると考えられる母親の心理社会的状況を知る一環として、IES-Rを用いて、検査前二週間の状態におけるPTSD症状得点を求めました。PTSD症状得点が二五点以上のPTSD高リスク群と二五点未満のPTSD低リスク群とに分類しました。PTSD症状得点は患児の性別、年齢および新生児外科疾患別で差を認めませんでしたが、全体で二一％の母親がPTSD高リスク群でした。同施設で同時に行った超低出生体重児に対する学齢期検診の結果では母親の八％がPTSD高リスク群であり（未発表資料）、また、同施設の在宅医療支援室利用者（超重症児スコア二〇〇八年改訂版による医療的ケア重症度分類で超重症八人、準重症八人および軽症一三人）の養育者の二一％がPTSD高リスク群でした（山本ら、二〇一三）。すなわち、新生児外科侵襲を受けた子をもつ母親のPTSD高リスク群の割合は約三割が超重症である在宅医療支援室利用者の養育者の高リスク群の割合と近似していました。

次に、PTSD高リスクに関与していると考えられるいくつかの要因についてもPTSD症状得点との関連を検討しました。PTSD高リスク群と低リスク群間で有意差を認めた項目は、配偶者の支援に対する満足度、これまでの入院回数および経済的負担感でした（Kubota et al., 2014）。その他の要因としては次のものがあげられ、これらのどれかあるいはいくつかが重なることが考えられます。先天性外科疾患児を産んだこと自体、それに対する夫や家族の反応、その疾患に対する医療従事者、特に産科医のとらえ方と告知の仕方、告知の時期、目の当たりにするわが子への外科的侵襲、生まれた直後から入院することによる母児分離、退院後も長期間にわたり繰り返し治療や再入院が必要なこと、長期入院や通院で通常の日常生活が奪われること、入院あるいは通院治療を続けることによる家族（患児の同胞、父親あるいは祖父母）に対する心理的負担、経済的負担などです。これらの要因が心的外傷あるいはＰＴＳＤ症状にいかに関与しているかの検討は今後の課題ですが、新生児外科疾患を有する子どもに長期的に良好なＱＯＬを保障するためにはこのような要因を念頭においた子どもと母親に対するこころのケアが必要であると思われます。

5　周産期からのこころのケアについて

患児のＱＯＬを侵す最も大きな要因の一つは親からの虐待です。虐待の芽は胎児期あるいは妊娠前から存在し、予防は周産期の問題としてとらえなければならないと指摘されるようになりました。筆者は、第四六回日本周産期新生児医学会（二〇一〇年七月、神戸）で「Small Gestational Age（SGA）の病態と予防」「胎児診断と倫理」など三つの最重要テーマの一つとして「周産期からの虐待予防」を取り上げました（渡辺ら、二〇一〇）。シンポジストの一人、宮本信也（二〇一〇）は、児童虐待の最も多くが母親によるものである理由として以下の如く述べました。「本来、母親は妊娠、分娩、育児で非常に大きな精神的、肉体的負担を強いられるが、通常では「報酬」によってそれらは報われる。その報酬とは妊娠がわかったときの祝福、妊娠・分娩に対する気遣い、労いと感謝、育児における共感と支援、そして子どもの成長に対する喜びです。しかし、わが子に先天性疾患があることが何らかの機序で報酬を受けることを防げれば、母親の負担は軽減されず、疲れは蓄積し、わが子への愛着形成に躓きをきたし、ときには虐待へと向かわせてしまう」。

虐待に至らないまでも、出産後の母親が精神的に不安定となり、子どもとの一体感のある幸福な気持ちになれず、母親が子どもを嫌ったり、拒絶したりする愛着障害あるいはボンディング障害をきたします（吉田、二〇〇六）。愛着障害をきたす母親側の最大の要因は産後うつとされていますが、産後うつ発症の引き金の一つは妊娠中あるいは出産後早期の人生におけるつらい出来事（ライフイベント）です。おなかの子が外科疾患をもっていると知らされたり、生まれた赤ちゃんが先天性外科的疾患をもっていることがわかればそれは大きなライフイベントになります。

一方、愛着形成を妨げる子ども側の要因には小児外科的疾患が入っていますが、小児外科的疾患の存在そのもの以外に新生児時期からの長期間の入院による母子分離や手術や人工換気、静脈栄養、モニターなどの様々な処置による母児のスキンシップの制限や欠如が親子の関係性を深めることを阻害して、愛着形成を妨げ、さらには虐待へと向かわせる危険因子となります。

また、母親自身が先天性外科疾患をもった子どもへの罪障感を抱えながら親子関係をスタートさせることで、情緒的で豊かな交流を醸成することを困難にしている可能性もあります。これらのことにより、新生児外科疾患をもった子の長期的な良好なＱＯＬを保障するためには周産期からの母親のこころのケアの重要性が理解できます。

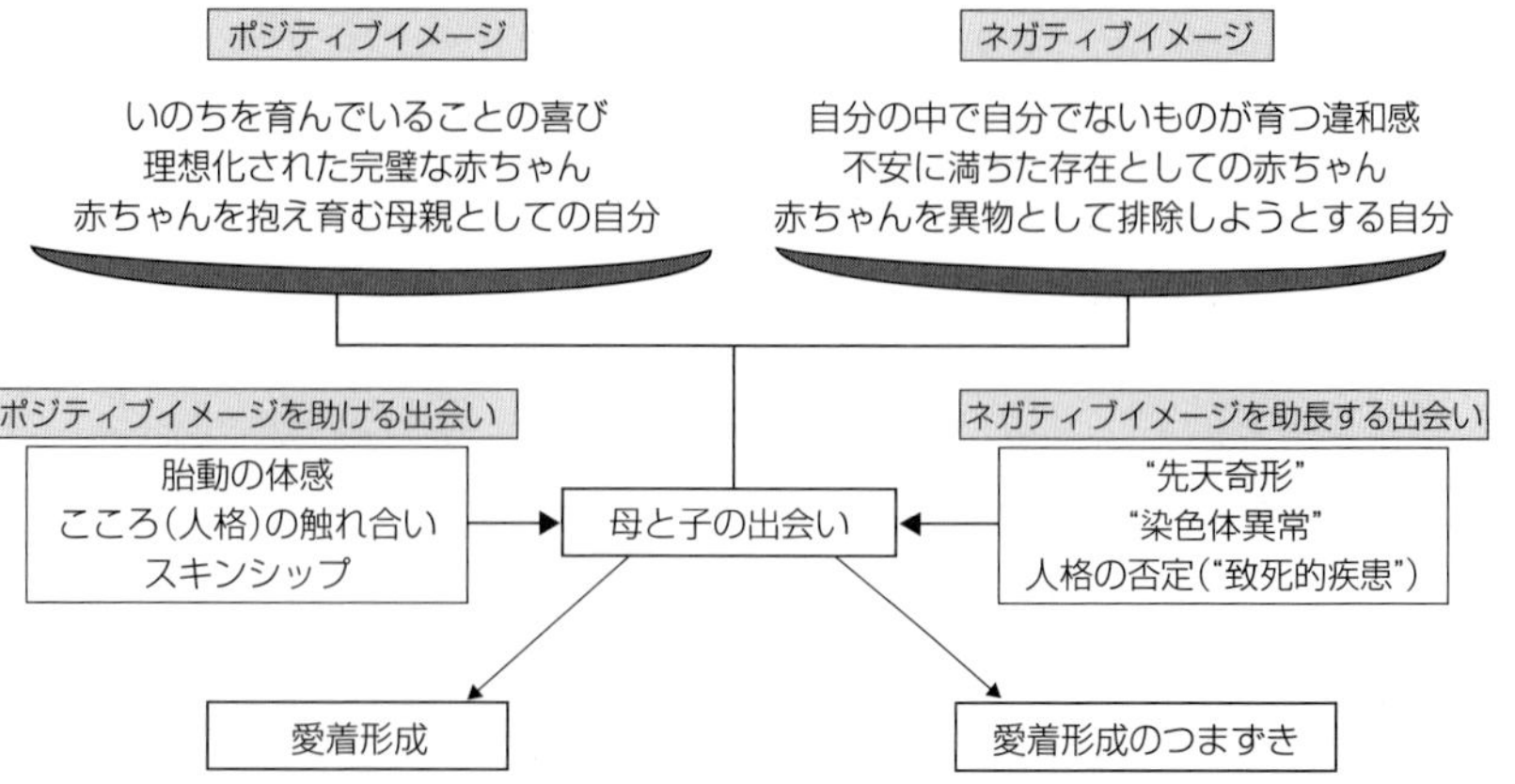

図２　妊娠が抱くポジティブイメージとネガティブイメージと愛着形成との関係
出所：橋本，2007より改変

6　周産期からのこころのサポートの実際

病気をもつ子どもの受け入れや治療を拒否する問題は、ほとんど例外なく周産期に起こることを考えると、新生児外科疾患をもつ母親へのこころのケアは、まず、外科的疾患があるかないかにかかわらず、胎児あるいは新生児を受け入れさせることにはじまりますが、そのためのこころのケアは他章に譲ります。外科的疾患をもった胎児の受け入れは、わが子（胎児）に対する愛着形成と病気の告知のタイミングにかかっているといっても過言ではありませんが、告知の仕方や告知後のフォロー（メンタルケア）も極めて重要です。

妊娠した母のこころの中にはポジティブなイメージとネガティブなイメージが同時に存在しているといわれています。母と子（胎児）がポジティブな出会いを重ねることによって次第にわが子に対する愛着を形成してゆきますが、愛着がしっかり形成される前にネガティブな出会いがあれば、愛着形成につまずきをきたし、病気をもった子を受け入れられなくなります（図2：橋本、二〇〇七）。

1　母親のこころの状態および家族像の把握

「まず落とせ」とあるベテランの助産師は新生児外科医になりたての筆者に教えてくれました。分娩直後の女は強いからどんなことを言われても耐えられるので、最悪の事態まで話しておく方がよいとの考えでした。その後徐々に悪い事態が回避されていることを告げると希望を膨らませることができるが、逆の場合は徐々に不安が大きくなり、医師に対する不信感も募らせるというものです。

インフォームド・コンセントの原則からも起こりうる事態を細大漏らさず説明するのが原則です。しかし、わが子に対する愛着が形成されていない時期、あるいはうつ傾向のある母親に最悪の事態を想定した告知は取り返しのつかない愛着形成のつまずきをきたします。「まず落とす」ことに耐えられるかを知るために、告知する前に助産師、同性の看護師、心理士等よる母親のこころの状態および家族像をとらえることが必要です。

2　愛着形成の手伝い（愛着形成を最優先する）

愛着形成のなされていない母親に病状や手術

の必要性や将来の展望を詳しく説明すればするほどこころが離れていくことがあります。愛着形成がされていない時点で、小児外科医は病気の説明をするべきではありません。まず、助産師、看護師、保健師あるいは心理士等に病気をもっている子としてではなく、丸ごとわが子として受け入れ、愛着をもたせる手伝いをしてもらいます。最も大事なことは、病気の有無にかかわらず妊娠、分娩を祝福し、労うことからはじめることです。

3　愛着形成が不十分な場合の告知

親は全身を耳にして医師の言葉を待っています。病気の話をする前に妊娠、出産したことを祝福し、病気の有無にかかわらず医師が胎児あるいは新生児を受け入れていることを知らせます。そのうえで、当面の手術に必要な最小限の病状を説明します。将来については、「この子と学校に上がるまで付き合うから詳しい話は追々します」と医師が患児に寄り添うことを知らせることが大事です。

4　ネガティブな出会いになる言葉を避ける

「死」「致命的」「奇形」「染色体異常」といった言葉はどのような使い方であっても禁句です。筆者は、羊水過少を伴う総排泄腔遺残症の胎児診断の説明の際に産科医が「致死的肺低形成」という表現を使ったために、母親がすべての治療を拒否した症例を経験しています。

「奇形」も禁句です。嚢胞性リンパ管腫を産科医が「リンパ管の奇形」と説明したために、「胎児は奇形児だ」と思い込み、筆者がいかに後遺症なく治療できると説明しても聞き入れず、人工中絶をした症例を経験しています。

「染色体異常」という言葉の使用にも十分な注意が必要です。胎児診断された臍帯ヘルニア症例の母親が、分娩後「染色体異常もある」と説明され、「胎児診断していたのに、染色体異常を隠していた」と言い、生まれたての子どもを捨てて出奔した症例を経験しています。

ネガティブな話の後には、元気な泣き声や顔色などいい所を探して褒めて希望をもたせることを忘れてはいけません。

またスキンシップなどかかわりを絶やさないことも大切です。赤ちゃんが人工呼吸器にのせられて、たくさんのルートやモニターが装着されていても、可能な限りスキンシップを勧めます。看護師の処置や授乳に際しては、たとえわずかであっても母親に手伝ってもらうようにします。

そして、ハイリスクの母親にはこころに寄り添うスタッフを決めておくことも重要です。医師からの病気の説明をわかりやすく伝えたり、医師への質問を聞いてあげたり、病気以外の相談に何時でものってあげられる助産師、同性の看護師・保健師、ケースワーカーあるいは心理士を決めておくと安心につながります。

7　まとめ

今までの研究から新生児期に外科的侵襲を受けた子どもの長期的QOLと心理社会的な障害は病気そのもの、あるいは病気による機能障害よりも母親のPTSD症状あるいはQOLに大きく依存していることが明らかとなっています。胎児あるいは新生児の外科的疾患と疾患の告知などそれに付随するイベントが母親の心的外傷となって母子の間の障害となり、子どもの情緒・行動・認知の発達を阻むと考えられます。

これを予防するには妊娠を知らされたときからのこころのケア、すなわち、たとえ病気をもっていても妊娠を祝福し、妊娠・分娩を気遣い、労い、感謝し、育児に共感し、支援しなければなりません。また、ケアの対象を母親だけに留めず、父親および家族を含める必要もあります。子どもが外科的疾患をもっていることが母親の心的外傷にならないようにするためには、周産期から母親と赤ちゃんを取り巻く多職種の医療従事者がこころのケアにかかわることが不可欠であることを強調しました。

謝辞

「新生児外科侵襲が学齢期の児に及ぼす心理・社会的影響」「新生児外科侵襲を受けた子を持つ母親のＰＴＳＤについて」などの臨床研究に全面的な協力をしてくださった大阪府立母子保健総合医療センターこころの診療科の臨床心理士山本悦代女史、川野由子女史および山川咲子女史に深甚なる謝意を表します。

文献

Asuka, N., Kato, H., & Kawamura, N. et al. 2002 Reliability and validity of the Japanese-language version of the impact of event scale-revised (IES-R-J): Four studies of different traumatic events. *The Journal of Nervous and Mental Disease*, **190**, 175-182.

Diseth, T. H., Egeland, T., & Emblem, R. 1998 Effects of anal treatment and incontinence on mental health and psychological functioning of adolescents with Hirschsprung's disease and low anorectal anomalies. *Journal of Pediatric Surgery*, **33**, 468-475.

Diseth, T. H., & Emblem, R. 1996 Somatic function, mental health, and psychosocial adjustment of adolescents with anorectal anomalies. *Journal of Pediatric Surgery*, **131**, 638-664.

橋本洋子　二〇〇七　新生児集中治療室（ＮＩＣＵ）における親と子の心のケア　こころの科学、第一三四号、二七-三二頁

井潤知美・上林靖子・中田洋二郎他　二〇〇一　Child Behavior Checklist/4-18 日本語版の開発　小児の精神と神経、第四一号、二四三-二五二頁

加藤哲夫　二〇〇六　新生児外科患児の精神・知能発達に関する追跡調査　日本小児外科学会雑誌、第四二巻第三号、三四九頁

Kato, T., Kanto, K., & Yoshino, H. et al. 1993 Mental and intellectual development of neonatal surgical children in a long-term follow-up. *Journal of Pediatric Surgery*, **28**(2), 123-129.

Kubota, A., Nose, K., & Yamamoto, E. et al. 2011 Psychosocial and Cognitive Consequences of Major Neonatal Surgery. *Journal of Pediatric Surgery*, **46**, 2250-2253.

Kubota, A., Yamakawa, S., & Yamamoto, E. et al. 2014 Long-term QOL after major neonatal surgery significantly correlates with maternal QOL and post-traumatic stress disorder: Risk factors for maternal PTSD. The 47th Ann Meeting of Pacific Association of Pediatric Surgeons, Canada: Banff.

窪田昭男・山本悦代・川野由子ほか　二〇一二　新生児外科疾患をもった子どもの両親への精神的サポート――医師の立場から　小児外科、第四四号、一〇七-一一二頁

Ludman, L., & Spitz, L. 1995 Psychosocial adjustment of children treated for anorectal anomalies. *Journal of Pediatric Surgery*, **30**, 495-499.

Ludman, L., Spitz, L., & Wade, A. 2001 Educational attainments in early adolescence of infants who required major neonatal surgery. *Journal of Pediatric Surgery*, **36**, 858-862.

宮本信也　二〇一〇　なぜ虐待するのか？　日本周産期・新生児医学会雑誌、第四六巻第四号、九六三-九六五頁

Ojmyr-Joelsson, M., Nisell, M., & Frenckner, B. et al. 2006 High and intermediate imperforate anus: Psychological consequences among school-aged children. *Journal of Pediatric Surgery*, **41**, 1272-1278.

岡松孝男　一九七四　小児術後精神発達　医学のあゆみ、第九〇巻、三一八頁

柴田玲子・根本芳子・松嵜くみ子ほか　二〇〇三　日本における Kid-KINDL Questionnaire（小学生版ＱＯＬ尺度）の検討　日本小児科学会雑、第一〇七巻第一一号、一五一四-一五二〇頁

田崎美弥子・中根允文　二〇〇七　WHOQOL26 手引　改訂版　金子書房

渡辺久子・北島博之ほか　二〇一〇　周産期からの虐待予防　周産期新生児誌、第六巻、二三六-二四二頁

山本悦代・位田忍・峯一二三ほか　二〇一三　在宅医療児を抱える家族の心理的側面の実態調査――家族の心理的負担の軽減と親子の関係性の育みのために　大阪府立母子医療センター雑誌、第二九巻、九六-一〇二頁

吉田敬子　二〇〇六　胎児期からの親子の愛着形成　母子保健情報、第五四巻、三九-四六頁

四ツ谷敏朗　一九八〇　小児外科領域における術後の精神、身体発育について　日本小児外科学会雑誌、第一六巻、七三一-七四五頁

くぼた　あきお
和歌山県立医科大学第二外科小児外科医。

第 III 部

事例とともにみる支援のあり方

1　親になるということ

岡田由美子

1　親になる戸惑い

1　家族のはじまり

おなかの中でいのちが芽生えているとわかったその瞬間から、ヒトはそのいのちにこころを寄せていきます。ことば以前の何かが動きます。それはことばではとらえにくいので自覚できないかもしれませんが、意識化されないけれど動きはじめます。これが広い意味での親と子の関係性のはじまりです。親は子との関係の中で親として育っていくのです。

それまで、夫婦という男女二人で完成していた関係に、新しいいのちが加わることで、二人が三人になるという単純な足し算ではない関係性の質的変化が起こります。同世代の二人で完成されていた世界に新しいいのちが加わることで、二つの世代が家族となるのです。同世代の家族関係がいったん解体して、次の世代を受け入れ、新しく二つの世代で家族が形づくられていくプロセスのはじまりです。

2　すべての親が体験すること

このときヒトは、肉体的・社会的・心理的に大きな変化を求められます。それらは人生にとって重要な選択を迫られることかもしれません。それにより、妊娠継続をめぐって道徳的なジレンマを経験する場合もあるかもしれません。そして結果的に、いのちをめぐる現実的な対応が最優先されます。

このような変化のときは葛藤も多く、心理的に不安定であり、肉体的・社会的・心理的危機を内包します。したがって、社会的な支援や医学的配慮がそのヒトに必要な場合だけでなく、誰しもが親になっていくとき、危機的状況を孕むのです。誰もが親になることへの戸惑いを覚えても不思議ではありません。そしてこの関係性の変化への戸惑いは、授かったいのちがたとえ胎内で亡くなったとしても、なかったことにはできないのです。特に女性の場合、わが身に起こったこととして、こころの奥深くに沈みこんでいきます。何かの拍子にその記憶が、ぱっとこころの前面に浮かんでも、不思議なことではありません。すべての親は、一瞬であったとしても、親になる戸惑いを体験していると考えられます。

本章では、子どもと出会う親自身のこころの変化や葛藤について、小児科で行った臨床心理士（以下、心理士）の親支援の事例から考えていきたいと思います。

2　Aさん――面接開始まで

小児科に入院中の赤ちゃんのお母さん（以下、Aさん）が心理的に不安定なので、一度お話を聴いてもらいたいと小児科病棟から依頼がありました。

赤ちゃんは、生後二カ月の男の子、Bくん。周産期には問題なく当院には尿路感染症で入院中。今まで新生児肝炎、RSウィルス感染症などで入院歴（他院も含む）があり、今回で四回目の入院でした。Bくんは、免疫不全など基礎疾患が疑われるような状態ではなく、落ち着いていましたが、「頻回入院から母の心理状態が不安定」だと医師や看護師が判断し、心理士の存在をAさんに伝えたところ、「是非話を聴いてほしい」と言われ、心理士との面接がはじまりました。

家族は、Aさんとご主人、Bくんの三人です。初回面接のみAさんだけ九〇分、それ以降はAさんとBくんが同席する親乳幼児心理療法というかたちで五〇分、小児科心理室でお会いしました。Bくんが、生後二カ月から一歳九カ月になるまでの一年七カ月、九回の面接事例です（本章にて報告することに関しては、Aさんから快諾を得ています）。

3　初回面接

1　初回面接（Bくん　生後二カ月）

心理士が病棟までAさんを迎えにいき、初対面の挨拶の後、Bくんが眠っているのを確かめてナースステーションに声をかけ、Aさんと心理室でお話しすることを伝え、二人で心理室まで歩きました。Aさんは柔らかい表情の三〇代の方でしたが、どこか落ち着かない感じで、ソワソワしながら手に持っているハンカチを握りしめておられました。

心理室のソファーに着席すると、「怖いです。赤ちゃんが死んでしまいそうな気がします。小児科の先生に説明されても安心できないし、赤ちゃんだけでなく主人も死んでしまうのではとか、私も死んでしまうのではとか思うのです」と一気に話し、涙を浮かべます。「まだ生まれて二カ月しか経たないのにもう四回も入院していて、母親として自信がない」「いろんなことが怖くて、怖くて」とAさんは言います。

心理士から「お産の前後は生きることと死んでしまうことが近く感じられて当然です。赤ちゃんが病気になれば、心配になっても自然なことです」と話すと、Bくんは二人目で、初めての赤ちゃんは流産してしまったこと、それ以来、前にも増して怖いという気持ちが大きくなってきたとのことでした。

Aさんによると、はじめての赤ちゃんは、おなかに宿ったとわかった直後、外出先のトイレで生理のような出血があり、何も考えずそれを流してしまったそうです。後であれが流産だったと思うと、「なんてことを軽々しくしてしまったのだろう」と思い、いろんなことに無頓着ではいけない、いのちに対してもっと考えなくてはいけないと思うようになったとのことでした。流産当時、「職場も家庭も周りはみんないい人で、私のせいではないといたわってくれました」とは言うものの、Aさんは、仕事を辞めて職場の人と会わなくなってほっとしたそうです。

今回のお産も思い描いていたものとは違ったので「怖かった」と繰り返されます。この時、どのように予測と違ったかについてAさんは、言葉にされませんでした。すぐに話は家族のことになり、今ご主人の実家近くに住んでおり、Aさんは他県の出身なので、土地に慣れないし「よくしてくださる舅姑とどう付き合っていいのか、甘え方がわからない」、実家の母には、Bくんが最初に入院したとき、きつい言葉を言われたので話しにくい等、親世代との付き合い方にも戸惑いが大きい様子でした。

「安心して相談できる人が身近にいないのは心細いし、不安になって怖くなるのも無理はない」と心理士が伝えると、「前の病院はどこでも、私が細かいからと私の言うことに取り合ってくれませんでした。この病院には救急で来たのですけど、みんな話をちゃんと聞いてくれるのです。神経質な人という目で見ないで、話を聞いてもらってよかった」とまた涙を流されました。

今後は外来の心理支援枠でお話をうかがえると伝えると、来室を希望され、「何か、すっきりです」とBくんが待つ病室に戻られました。

2　初回面接を振り返って

Aさんの初回面接を振り返ってみると、病棟スタッフがAさんの話を聞いて不安を受けとめてくれたことの大きさを感じます。病棟スタッフにも流産のお話はされており、泣きながら話すAさんをスタッフがなだめながら、心理士がいることを伝えてくれたようです。Aさんと心理士が初対面でも、ここまで深いお話が聴けたのは、病棟スタッフとの協働の成果だと考えます。

Aさんは第一子の流産で、いのちについて今までとは違った認識に気がつかれます。それは、まるで雷に打たれるように強烈な体験だったようです。今まで当然だと考えていたいのちは、実は尊いものであり、かけがえのないものであったと実感したのです。だからこそ、深く考えずにトイレの水を流してしまった自分の行動が許せなかったのかもしれません。

いのちに対する認識が先か、トイレでのことが先かはわからないのですが、それ以降、Aさんはいのちに対して「怖がり」になります。しかし、新たにBくんを授かって出産し、やっといのちに向き合うことができました。ところが、Bくんは生まれてからたった二カ月の間に四回も入院することになったのです。再びいのちの心配をしなくてはならなくなったAさんは、初めて授かった赤ちゃんのときのように、いのちを亡くしてしまわないかが気になっていたのでした。

心理士の支援は、「そう思うのは当たり前、そのまま、ご自身のペースで大丈夫」というメッセージを、ともにいること、お話をうかがうこと、気持ちに同意すること、情報を整理すること、異なる複数の視点を提供すること等で伝えることと考え、実践しました。特に流産のお話では、起こったことを明確にし、その時の気持ちを言葉にして共有し共感していったのです。言葉にできない経験がやっと納得できる言葉で形をつけられたとき、その経験がAさんのこころの中に一時かもしれませんが、しっくり収まったように、心理士には感じられました。

4　二回目から九回目までの面接

1　面接経過　二回目（Bくん　三カ月）

Aさんの心配は、指しゃぶりがはじまったことや外出先や車の中でBくんがすぐに眠ってしまうことでした。指しゃぶりは赤ちゃんが発達してきたからできる行為です。眠ってしまうのは、大きな刺激から赤ちゃんがわが身を守る防衛手段であると心理士が解説すると、「あ、そうか。悪いことではなかったんだ」とほっと肩の力が落ちたようでした。Aさんの腕の中で眠ってしまったBくんをゆっくりと揺らしながら、Bくんが初めて入院したときの話になりました。

産科を退院したAさん親子は、Aさんの実家で静養していました。Aさんは「Bくん、今日はおっぱい飲まなかったなあと思った」けれど、そのまま様子を見ていたら一週間が経ってしまい、Aさんの実母がBくんの様子のおかしさに気がついて病院に連れて行くと入院しなくてはいけなくなっていたとのことでした。「全体に自信がなくて誰にも言えなかった」と当時を振り返りつつ涙されました。

#（以下、#は回ごとの心理士の感想、気づき、見立て等）育児手技は実技なので、誰もがすぐ上手くできるわけではありません。新米ママのAさんが、Bくんのお世話がスムーズにいかないと自信を失ってもおかしくない時期でしょう。Aさんの心細さが伝わってくるようでした。

2　三回目（Bくん　五カ月）

この間再度入院することがあり、より高度な治療をするために専門の病院を受診することが決まっていました。「今までぼんやりしていた心配が、説明されてすっきりしました。これからは前を向いて治療していけそうです」と晴れやかに語られます。流産の話題になっても涙されることはなく、流産の後にAさんをかわいがってくれた祖父母が立て続けに亡くなり「あの頃は、死ぬことがとても近く感じられました」と過去を振り返るような口調で話されるのが印象的でした。

今育児で困っているのは、Bくんがお風呂からあがっても寝ないことで、Bくんの一日の生活を聞くと、ご主人が帰宅するとまずBくんと一緒に入浴し、すぐに寝かしつけているとのことでした。Bくんは五カ月になっているので、夜、ご主人が帰宅したら少し二人で遊ぶ時間があってもかまわないとお伝えすると「寝かしつけることばかり考えていました。パパと遊びたかったのか……」とBくんに話しかけるAさんでした。

よりよい育児を目指してがんばっているAさんですが、Bくんがどう思っているのかとか、三人になった家庭でどう過ごしていくのか等、日々の生活自体が手探りで、Bくんの健康や発育の心配はまだまだ大きいようです。

3　四回目（Bくん　六カ月）

Bくんはマットに寝かされると寝がえりし、心理士があやすと笑います。しばらくすると泣き、Aさんに抱っこしてもらうと泣きやみます。Aさんは、生後二、三カ月の頃、次々と病気になるBくんを「病気の塊としか見られなかった」ときがあったそうです。でも今では「病気はこの子の一部」と思えるようになったとのことでした。Bくんはご主人ともよく遊び、「二人ともお互いが好きなようです」と心理士に教えてくれました。

#「三人で家族」という生活が軌道に乗ってきました。いろいろなことに自信がなかったA

さんが、自信たっぷりにご主人とBくんのことを報告されました。

4　五回目（Bくん　九カ月）

入室したBくんは人見知りが出てきて心理士を警戒しますが、徐々に慣れてきます。遊びを共有すると心理士の反応を期待して待つ様子が観察されました。人差し指と親指で小さなものをつまむこともでき、両手に持った積み木を打ち付け、投げることもできます。「成長しましたね」と心理士がAさんに伝えると、「Bがおもちゃを投げることや噛むことが異常ではないかと心配でした。発達してきていると聞いてほっとしました」と話されます。新しくママ友になった人たちとの交流がはじまり、他の赤ちゃんと一緒に遊ぶ機会が増えて、Bくんの気になる行動が目に付いたようでした。

「何がよくて、何が悪いのか、どこまでがよくて、どうすればいいのか、本当にわからなくなります」と、「よい育児」がしたい気持ちを素直に表現されます。ご主人のご両親との関係でも「よい嫁であるにはどうしたらいいかと思う」とのことでした。そして、思ってはいけない気持ちをもってしまったと自分を責める言葉がよく聞かれました。心理士は、「どう思ってもかまわない。言っていけないことやしてはいけないことはある。でも、思うことは何を思っても、それが自分の気持ちなのだからかまわない。気持ちによい・悪いは関係ない」と繰り返しお伝えしたのでした。

Aさん親子の生活世界が広がり、人間関係も三世代になっています。Aさんは、妻の眼、母の眼、嫁の眼、近所付き合いの眼、自分の中にいろいろな目を意識化されてこられたようです。

5　六回目（Bくん　一歳）

指差ししながら「うー」等の発声が聞かれ、おもちゃを両手に持ったまま独り歩きもできるようになりました。名前を呼ぶと手をあげますが、名前が違ってもあげます。Aさんは、最近どんどん歩けるようになったBくんを誇らしそうに見ながら「一歳になるなんて……。あの子が歩けるようになるなんて不思議です。でも、気持ちが楽になりました」と言います。地域の子育てサークルに顔を出すことを考えているとのことでした。

この回の後半では、Aさんはかつて主に子どもにかかわる仕事に就いていたのだと言われます。「でも、今まで自分で、何か頑張ったという感じがないのです。何となく進路を決めて何となく大学に行って、何となく大学院に行って流れのままに仕事をして……」と話されました。

Bくんの成長を実感できて、Aさんの気持ちも落ち着いたようです。Aさんが振り返る過去のエピソードも変化してきました。子育てで忙しい今の生活や妊娠出産にまつわる話だけでなく、過去の自分を俯瞰することもでき、気持ちの余裕ができてきたようでした。

6　七回目（Bくん　一歳三カ月）

Bくんは「あんぱん（マン）」など言葉が出るようになり、探索行動も盛んになってきました。もうすぐ新しく建てた家に引っ越し予定ですが、それに関してご主人の考えと合わないところもあり、ご主人の両親との付き合い方にも迷いは大きくなっていました。「でも、Bの世話と引っ越しの準備で、考えこむ暇なんてないです」と笑顔でした。

土地により特有のしきたりがあり、それへのAさんの戸惑いも大きいようです。今少し、当院での心理支援を継続したほうがよさそうで

す。

7　八回目（Bくん　一歳六カ月）

Bくんはことばが増え、おしゃべりになっています。ボールを転がして、心理士とやりとりができます。二週間前に新築の家に引っ越して、AさんもBくんも疲れがたまっているようでした。「主人に、Bを叱るその叱り方が怖いと言われています。今まで味方だった主人と意見が違うところばかりが目立ってきて、孤独を感じます」と苦笑するAさん。かつて、いのちに対して「怖がり」だったAさんですが、今回、ご主人にAさんが怖がられた話はうかがいましたが、Aさん自身が「怖い」とは言わなくなっていました。

＃　一歳六カ月児としてのBくんの発育・発達に問題はありません。Aさん家族がぶつかりあいながらも家族としての関係性を再構築しておられるようでした。

8　九回目（Bくん　一歳九カ月）

Bくんは心配なことなく、すくすく大きくなっています。一カ月先にAさんが一週間程度入院しなくてはならなくなり、おっぱいをそれまでに止めた方がいいのか迷うとのことでした。ご主人の意見をうかがうと、「無理して止めさせなくても、ママに会えないあいだミルクでしのげばいいのでは」とのん気で困るとのことでした。心理士からは、入院のことをBくんにキチンとお話ししてほしいこと、できたら病室にもBくんが遊びに行けたらいい、断乳を急ぐことはないとお伝えしました。

断乳の話が出たので、おっぱいのことや、妊娠出産についてこれまでのことをうかがうと、Bくんが積み木で遊ぶ姿を眺めながら、記憶を辿るようにお話しくださいました。そこでのやりとりの一部を以下に紹介します。

Aさん：「結婚してすぐに体調不良で婦人科を受診したら、子どもが授かり難いかもと言われて驚きました。結婚して子どもができるのは当たり前だと思っていたから。子どもが授かるって大変なことなのだと思っていたらすぐに妊娠して流産してしまいました。子どもはみんな、無事に生まれてくるのが当たり前なのだと思っていたけど違いました。それから、いのちというものが怖くなりました」

心理士：「当たり前だと思っていたことが崩れて驚かれたでしょう」

Aさん：「Bが授かったときは、すごく嬉しかったです。ウキウキしすぎるくらいウキウキしているうちに、こころのどこかで不安が大きくなってきたのです。もし、無事に生まれなかったらどうしよう、すごくいいことばかり続くとすごく悪いことが起こると思って、喜びすぎないようにしようと努力していました」

心理士：「いのちを守りたいと必死だったのですね」

Aさん：「妊娠へのあこがれ、子育てしている人へのあこがれがとてもあって、そういう人のブログを読んでいて、いいなあと思いつつも、楽しいことをするときっと大変なことが起こるのではと思っていました。だから、赤ちゃんが生まれる前に夫婦二人の時間を楽しむ外食や旅行なんて一切せずに、おなかの赤ちゃんの無事をずっと祈って、妊娠中は自宅での生活を中心にして、おとなしく過ごしていました」

心理士：「本当に用心されていたのですね。お産のときはどうでしたか？」

Aさん：「産科で羊水が少ないと言われて、ドキドキする出産でした。おなかの子がともかく助かればいい、そう素直に思えたのです。ちょっとだけ自分でも強いなと思いました。私は怖がりで麻酔も怖かったので、出産に麻酔は希望しませんでした。お産のときに助産師さんから「ちゃんとおなかの子に空気がいくように、落ち着いてください」と言われ、その瞬間「よし！」と思いました。怖いことに対してそれまではパニックになっていたけど、その時だけは自分が誇らしかったです。私、ちゃんと産めた、と思いました」

心理士：「すごいですね、お母さんとして大仕事をされたのですね」

Aさん：「助産師さんに飲ませにくいおっぱいと言われながらおっぱいをあげる練習をしました。おっぱいは痛いしなかなかうまく飲ませられないし「私、もうあかん」と思えて泣けました。母親失格、誰にも言われてないのに自分でそう思い込んでいました。それからは、だんだん母になって強くなってきました」

心理士：「お母さんとして、強くたくましくなってこられましたね」

Aさん：「子どもは、何が何でも守ってやるぞ、本当のお母さんは自分のことより子どもを守ると思うのです。そんな母目指して頑張ろうと思ってきました。でも、どうなったらそんなお母さんになれるのだろうと、今でも考えてしまいます」

Aさんのこれまでの振り返りがひと段落したところで、Aさんが考える理想の母親像が明確になりました。しかし、あまりに理想的すぎるAさんの母親像に、今後育児不安が大きくなるのではと心配になりました。そこで心理士から「Aさんの実際のお母さんは、お話されたように子どもを守る方だったのですか？」と聞いてみました。するとAさんは、実母に実際にされた嫌なことを思い出して、「そんなことをする母親にはならない、そんなことはしない」と決めているとのことでした。「それではAさんが言われる本当のお母さんのモデルって、どこにあるのでしょう？」とさらに聴くと、少し考えてからAさんは「お母さんについて、子育てについて講演を聞いたり本を読んで勉強したり、かつての職場の先生方のお話を総合して、理想のお母さんというか、本当のお母さんって子どものためには何でもするお母さんだと思ったのです」と言われます。さらに心理士から「そんなお母さんに実際に会われたことはありますか？」と聞くと、じっくり考えた後、「いいえ、お話だけで実際に人は浮かびません」と言われてすぐに「あ、私、育児や子どもの専門家の理想を寄せ集めて理想をつくっていたのか。そうか」と納得した表情で話されます。心理士はAさんの気づきに刺激されて「各専門分野の理想の寄せ集めでつくった理想の母親がモデルでは、生身の人間はどこまでいっても追いつきませんね」とお伝えし、二人で顔を見合わせて笑ってしまいました。

#　母親としての過去を回想して、新しい気づきが得られたAさんでした。出産直後、おっぱいのことで「もうあかん」と親になる戸惑いが大きかったAさんでしたが、理想の親についての気づきから現実の親として生きていく自分を認められたようです。一カ月後のAさんの入院に伴う母子分離は、Aさんにとっても B くんにとっても B くんと二人の生活を送ることになるご主人にとっても、新しい自分にそれぞれが出会うときとなりそうです。Aさんにとってはわが子との物理的距離により、「～してあげられるからお母さん」という理想の母親像とそれができない自分をすり合わせて、より現実的に母

親になっていく機会でしょうし、Bくんにとっては、初めての母子分離を耐えることで、ひとまわりしっかりした子どもに成長すると思われます。

ご主人にとっては、祖父母の手助けがあるとはいえ、Bくんの育児に全面的な責任をもつ体験がBくんとの関係性をより深くすることでしょう。そして、Bくんを中心にAさんとご主人との「三人家族」がさらに確かな安定したものに変化していきそうです。

それにしても、「子育て支援」と言いながら、支援者がご両親に理想ばかりを押し付けるようなことがあってはならない、心理士が親支援にかかわるときの大事な視点を再認識できた経験でした。

9　二回目から九回目までの面接を振り返って

二回目から九回目までの面接では、Bくんの発達の姿を共有することと、Aさんのお話をうかがうこと、この二つが支援の中心でした。二回目、Bくんの変化を「異常ではないか」と思っていたAさんも、四回目にはBくんの反応の良さにも助けられて「病気はこの子の一部」と言えるようになりました。Bくんと相互作用しながら母親として落ち着いていかれるようでした。家族だけの付き合いから、他の子どもやそのママたちとの交流がはじまると、今までBくんだけをみてその成長を喜べていたAさんが再びBくんの言動の変化を「異常では」と心配します。これは世界が広がったからであり、祖父母との付き合いでの迷いは、三世代の関係性が育まれてきたからだと考えられます。広く、深く、親と子が人との関係性を紡いでいったのでしょう。

Bくん一歳となった六回目では、Aさん自身について語られます。Bくんが自分の足で歩いたと同様、Aさんも母親という役割から少し離れて、自分自身を振り返るゆとりが出ています。Bくんの成長と並行してAさんも一人の女性から母親になり、再度自分を振り返るゆとりができたのでしょう。

そして七回目、八回目で、ご主人との関係が話されます。母親として確たる自分があるので、ご主人との意見の違いを主張できます。自己卑下や自信のなさは見当たりません。

九回目になると、AさんとBくんに「母子分離体験」という試練がやってくる予定だと話されます。家族の絆がしっかりとできたこの時期にやってきた「次なる挑戦」です。この挑戦を前にして周産期からの自分自身を振り返ることで、自信を深めたAさんでした。これからもAさんは、Bくんとご主人とともに、怖がりの新米お母さんは返上して新しい家族として、生きていかれることでしょう。

5　親になるということ

スターン（Stern, D.N.）らは「母親になる」というこころの体験についてまとめ、「ある意味で母親というものは、赤ちゃんが生まれてくるように、その女性の心の中に生まれてこなければなりません。女性が自分の心の中に生み出すのは、新しい人間ではなく新しいアイデンティティであり、母親としての自分です」と言っています（スターンら、一九九八／二〇一二）。Aさんもまさに、母親としての自分を生み出す作業をされました。その過程に同行することで心理士は、単に訴えが多いお母さん、育児不安が大きいお母さんという見方ではなく、健康で心理社会的に何の問題もない女性であっても、親になるということは、これほどの迷いや戸惑いがあると学ぶことができました。

それでは、父親についてはどうでしょうか？　Aさんのご主人とはお会いできなかったのですが、Aさんを通じて抱くご主人像は、Bくんの成長をAさんとともに楽しむ父親であり、母親とは違った視点でBくんと付き合える存在であったように思います。

スターンら（一九九八／二〇一二）は「私たちの時代と文化において父性というものは、ほとんど未開拓の領域です」と述べ、出産後の女性の「夫への見方は実に変化し、おそらく自分の伴侶としてより、むしろ赤ちゃんの父親としてのアイデンティティに関心が向くでしょう」とそれまでの多くの乳幼児と親の研究から説明しています。そして「夫はこの変化を理解しがたく感じます」とも報告しているのです。

したがって「お母さんになった女性が、夫を父親としてどうかという目で見通しはじめたときが、その夫婦の正念場なのです。多くの場合、将来にわたっての夫婦関係のすべてが、そこで決まってしまいます」。ですから「出産を終えた女性のほとんどがこうむる自然で避けようのない変化に自分たちはさらされていること、そしてそれは出産後数カ月に特に目立つ変化であることを、二人がしっかり理解していることが大事です」と親になる過程で起こる大きな心理的変化、新しいアイデンティティの誕生と家族関係の再構築の大事さをスターンらは述べています。健康で問題などない家族であっても、子どもを家庭に迎えるときは、危機を孕んでいるのです。そしてスターンら（一九九八／二〇一二）は、「今日の世界において母親となり父親となることは難しいことですが、だからこそ、あらゆる努力を注ぐ価値があるにちがいありません」と親になる人々とその支援者にエールを送っています。

6　心理士の親支援

心理士は、目の前の方が主体的に、その方にとって大切な情報や感情と向き合えるように手助けするのが仕事です。

親支援の場合、親が自分と向き合うことができる時間とプライバシーを守ることができる場所を提供し、そこに「いる」人が心理士です。親だけでなく、Aさんのように親子が支援の対象となる場面でも、原則は同じで、親の感情も子の感情も尊重されます。何より親子のつながりをしっかり感じて、親子に対して言葉や遊びで心理士が感じたことをお返しし、親子に今起こっていることを明確にします。言葉でのやりとりの例は、Aさんとの九回目の面接報告を参照ください。

心理士は情報提供や何かを「する」というよりは、安心で安全な場所を準備してそこに「いる」、親や子どもの言葉にならない言葉や、当事者でさえ見過ごしがちな気持ちも含めて「聴く」、その方ご自身が自分の中のいろいろな気持ちや考え、目の前の課題に対して主体的に考え感じることができるよう、側で「待つ」。そこで起こってきたことを明確化して共有させていただくこともありますが、原則は、「いる」「聴く」「待つ」ことで、親に同行していきます。そしてこれが心理士の親支援の基本だと考えています。

文献

スターン、D・N、スターン、N・B&フリーランド、A（著）北村婦美（訳）一九九八／二〇一二　母親になるということ――新しい「私」の誕生　創元社

おかだ　ゆみこ

加古川西市民病院小児科臨床心理士。

2 赤ちゃんがＮＩＣＵに入院するということ

藤嶋加奈

1 ＮＩＣＵの赤ちゃんと家族

1 現代のお産とＮＩＣＵ

ＮＩＣＵ（新生児集中治療室）に入院しているのは、早産や低出生体重の赤ちゃん、生まれつきの病気がある赤ちゃん、お産のトラブルなどで医療的な手助けが必要な赤ちゃんたちです。最近は、ドラマなどでも取り上げられるようで、どんなところか見当がつかないという人は少なくなりましたが、赤ちゃんが保育器の中でたくさんの点滴や医療機器を付けられて、モニター音が響き、医師や看護師が黙々と治療を行っており、滅菌環境で緊張した雰囲気の場所と想像されることが多いのではないでしょうか。

医学の進歩により、日本の新生児死亡率は千人に一人と世界最高水準です（WHO, 2014）。わが国は「世界で一番赤ちゃんが亡くならない国」になりました。ひとむかし前、お産はいのちがけであることを誰もが覚悟していましたが、今はコミュニティの中で年長の女性のお産にふれてから自分のお産を経験することはほとんどなくなりました。お産は病院などの施設で行われることが多く、健康な赤ちゃんが生まれて当たり前のように思われており、それだけにお産や赤ちゃんにトラブルがあると、家族、特にお母さんは、こころに大きな傷つきを抱え苦しみます。ＮＩＣＵに入院することになる赤ちゃんのほうも大きな声で泣いたり、おっぱいを勢いよく飲むといった生命力に満ちた反応がまだできず、親子の関係性の発達が滞ってしまうことがあります。

2 「生命の視点」と「いのちの視点」

周産期は親子が初めて出会うときであり、五感のすべてを通して響き合い、関係性を築いていく大切な時期です。橋本（二〇一一）は、ＮＩＣＵには「生命の視点」と「いのちの視点」が同時に存在しているといっています。

「生命の視点」はエビデンスにもとづく科学的な視点で、人間を客観的、科学的にとらえ数値やデータで表せる、たとえば医療における診断という分類、生存率などの数値など、医学が科学として成り立ち進歩するために欠かせないものです。

一方、「いのちの視点」はそれぞれの赤ちゃんと家族がもつ物語の視点で相互交流的、相互関与的で数値的に割り切ることは不可能です。待ちに待ってやっと授かったときの喜び、妊娠中の厳しい経過を幾度も乗り越える中で感じてきた絆、そして何よりも目の前にいる温かく柔らかい、微かながらも体を動かし生きることに全身全霊で向かっている「わたしの赤ちゃん」という「いのち」そのものへの視点が動き出すとき、親子の物語は紡がれはじめるのです。

2　親子の関係性の発達

1　なぜNICUに心理臨床が必要なのか

私が様々な臨床現場を経てNICUでの心理臨床を志したのは、療育や育児支援でかかわっていたNICU卒業生のお母さんたちの語る「出産後の孤独」「真っ暗なトンネルの中にいる感じ」があまりにも痛々しく、その後の親子関係にも影を落としていることを目の当たりにしたことがきっかけでした。ここからは事例を紹介しながら考えていきます（事例はプライバシーに配慮し本質を損なわない程度に加工してあることをおことわりしておきます）。

事例1　出生時の傷つき体験から長期間子どもに向き合えなかったBさん

Aちゃんは心身に重い障害をもって生まれてきました。そのお母さんであるBさんとは、Aちゃんが二歳のときにお会いし、療育と育児支援目的でかかわりはじめました。Bさんは問いかけても短く答えるだけ、暗く沈んだ様子で、なかなか関係が深まりませんでした。何年もかかわるうちにAちゃん自身はゆっくりですが笑ったり体を動かすこともできるようになり、お気に入りの遊びを探したり反応を楽しんだりとスタッフも成長を感じることができるのですが、Bさんは大きな変化がなく距離をとってぼんやりとスタッフとわが子のやり取りを見ていました。

まもなく就学で相談も一区切りというある日の相談で、見違えるようにはっきりとした表情で現れたBさんは、初めてスタッフの顔をまっすぐに見て、「聴いてほしいことがある」と話しはじめました。出産のとき、取り上げたスタッフがAちゃんの奇形をみて息をのんだこと、医師が「あなたは若いから早く次の子を産みなさい」と言ったこと、ほかの赤ちゃんの家族から見えないようにNICUの隅に保育器がおかれ、話しかけてくれる人は誰一人いなかったことなどが堰を切ったように語られました。目の前の赤ん坊が自分の子とは思えず、こんな子が生まれたのは自分が悪いのか、この子のために夢も希望も捨ててこの子の世話のために生きていかなくてはならないのかと自問自答する日々であったといいます。

就学を前に支援学校の先生との面談を重ね、六歳のAちゃんの支援計画に意見を求められる中でやっとわが子と向き合うことができるようになったBさんは「私は立ち直るのにこんなに時間がかかってしまった。産んだときで時間が止まっていた。NICUで私を支えてくれる人がいたらこんなにかからなかったと思うんです」と言って相談を卒業されていきました。

わが子とのつながりを取り戻すのに時にはこんなにも長い時間がかかることがあること、傷ついた体験を語れるようになるのには、支えられる何年もの時間が必要であったと感じる事例でした。

2　関係性の発達モデル

橋本（二〇一二）はＮＩＣＵでの親子の丁寧な観察にもとづく低出生体重児と親における関係性の発達モデル（表1）で、ステージ0「胎内からの連続性をもったわが子という実感がない」状態から、ステージ5「互恵的（reciprocal）な相互作用の積み重ね」への流れを考察しています。注意しなければならないのは、関係性の発達はステージ0からステージ5まで一方通行で進んでいくのではなく、赤ちゃんの具合が悪くなったり家族に問題がもち上がると前のステージに戻ったり、親子が向き合うことができず関係性が滞ったりすることがあり、各ステージの期間も、親子によって違うのが当たり前だということです。

また、関係性が発達するように力技で推し進めることはできず、ひたすら赤ちゃんとご家族の力を信じて、揺れに寄り添い、それぞれの力が自然に引き出されるまで、見守り抱える環境を大切にすることが必要です。

事例2　関係性のステージを何度も行きつ戻りつしたDさん

Dさんは引っ越してきて間もなく妊娠がわかり、近所に知り合いもないまま上の子の世話や家の片付けに追われ、赤ちゃんを迎える準備もしなくてはと思った矢先に切迫早産と診断されました。せめて故郷に帰って入院したいと懇願したのですが、医師からはすでに深刻な状態なので移動は難しいといわれ、今出産になると赤ちゃんの集中治療が必要で障害が残る可能性もあると説明を受け入院し、妊娠七カ月に入ってすぐ体重一〇〇〇グラム未満の超低出生体重児のCちゃんを出産されました。

はじめてＮＩＣＵに面会に来たDさんは保育器の前で青ざめた能面のような表情で座っており、スタッフが赤ちゃんに触れてあげることを促しても「いいです」と身を固くしていました。心理士がそっと近づいて自己紹介し、二人でCちゃんに会ってよいか尋ね、一緒に赤ちゃんにまなざしを向けていると、「私からバイキンがうつるようで……私が触ると悪いことが起こるようで触れない」と深い罪業感を表出されました。そのネガティブな思いを否定も肯定もせず、当たり前にわき起こってくる気持ちとして受けとめつつ、さらに傍らにいると、Dさんは心理士に「先生の言葉、私の故郷と同じ訛り」と言って涙を流されました。知らない土地での孤独なお産、上の子のように普通に産んであげられなかった申し訳なさ、ぽつりぽつり言葉にしていると、Cちゃんがふっと目を開けました。「弱虫ママの泣き言を聞かせてしまったね」とDさんはCちゃんに向かって語りかけ「子どもの前では泣かんようにする」と母の顔を見せました。

いったんステージ0をぬけたDさんでしたがCちゃんの呼吸が苦しく再挿管されたり、具合が悪くてミルクを止められたりするたびに、またCちゃんに触れることができない状態になり、こころが揺れました。そんな中でもCちゃんは少しずつ成長して赤ちゃんらしい表情をたくさん見せるようになり、それに伴って、子育て経験のあるDさんの母としてのこころをぐいぐい引き出していきました。退院後のフォローアップ外来でお会いしたDさんは一緒に来た上のお子さんに心理士のことを「ママがCちゃん産んで心配で泣いていたら全部聞いてくれた先生だよ」と紹介してくれました。

表１　低出生体重児と親における関係性の発達モデル

		STAGE 0	STAGE 1	STAGE 2	STAGE 3	STAGE 4	STAGE 5
関係の特性（親の児についての認知・解釈）		胎内からの連続性を持ったわが子という実感がない	「生きている」存在であることに気づく	「反応しうる」存在であることに気づく	反応に意味を読み取る 肯定的 ｜ 否定的	「相互作用しうる」存在であることに気づく	互恵的 reciprocal な相互作用の積み重ね
親のコメント		「これが私の赤ちゃん？」 「本当に生きられるのだろうか」 「見ているのがつらい，怖い」 「腫れものに触れるよう」 「将来どうなるのだろうか」 「これで人間になるのだろうか」 「夢であったらいいのに」	「生きていると思えた」 「頑張っているんだ」	「○○ちゃん」 そっと名を呼ぶ 「お目目開けて」 「(児が）じっと見ている」 「顔をしかめる」 「足を触ると動かす」	「呼ぶと，こちらを見る」 「帰ろうとすると，泣く」 「手を握り返す」 ――― 「触ろうとすると，手足を引く」 「目を合わせようとすると，視線を避ける」	「本当に目が合う」 「泣いても，私が抱くと，泣きやむ」 「上手にオッパイを吸ってくれた」 「吸ってくれると，オッパイが張る」 「眠ってくれないと，帰れない」	「顔を見て笑うようになった」 「お話しをするんです」 （クーイング）
親の行動	接　触	触れることができない	促されて触れる 指先で四肢をつつく	指先で四肢を撫でる	掌で躯幹を撫でる 頬，口の周りをつつく	掌で頭をぐるりと撫でる 接触に抵抗がない	くすぐる 遊びの要素をもった接触
	声かけ	無言	（涙）	呼びかけ （そっと静かな声）	一方的な語りかけ （成人との会話の口調）	対話の間をもつ語りかけ （高いピッチ）	マザリーズ（母親語）
	注　視	遠くから“眺める”	次第に顔を寄せる	児の視線をとらえようとする	児の表情を読み取ろうとする	見つめあう	あやす（と笑う）
児の状態・行動		（急性期）生命の危機 筋肉は弛緩し，動きはほとんどない	顔をしかめる 時々目を開ける	持続的に目を開ける 四肢を動かす 泣く	眼球運動の開始（33週） 自発微笑の増加 呼びかけに四肢を動かす 声の方へ目を向ける 差し出した指を握る・吸う 声をあげて泣く	18〜30cm の正中線上で視線を合わせる（38週） 力強くオッパイを吸う alert な時間が長くなる 語りかけに，動きを止めて目と目を合わせる	社会的微笑の出現 （人の声に対して42〜45〜50週まで， 人の顔に対して43〜46〜漸増）

出所：橋本，2011，p. 19より作成

Dさんのように初めての面会で赤ちゃんに触れることができなかったり躊躇されたりするのは時々見受けられることです。つい慰めたり、諭したりしがちですが、赤ちゃんを真ん中にして親子を抱えるようにかかわることで家族の力が引き出されてくるのです。

3　お父さん、きょうだい、祖父母の支援

お母さんと赤ちゃんの関係性に焦点を当てた研究は多いのですが、NICUにわが子が入院したお父さん、きょうだい、おじいちゃん・おばあちゃんのこころはどのように動くのでしょうか。

1　お父さんのこころ

お父さんはお母さん同様、わが子の思ってもみない事態に動揺します。出産直後の妻に代わって病状説明を受けることも多く、行政への諸届けに奔走し、「自分がしっかりしなければ」「家族を守らなければ」という責任感から揺れるこころにふたをします。

男性は気持ちを話すことに不慣れな方が多いといわれますが、初めは妻のカウンセリングのお目付け役のように座っていたお父さんから、後に個別面接の申し込みがされることもあります。NICUでは入院期間が長い分、お父さんにもしっかり育児指導がされますので、上のお子さんの育児にはノータッチだったお父さんでも赤ちゃんからのパワーをもらって父親としてステップアップできるチャンスです。赤ちゃんに触れることで親ごころが育っていくのは男親も女親も同じだと感じています。

2　きょうだいのこころ

赤ちゃんのきょうだいは、感染防止のためNICUの中に入れないことが多く、深刻な事態が起こっていると感じながら蚊帳の外に置かれることがままあります。幼い子どもは大人よりもいのちをまっすぐに受けとめるもので、実際に赤ちゃんに会うとチューブや医療機器がついていても障がい受容などという言葉も飛び越えて家族として躊躇なく触り、かわいがり、当たり前のように嫉妬する姿を、退院した赤ちゃんのご家族から教えていただくことがよくあります。

厳しい事態も丁寧に伝えるとこころの傷になることは少なく、思ったよりもよく理解してくれるようです。反対によかれと思って赤ちゃんのことを知らされないことが続くと、幼い子どもは自分のせいで悪い事態が起こってしまったと感じるようです。赤ちゃんが亡くなってしまったとき「自分のせいで赤ちゃんは死んでしまったの」というお兄ちゃんお姉ちゃんのつらい告白を私は何例か経験しています。きょうだい面会やきょうだい支援はNICUの中でこれからも検討されていく課題の一つであると思います。

3　おじいちゃん・おばあちゃんのこころ

おじいちゃん・おばあちゃんは、育児支援者として大いに期待されます。吉田（二〇〇〇）は出産後里帰り期間が終わって母親が一人で育児をはじめる時期の産後うつ病や育児不安の出現について言及しています。

しかしNICUに赤ちゃんが入院した場合、生まれたばかりの赤ちゃんに病気や障がいが残る可能性があると聞くと、まだ関係が育っていない赤ちゃんよりも自分たちの娘や息子であるお父さん・お母さん、また、すでに関係ができている上のきょうだいたちがつらい思いをすることに注意が向いてしまい、新参者の赤ちゃん

の存在をこころならずも大切にできないことがあります。また、育児経験のあるおじいちゃんおばあちゃんが過剰に干渉をすることで、両親が親として育つことを阻んでしまうこともあります。

おじいちゃん・おばあちゃんにも赤ちゃんと家族を抱える応援団になってもらうためには、まず両親が親として育って子育ての主人公になってもらうよう工夫することが時には必要であると思います。

4　NICUでの精神保健支援

1　NICUと産後うつ

近年、産後の女性のメンタルヘルスに関心が高まり、地域の保健センターなどでも赤ちゃん訪問の際、お母さんのこころの健康に注意をはらっています。赤ちゃんがNICUに入院すると、産後うつ病をはじめ精神的な問題は起こりやすいのでしょうか。

鈴木と丹羽（二〇〇二）はエジンバラ産後うつ病質問票（EPDS）を用いてNICU入院児の母親が優位にうつ傾向が高いことを報告しています。ただ注意しなければならないのはEPDSの高得点群がすべてうつ病ではないということです。あるお母さんがEPDSを見ながら、「この質問票はナンセンスですね、NICUでわが子が生死の境をさまよっているときに自分を責めない親はいませんよ」とコメントしたことがありました。NICUでは、日常では考えられないような事態に直面するわけですから、家族のこころは大きく深く揺れます。しかし赤ちゃんの回復と親への適切な支援でこころの健康を取り戻していくことも多いのです。

2　周産期の支援に必要な対応とは

各種の質問紙やメンタルヘルスの尺度は支援の一歩としては有効です。目の前のご家族が精神的支援が必要な状態なのか正常なこころの反応の範囲で気持ちが揺れているのかを鑑別し、その後の支援をコーディネートしていくためには、質問紙で得られた結果からさらに踏み込んで丁寧な関与と同時に客観的に観察していくことが大切であると思います。

また、必要に応じて地域の支援機関や、精神科医療機関と連携を構築することも赤ちゃんと家族を支えるために不可欠なことです。またここで事例を一つご紹介します。

事例3　周産期スタッフのかかわりでマタニティブルーズを脱したEさん

EさんはNICUに入院したわが子の面会に産科病棟から通っていました。赤ちゃんはなかなか安定しなかったのですがお母さんは明るく、躁的防衛の裏に抑うつ気分があるのではないかとスタッフは心配しました。

赤ちゃんのベッドサイドでお会いしたときに、心理士が「赤ちゃんに会っているときは元気でも一人のときは泣けてしまう方も多いんですよ」と声をかけると、涙を流され、産科の病室に帰ると理由もわからず涙が次から次にあふれてとめることができない、赤ちゃんが入院したうえに自分まで頭がおかしくなってしまったんだと不安でたまらなかったのだと話してくださいました。一過性のこころの不安定さはマタニティブルーズや産後の正常な心身の反応で多くの人が経験することだとお話しし、悲しい気持ちが大きくなったり、何をするのもおっくうになったりするときはいつでも言ってほしいと伝えると、数日して「本当に先生の言うとおり理由もなく涙がとまらないことはなくなりました。

今は赤ちゃんの病気が心配だとか、夜中の搾乳はさみしいとか、自分が何で泣くのかわかるから前とはちがう」と表情が柔らかくなりました。

看護スタッフもEさんによく声をかけている姿がたびたびみられました。赤ちゃんは治療のために転院することになったのですが、Eさんは「次の病院、話を聞いてくれる人いますか？こうやって、ベッドサイドにちょっと寄ってくれて、お話ししたりするのが自分には合ってるんだと思った」と言ってくれました。

Eさんのように赤ちゃんに会っているときには明るく振る舞っているお母さんは多いものです。また、あまりにもショックが大きくこころを固くして、心理的な接触を拒むご家族もいらっしゃいます。無理やりこころの鎧をはぎ取るのではなく、童話「北風と太陽」の太陽のようにじっくり抱えるようにかかわる中で、不安やつらさが言葉にできるのだと思います。

5　親子の出会いを支える場としてのNICU

1　周産期心理臨床のあゆみ

NICUは厳しい高度医療の場です。かつては親といえども数十分しかわが子に面会ができない時代がありました。しかしその後、親子の関係性が滞る事例があると報告され、新生児医療に携わる人々は母乳育児推進やカンガルーケアなど、親子の絆を育む支援に取り組んできました。二四時間面会可能な施設も増えてきました。

様々な赤ちゃんと家族の支援の中で、医学的治療にかかわることができない心理士がNICUの中で活動を許されるようになったのはほんの二十数年前だと聞いています。それまでの心理士のかかわりは、NICUの外の面接室で妊産婦や家族に会うといった臨床心理学的な枠と契約の治療構造が主でした。NICUという場そのものを枠として、漂いながら、赤ちゃんに会うことを軸足として親子の関係性の発達を支援していく臨床スタイルが周産期の心理臨床のパイオニアたちによって築かれて広がり、二〇一一年には周産期医療体制整備指針の中に「臨床心理士等の臨床心理技術者を配置すること」と明記されるまでになりました。NICUで働く臨床心理士が集う周産期心理士ネットワークの会員は現在一六〇人を超えています。

2　チーム医療の一員として

親子を支えるのは心理士ばかりではありません。看護の世界ではファミリーセンタードケアの重要性が注目され、赤ちゃんの成長発達のためのプログラムやケアが次々と導入されています。家族と赤ちゃんとの関係性はおなかに授かった瞬間から紡がれはじめているのです。思ってもみなかったつらいお産や、わが子が医療機器に囲まれた姿を見たショックで一時的に関係性が滞っても、人として、いのちとして大切にケアされる姿を見ること、ポジティブな気持ちもネガティブな気落ちもありのままに受けとめ抱えられる体験が家族の傷つきを癒していきます。赤ちゃんが亡くなっていったとしても、そこには大切なわが子との出会いがあります。

それでは、ここで最後にもう一つ事例をご紹介します。

事例4　障害告知を受けおなかの赤ちゃんとの出会いと別れを経験したGさん

Gさんの初めての赤ちゃんはおなかのなかにいるときから重い病気であることが告げられ、心理士との面接が行われました。病気のことを聞いてからおなかの赤ちゃんに話しかけることもできなくなってしまったGさんでしたが、面接を重ねるごとに赤ちゃんとのつながりを取り戻していかれ、「Fちゃん」と名づけて慈しんで出産となりました。

Fちゃんは深刻な状態ながら産声をあげて生まれ、すぐにNICUに入院しました。産後すぐGさんがNICUに入ると、看護スタッフが「Fちゃんのママですね。目がそっくりだからすぐわかりましたよ」と声をかけてくれ、抱っこを手伝ってくれました。Fちゃんはお顔に奇形があったのですが、「この世にこんなかわいい赤ちゃんがいるのかというくらいかわいかった」とGさんもご家族もひとめでFちゃんのとりこになってしまったそうです。やがて、Gさんの腕の中でFちゃんの短いいのちの灯は消えていきました。

Gさんは悲しみに沈み心理士の面接を継続しながら一時は精神科の受診もされました。気持ちを整理しながら何度も語られたのがNICUでスタッフに見守られ、ママと呼ばれてわが子を抱くことができた至福のときのことでした。

何年も経って、Gさんから、また赤ちゃんを授かり、今は育児に追われる日々だけれど赤ちゃんにFちゃんのことをときどき話してあげているとお手紙をいただきました。

妊娠中に様々な要因でいったん滞った親子のつながりが再び感じられると、親は赤ちゃんに会って「かわいい」という気持ちがわきあがってきます。赤ちゃんとしっかり出会うほど、お別れには大きな悲しみが伴います。そして自分が壊れるほどの悲しみの中でご家族が生きる光をもらうのもお空に行った赤ちゃんとの出会いと絆の記憶なのです。悲しまないために出会いさえなかったことにしようとすると、いつまでも実体のない悲しさが幽霊のようにこころに住み着くことになってしまいます。

親子の出会いを支えることは、一つの職種だけでできるものではありません。日々進歩する医療、その中で「生命の視点」だけでなく「いのちの視点」をもふまえた、多職種のチーム医療の場がNICUです。そしてその真ん中にはいつでも赤ちゃんと、その家族がいるのです。

文献

橋本洋子　二〇一一　NICUとこころのケア――家族のこころによりそって（第二版）　メディカ出版

鈴木千鶴子・丹羽早智子　二〇〇二　NICU入院児の母親の子どもへの愛着形成に関する研究　平成一四年度愛知県周産期医療協議会調査／研究事業

吉田敬子　二〇〇〇　母子と家族への援助――妊娠と出産の精神医学　金剛出版

WHO 2014 World Health Statistics 2014. p 65.

ふじしま　かな

千葉市立海浜病院新生児科心理療法士。

3 重症な障害をもつ子どもと出会うということ

稲森絵美子

1 ある男の子と家族との出会いから

この章をはじめるに当たって、私が周産期心理士として働き出したばかりの頃に出会った、ある一人の男の子とその家族との出会いを振り返りたいと思います。

その子の名前はとわ（仮名）くん。当時、私が勤務していた大学病院の周産期センターで生まれ、全前脳胞症という重い水頭症をもっていたため、生まれてすぐ新生児集中治療室（NICU）に入院になりました。私がとわくんとお母さんに初めて会ったのは、水頭症の治療のための手術にとわくんが向かうところでした。とわくんはしっかりと目覚めていて、お母さんを見つめているように見えました。手術室前のベンチで、涙が止まらないお母さんの肩をさすりながら、かける言葉をみつけられずに過ごした時間を、今でも鮮やかに覚えています。

とわくんは、長いまつ毛で覆われたくりくりした目のかわいい男の子で、母親は、とわくんとのかかわりを通して、次第に元気を取り戻していきました。とわくんには、医学的には小奇形と呼ばれる、他の人とは違う体のつくりがありました。ふつうの耳の下に、副耳と呼ばれるもう一つの小さな耳があったのですが、それもとわくんのチャームポイントとして母親は愛しんでいました。気管切開をした後、とわくんの生活の場は、NICUから小児科病棟に移りました。とわくんは医師の当初の予想を超えて成長し、心理士が病棟を訪ねると、扇子を広げてクルッとまわして見せたり、お気に入りの看護師さんに抱っこしてもらうと満面の笑みを浮かべたり、時には母親を困らせるようないたずらをしたりするようになりました。

けれど、とわくんが三歳のとき、思いがけない出来事が起こりました。脳にたまった水や圧力をおなかに流すために留置されたシャントのチューブが詰まり、とわくんは脳に大きなダメージを負ってしまったのです。その時から、とわくんは、自分から目を開けたり、からだを動かしたり、母親の呼びかけに反応できなくなってしまいました。この出来事は心理士にとっても衝撃的で、目の前にいるとわくんが前のように笑ったり、抱っこをせがんだり、いたずらをしたりしないことがにわかには信じられない状況でした。母親が語る苦しい思いを聞きながら、またもやかける言葉がみつかりませんでした。

そこからの道程は、とわくんが生まれてからの道程よりも険しい道程でした。在宅での生活も、遠いかなたの夢として消えてしまったようでした。毎週、同じ曜日に小児科病棟に足を運び、その時々の母親の気持ちを聴く、そうした日々が四年間続きました。母親は一日も欠かすことなく、小児科病棟の面会時間いっぱい、とわくんと時間を過ごしていました。自分からは動かなくなったとわくんの気持ちを推し量りながら、丁寧にスキンケアをし、口腔外科の先生にも褒められるほど、お口の中もきれいにしていました。時には、元気な親戚の子どもをかわいがる実母に不満を感じたり、とわくんへの接し方について父親と口論になることもありました。そんな日々の出来事について、毎週、母親の話をそのままに聞いていくと、「こうして自分が話すことを聴いてくれる誰かがいると、自分はこんなことを感じてたんだって整理されてくる」とつぶやき、とわくんがいつか回復するのではないかという希望を語るのでした。

四年の歳月の中で、一時は不可能に思えたとわくんの在宅生活への準備が、現実的なこととして病棟スタッフやソーシャルワーカーと話し合われるようになりました。在宅での生活は、とわくんと母親の長年の夢ではありましたが、現実には二四時間の看護を母親に課すものです。準備は周到に行われ、市のトータルサポートセンターの福祉サービスを利用し、訪問医療や特別支援学校の訪問教育も受けながら、たくさんの人たちとの出会いの中で、とわくんと家族の生活は支えられていきました。私も、数回、自宅を訪問させていただきました。とわくんのベッドは、家の中で一番気持ちのいいリビングにあって、そこから見えるデッキの向こうに小さな家庭菜園がある、素敵なお宅でした。近くには運動公園もあって、花がきれいな季節には、とわくんとお母さんとヘルパーさんでお散歩に行ったり、時にはお父さんも一緒にディズニーランドやぶどう狩りにも行きました。

退院して八年目の夏、ある学会で、お母さんが作曲したとわくんの歌を披露してもらおうと一緒に準備を進めていた最中、とわくんは突然、逝去してしまいました。一五年という年月のあいだ、私たちにたくさんの贈り物を残して、翼に乗って駆けぬけていきました。

2　「障害」とは何か

1　最初の親子の出会いにおける「障害」

周産期での最初の親子の出会いにおいて、「障害」とは、まだ漠然としていて、はっきりと目に見えるものではありません。とわくんのように、重い病気をもって生まれてきた赤ちゃんたちは、出生直後から呼吸器の管を挿管され、手足に点滴をされ、そのベッドは点滴台や緊迫したアラーム音を鳴らす機械に囲まれています。両親は赤ちゃんが危険な状態にあることを理解し、その病状が回復することを切に願います。ですが、その時の赤ちゃんの姿が、「障害」という概念に直接結びつくわけではありません。それよりも、赤ちゃんに初めて会う親の関心は、赤ちゃんが苦しそうにしていないか、自分たちが触れたときに赤ちゃんはどう感じるのか、自分たちの存在が赤ちゃんに伝わっているのかということにあり、そのことを知ろうと必死に赤ちゃんを見つめます。そして、その場が赤ちゃんと一緒にいることを守る場であるなら、両親、特に母親は赤ちゃんとの関係に没頭していきます。そして、赤ちゃんの動きや瞳の中に、多くの意味を読みとろうとします。そのことは、障害があるなしとはまったく関係のない、赤ちゃんと母親の原初的な関係の結び方です。

「障害」という概念が親のこころに浮き出てくるのは、赤ちゃんに関する耳慣れない医学的な情報を聞くことからはじまることが多いのではないかと思います。それらの情報は、医療者が細心の配慮をもって伝えたとしても、親のこころに不安を喚起します。新生児の成長発達について正確な予想を立てるのは、専門家である新生児科医にとっても難しいことです。成人とは違い、新生児は可塑的な発達を遂げます。それだけに、赤ちゃんの予後については、ある幅をもって伝えられます。しかし、起こりうる可能性が伝えられたとき、最悪のことが起こるかもしれないという不安は、家族のこころに刻まれます。多くの家族は、そのような不安を抱きつつも、目の前の赤ちゃんとのかかわりを続けていきます。そして、そのかかわりが守られている限り、家族のこころを支えてくれるのは、赤ちゃん自身とのかかわりです。出生直後、重症仮死で、体の自発的な動きがほとんど見られなかった赤ちゃんが、初めて目を開けてくれた瞬間。それは強烈に両親を赤ちゃんに惹きつけ、親子の結びつきを強めます。そのような親子の結びつきの中で、次第に理解されてきた、わが子と他の子との違いとしての「障害」は、とわくんのお母さんがとわくんの副耳をチャームポイントとして愛しんでいたように、家族にとって自然な違和感のない特徴として受け入れられることさえあります。

一方で、赤ちゃんと守られた時間の中でゆっくりと出会う前に、医学的な情報や、「障害」という言葉がひきおこす漠然とした不安に圧倒されてしまった場合、親子のかかわりが滞ってしまうことがあります。周産期における親子の絆を、小鳥の巣にたとえて考えてみるとしましょう。親鳥は巣の安全が守られて初めて、ヒナを温めることができます。しかし、赤ちゃんが生まれる前、あるいは直後に、その障害の可能性を告げられるということは、その巣の中に冷たい石が投げ入れられるようなものです。親鳥が、その巣を放棄することがあったとしても、自然界では節理にかなったことと見られます。しかし、人間である私たちは、たとえ、母親がこころに不安や痛みを負っていたとしても、赤ちゃんに愛情を示して接することを期待してしまうのではないでしょうか。そうできないこころの状態にあるときに、周りから期待されることは、親のこころに苦しい葛藤を引き起こします。自分に対して悪い親という烙印を押してしまうことさえあります。ヒナが育つには、ヒナだけでなく、親鳥を、そして巣全体が守られることが必要です。

2　揺れる親のこころとその道のり

親のこころは、目の前の現実の赤ちゃんと、「障害」をもつであろう想像上の将来のわが子との間を、行きつ戻りつします。目の前のわが子はかわいい。けれど「障害」をもっていることによって、この子は辛い思いをするのではないか。この子のきょうだいも、いじめられたり負担の大きい生活を強いられるのではないか。自分たち親が先に死んだ後、この子はどうやって生きていくのか。障害をもつこの子を、周りの人はどう見るのか。そんなことをいつまでも悩んでいる自分は、親失格なのではないか。「障害」という想像上の概念は、そんな苦しい思いを、親のこころに引き起こします。

けれど、そんな不安な思いがあっても不思議ではないと、親のそのままのこころが抱えられ、赤ちゃんとのつながりが守られていくとき、とわくんの母親が経験したようなこころの修復が、他の多くの親たちのこころの中にも起こってきます。初め、こころの中のトンネルは、出口がないように思えたけれど、いつの間にか、光がさしているのです。現実の「障害」は、わが子の成長とともに、次第に明らかになってきます。たとえば呼吸器の管を外すことができず、悩んだ末にのどに穴を開ける気管切開の手術を受ける決意をするまでの道のりは、親にとって決して平坦ではありません。けれど、何が子どもにとってよいことなのか、家族も家族を支える周りの人も一緒に悩んだこと。そのプロセスの中で、この子は決して一人ではないと感じ、この子が生きることには何か意味があると思えてくる。そんなことを、家族は経験されるように思います。たとえ、自分の子どもが歩くことができずバギーで移動する場合でも、言葉が話せずにアイコンタクトやちょっとした小さな体の動きでコミュニケーションをとるのだとしても、そのこと自体は、家族にとって大きな「障害」とはならず、一つのオリジナルな生活の形として自然に受け入れられるのです。

確かに「障害」をもっていることで不自由なことはたくさんあります。痰《たん》の吸引をまめにしなくてはいけなかったり、出かける際には重い酸素のボンベを持ち歩かなければいけなかったり。親の睡眠時間は、どうしても短くけずられます。けれど、外側の不自由さは周りの助けを得て、仲間と一緒に変えていくことができます。

3　周産期から会うことの意味

最初の出会いは、どんな人と人との結びつきにおいても重要です。最初にわが子と出会ったとき、どんなにおいを嗅ぎ、どんな皮膚感覚を味わい、どんな音を聞いたのか。そして、どんな痛みと、どんなこころの動きを経験したのか。その場には、母親を支える人が一緒にいたのか。周りの家族は、赤ちゃんの誕生を喜んでくれたのか。そして医師から、赤ちゃんの病状について、どんな説明を、どんな状況で受けたのか。それら数日、あるいは数時間の出来事は、強いインパクトをもつ出来事として、母親のこころに、そして、その後の家族のダイナミクスに影響します。重症な障害を残す赤ちゃんのほとんどは、生まれたその時から、人工呼吸器によるサポートや、唾液や胃内容物の吸引のために、口や鼻からチューブを挿入され、腕には点滴の針が刺さり、小さな胸や手足には心拍や血圧などのバイタルを測るための電極が貼られます。時には、脳波測定や脳低温療法をするために、頭にかぶされたものからチューブやラインが伸びていることもあります。多くの親は、どこを触っていいのか、あるいは触ること自体が赤ちゃんに害を与えるのではないかという不安さえ抱きます。本来は自分が赤ちゃんの必要を満たしてあげるはずだったのに、それができない。さらに、何が赤ちゃんにとって、今、必要なのかすらわからない。お医者さんや看護師さんに任せるしかない。そんなとき、孤独になりがちな親のこころを支える誰かがいるかどうかは、非常に重要なポイントです。

そのような状況で、母親にとって重要な人物となるのは、夫である父親でしょう。また、親である祖父母の支えも、とても大切です。けれど、大切な絆をもつ家族であるからこそ、言いにくい思いや感情もあります。そんな時、さり気なく寄り添う、心理士の存在に意味があるのではないかと思います。心理士は、親からしてみると、第三者です。直接、赤ちゃんの治療にかかわる人でもありません。その距離感が、かえって思いを話しやすくすることにつながることがあります。

そこで大切なのは、赤ちゃんと家族とに積極的な関心をもちながらも、決して侵襲的にならないことです。赤ちゃんを見つめる家族の傍で、一緒に赤ちゃんを見つめつつ、赤ちゃんによって引き起こされる自分のこころの動きを探ってみること。そして、それを頼りに、家族のこころを想像しながら、一緒にいること。そして、家族がポツリポツリと語る赤ちゃんへの思いをひろっていくうちに、次第にコミュニケーションが拓かれていきます。

しかしこのプロセスは、心理士にとっても容易なものではありません。重症な状態にある赤ちゃんは、こちらが関心をもってみつめても、はっきりした反応を返してくれはしません。時々見られる体動や、まぶたの動きを頼りに、赤ちゃんの気持ちを想像していきます。ビクッという体の動きや、眉をしかめる表情、突然鳴り出すアラームの音は、赤ちゃんが苦しいのではないかという不安を生じさせます。そして、この時期の赤ちゃんからは、そのようなネガティブな表出がなされることの方が多いのです。医療的に何もしてあげられない心理士にとっては、赤ちゃんと共にいるその時間は、自らの無力さを実感する時間になります。けれど、それだけに、赤ちゃんがうっすら目を開けてくれたときや、その瞳が意思をもって輝いているように見えるとき、それに惹きつけられる体験をします。

その無力感や、赤ちゃんに惹きつけられるこころが、家族のこころと共鳴するとき、家族との間に静かな信頼感が生まれてきます。NICUは、赤ちゃんの救命をするための場所で、赤ちゃんの呼吸や循環、体の病状にスポットが当てられがちです。スタッフも忙しく立ち働き、赤ちゃんのために様々な計画が立てられています。そのような中で、心理士は赤ちゃんの治療に従事するわけではなく、赤ちゃんへのかかわり方の指導をするわけでもありません。NICUの中で、他のスタッフとは違う時間を生きている心理士と話すことが、何かフッと力の抜ける瞬間となり、赤ちゃんとゆっくり向き合う空間を守ることにつながれば。そんなことを願って周産期から赤ちゃんとご家族に会っています。

4　「障害」と家族

1　はじめのプロセス

「障害」をもった子どもを、家族として受け入れていくプロセスには、それぞれの家族独自の歩みがあります。思いがけない出来事を、家族で共有しながら咀嚼されていくご家族もあれば、そのプロセスの途中で葛藤を抱え、その場にしばらく踏みとどまる家族もいらっしゃいます。そのご家族によって、歩む道筋は様々です。

障害をもつ子どもを授かる可能性は誰にでもあることを頭では理解しながらも、それがなぜ自分であり、自分の子どもなのか。答えのない「問い」を求めて、人のこころは葛藤します。夜明け前に目が覚めて、ふと起こった出来事が意識にのぼったとき、出口のないトンネルに入ってしまったような感覚を経験し、「どうにか時間を妊娠前に戻せないか」「これが現実ではありませんように」と願った朝のことを、何人かの家族が話してくれました。

また、重症障害の一つの原因となる重症新生児仮死は、出産のプロセスでの出来事が誘因となって生じます。親は、安全に産んであげられなかったという自責感とともに、その時の医療的なケアが果たして適切だったのか、疑問を抱きます。一〇〇%安全な医療を提供することは現実的には不可能で、その中で赤ちゃんの一生に重大な影響を与えるかもしれない責任を負っている産科医療の難しさは、そこにあるように思います。かけがえのないその子の一生に影響を与えてしまう出来事は、家族にとって簡単に咀嚼できるようなものではありません。たとえ、解決をみることはなくても、家族の疑問や問いに、医療者が真摯に答える場が確保されることは、家族がそのプロセスを一歩前へと踏み出すために、必要なことではないかと思います。

2　父親のこころ

家族が一歩前に進んでいくとき、家族のダイナミクスが大きく動きます。「障害」をもつ子どもとの生活は、多くの親にとって未知の領域です。未知の領域に踏み込んでいくことは、誰にとっても怖れを伴うものです。その怖れを共に支えてくれる誰か（多くの場合は家族）がいる場合、その怖れは負いやすくなるでしょう。けれど、夫婦の間で、コミュニケーションが途絶えがちになるとき、この不安は高まります。わが子の病状が重く、しかも完全には回復することがない、「障害」を負う可能性があるということは、母親だけでなく、父親のこころにも大きな衝撃を与えます。

多くの父親は、母子を守る立場にある自分の不安をこころに抱えつつも、自分の心情を誰かに吐露するよりは、その病気についての医学的情報を集めたり、妻に明るい見通しの可能性を示すことでその不安を軽くしてあげようと、知的に対処します。その父親の平静な態度に励まされる母親もいます。けれど、子どもの危機を前にして、このような平静な態度をとり続けることは、父親にとっても簡単なことではありません。そのぎりぎりな気持ちを覆い隠すために、無口になってしまう父親も、少なくないように思います。そのことが、女性である母親からみると、情緒的な交流ができない寂しさとして経験されることがあります。

子どものことを、より身近に愛しんでいる母親にとって、父親はどこか無骨な、肝心な家族へのケアを欠いている存在に見えてきてしまうこともあるでしょう。また、父親が努めて明るく振る舞い、母親の不安をそのまま受けとめるよりも、もっと明るい側面に注目させるように努める場合、それはかえって母親のこころに孤独を引き起こす結果となることもあります。互いを思い遣っていたとしても、大きな思いがけない出来事が家族を襲うとき、互いの気持ちが微妙なところで掛け違って、不協和音となることは珍しいことではありません。

3　祖父母の存在

また、祖父母は両親にとって重要なサポーターです。共に赤ちゃんの誕生を喜び、産後、休養が必要な母親を身体的にも心理的にも一番身近で助けてくれます。けれど赤ちゃんに重い障害があることが明らかになってきた場合、その関係性に微妙なズレが出てくることがあります。

祖父母は、赤ちゃんを同じ体の中に宿して共に過ごしてきた母親とは違い、赤ちゃんが生まれた後に、赤ちゃんとの絆を結んでいきます。赤ちゃんの存在は、関心や期待の的ではあっても、その絆を失うことに身を切るような痛みを負うことは、祖父母や親戚という立場では稀です。それよりも、失うことができないのは、すでに強い絆のもとに共に生きてきた母親です。母親の苦しみをどうにか軽くしてあげたいがために、赤ちゃんとの絆をあきらめることをほのめかすこともありえます。そのそれぞれの立場によるギャップが、家族のダイナミクスに複雑な影響を与えます。

4　お兄ちゃん、お姉ちゃんの存在

また忘れてはいけないのは、小さなお兄ちゃん、お姉ちゃんの存在です。子どもは大人が考える以上に、周りの雰囲気と状況を察知しています。何か大変なこと、家族に動揺をもたらす出来事が起こっていることに、子どもたちは気づいています。けれど、物事の理解をするときに、子どもは自分を中心に因果関係を考えます。そこで、このような家族を苦しめる出来事が生じたのは、自分が悪い子だったからだと、誤って解釈してしまうことがあります。

子どもの場合、こころが落ち込むと、かえって落ち着きがなくなったり、かんしゃくを起こしやすくなったりします。そんな、小さなお兄ちゃん、お姉ちゃんのこころの動きを理解して、子どもたちが理解できる言葉で、赤ちゃんの状況を説明してあげることが大切であることを、度々経験してきました。たとえ、小さな子どもであっても蚊帳の外に置かないで、家族の一員として赤ちゃんのことを共有していくことができると、小さなお兄ちゃん、お姉ちゃんは目に見えて安定してきます。

そして、お兄ちゃん、お姉ちゃんが赤ちゃんに会えたとき、そのことが両親や大人たちが、赤ちゃんを家族として受け入れていく助けとなることがあります。日本の多くのＮＩＣＵでは、感染予防のために、子どもの入室は禁止されています。けれど、赤ちゃんの状況が厳しい場合、特例として、きょうだいの入室を許可するＮＩＣＵも増えてきました。お兄ちゃんやお姉ちゃんが面会に来てくれると、保育器の赤ちゃんが目を開けたり、何かしらの反応を返してくれることが多いと、今までの経験から感じます。子ども同士は、何か不思議なテレパシーを使えるのではないかと感じるほどです。このお兄ちゃん、お姉ちゃんの、素直で臆することのない赤ちゃんとのかかわりが、家族を次のプロセスへと押し出してくれることがあります。

5　子どもが家族と家で暮らすということ

また、重い障害をもっている子どもが家族と一緒に家で暮らすようになると、そこにも変化が起きてきます。在宅で子どもと暮らしている家族から、家族がその生活に慣れるに従って、子どもの心拍や呼吸などの自律神経機能が安定してきたという話をよく聞きます。病院では医療スタッフが子どもたちに細心の注意と愛情をもって接していますが、勤務は交代制です。同じ親が継続的に子どものことを見守りながら一緒にいるということは、障害をもつ子どもにとっても安心につながります。

また、一緒にいることで、子どもの微細な反応を読み取りやすくなり、変化に気づきやすくなったという声も聞きます。確かに、在宅で子どもをみることは、睡眠時間がけずられたり、外出がしにくくなったり、負担を伴います。一方で、かけがえのないわが子と家で過ごせるということは、家族自身にとっても安心感につながります。その安心感の中で、子どもとのコミュニケーションが深まっていくことについては、稲森（二〇一二）を参照してください。

5　家族を支えるサポートとは

重い障害をもった子どもとの生活は、家族の絆を深め、安心感を培うと言いましたが、実際には、そのような生活を送るためには、家族を支える周りの人たちの支援が必要不可欠です。

冒頭のとわくんの場合も、在宅での家族の生活を支えるために、たくさんの人たちがサポートをしてくれました。とわくんが在住していた市では、障害をもつ方々のためのトータルサポートセンターがあり、そこでとわくんのニーズに合わせて、必要な介護サービスをアレンジしてくれました。そのことによって、父親が仕事を休まなくても、ヘルパーさんと母親で病院に通院したり、近所の公園までお散歩にいくことができました。入浴サービスの業者も定期的に訪問してくれて、体が大きくなってきたとわくんを、安全に入浴させてくれました。特別支援学校の先生も自宅を訪問し、とわくんのための授業を行ってくれました。自宅の壁には、先生と一緒に作成したとわくんの作品が飾られるようになりました。それでも、自宅で二四時間の看護を休みなく行っていくことは、相当な負担を家族に強います。母親の具合が悪いときや、大事な用事があるときに子どもを一時預けられるショートステイサービスも、必要不可欠です。また、在宅呼吸器が必要なお子さんを看ているお母さんの中には、次のお子さんを妊娠、出産された方もいらっしゃいます。その際には、病院に障害をもっているお子さんを一時入院させてもらうことが必要でした。

このようなお子さんをもつご家族が、もっと気軽に外出でき、きょうだいの幼稚園や学校の行事にも参加できること。お母さんたちが、もっと普通に友人との時間を楽しんだり、自分の時間ももてること。そして、何よりも、重い障害をもった子どもたち自身が、自宅以外でも楽しい経験をし、たくさんの人たちと触れ合うことができること。地域社会全体に、重い障害をもった子どもたちが受け入れられ、子どもを看護する家族の負担が多くの人たちによって共に担われていくことが、家族にとって大きな支えになります。実際には、日本の社会はそこまで成熟しているとは言えず、私がかかわらせていただいたご家族の方たちも、随分と行政の担当者や医療・学校関係者と、話し合いを重ねながら子どもたちについて理解を得るために苦労をされてきました。障害をもつ子どものことは、産んだ親が、その責任を担うべきという古めかしい考え方が、医療関係者の間にもまだ残っているのではないかなと、時々不安になることがあります。どんな親でも一人で子育てできる親はいません。社会が変わるためには、多くの人たちに「障害」をもちながらも、そのいのちを輝かせて生きている子どもたちがいることを知ってもらうことが必要だと感じます。

子どもたちが生まれ、入院生活を送り、自宅へと帰り、そこで生活するプロセスで、心理士は、子どもと家族の傍にいて、その思いを聴くことをしてきました。一緒に悲しんだり、喜んだり、悩んだり、家族がもつ力にあらためて驚嘆したり。一九七〇年代に、アメリカの人類学者のダーナ・ラファエル（Raphael, D.）は、出産の経過を通して一人の女性が付き添うことで、その経過が安定し、母子によい影響を与える、そんな役割をもつドゥーラのことを紹介しました。心理士の役割も、このドゥーラのようなものなのかもしれません。必要なその時々に家族に寄り添い、そのプロセスに同行すること。そのことが、家族がもっている力が自然と働き出すのを助けることになれば、こんな嬉しいことはありません。

文献
稲森絵美子　二〇一二　重症障がい児の母子相互作用　乳幼児医学・心理学研究、第二一巻第二号、一二九–一三六頁

いなもり　えみこ
東京医科大学病院小児科臨床心理士。

4 赤ちゃんの死と向き合うということ

大和田喜美

1 はじまりは「親子が出会うこと」

1 「無限の悲しみ」の背景

わが子を喪うという体験は、親にとってこれまで体験したいかなる悲しみ、苦しみとも比べることのできない「無限の悲しみ」にまるごと覆い尽くされてしまう体験といえるのではないでしょうか。そして、わが子を喪った時期や要因にかかわらず、この悲しみの一つひとつが唯一無二の悲しみであり、同じ体験をした他者とも比べることのできないものであると思います。しかし、この「無限の悲しみ」の背景には、かけがえのないわが子と出会い、親子でともにすごした愛おしい時間を通してしか知りえなかった「無限の喜び」が存在することもまた忘れてはならない真実だと思います。

赤ちゃんの死と向き合う家族に寄り添う人々は、相手の悲しみに共感することもつらいことであり、相手を大切に思う気持ちから「早く元気になってほしい」と願うことでしょう。また「なんと声をかけたらよいかわからない……」と戸惑うとき、そこには、〝お気の毒なお母さん〟〝かわいそうな赤ちゃん〟という心情が前面に出てしまうのではないでしょうか。しかし、私がこれまで出会ってきた赤ちゃんと家族から教えてもらったことは、〝わが子を愛する幸せ〟〝かわいい私たちの赤ちゃん〟という出会いから親子がスタートしているということです。そのことを教えてもらったからこそ、心理士として親子が別れゆくそのときを、悲しみだけではない気持ちでそっと一緒にいることができるように思っています。

2 出会いからともにすごした時間

お母さんは、おなかの中に赤ちゃんを宿したことに気づいたときから、心身ともに赤ちゃんとのつながりに一体感をもって関係性を育んでいます。お父さんも、心理的にはやがて出会う赤ちゃんへ希望を抱きながら、お母さんのおなかの中で成長していくわが子とともにすごす時間が続いていきます。そのため、流産や胎内で赤ちゃんが亡くなった場合も、すでに親子として出会っており、ともにすごした時間は大切な家族の時間なのです。ここで、親子の出会いと母親になるプロセスを私に教えてくれたお母さんを紹介します。

事例1　妊娠・出産を通して人生の歩みを振り返ったAさん

妊娠二四週に急な破水となり、他院からの母体搬送中に出産となったAさん。六〇〇グラム台で生まれた赤ちゃんは、出産時、心臓が止まっていましたが蘇生治療で息を吹き返し、父母は「幸運で強い子」と感じて出会うことができました。しかし、全身状態が大変厳しく翌日がお別れの日となりました。

お母さんは、産後の体調が思わしくなく、しばらく入院が必要でした。その間、心理士がお母さんの部屋を訪問し、赤ちゃんへの想いやご自身の人生を振り返る時間に同行しました。お母さんは、「結婚したら元気な子どもが生まれるのが当たり前だと思っていた」と語り、なかなか妊娠せず、やっと授かったと思ったら子宮筋腫が見つかったこと、さらに重い妊娠中毒症で管理入院を余儀なくされ、大変な妊娠生活であったことを教えてくれました。しかし、赤ちゃんの存在が大きな支えとなり「どんなにつらいことも、この子のためなら！」と乗り越えてきました。それゆえ、「あんなにがんばったのにどうして赤ちゃんはいなくなってしまったのか……」と途方に暮れ、別れの悲しみを超えて、赤ちゃんに対する申し訳なさや強い自己否定感に苦しんでいました。また子宮筋腫も悪化し女性性の大きな喪失の危機にも直面していました。

このようにこころの危機が渦巻く中でも、「私が早く元気にならなければ！」と周囲を気遣っていたお母さんでしたが、これまでの人生について話をする中で、赤ちゃんとのお別れのときを振り返りました。「先生から「とってもがんばっている……、これ以上がんばらなくていいよと言ってあげてもいいですか？」と言われたとき、最後の最後までがんばってほしい。がんばらなくていいよ……とは言えないと思った。でも小さな身体で苦しそうな状態を見ている中で、最後は私から先生に「いっぱいがんばったから、もうがんばらなくていいです……」と伝えたんです」と教えてくれました。このときの無念さ、悲しみのはかり知れなさは聴いている心理士にも伝わり、お母さんと一緒に静かに泣きました。その後、「あの子は私を守ってくれた親孝行でやさしい子なんです」と言葉にできたとき、お母さんは自分自身のがんばりやお父さんのやさしさを再認し、悲しみとも正直に向き合えるようになっていかれました。

赤ちゃんを喪ったことの喪失感に加え、女性はこれまでの自分の人生そのものや存在価値さえも全否定されたような体験をしており、妻としても、母親としても自分への自信を喪失するという側面があります。Aさんは、大切ないのちを育む喜びと喪う悲しみに翻弄されている最中の気持ちを真摯に語ってくれたお母さんでした。

2　別れのときを支える

1　流産・胎内で亡くなる赤ちゃん

出産の日を待ち望んでいた夫婦にとって、赤ちゃんがお母さんのおなかの中で永遠の眠りについてしまったという事実は、とても受けとめきれない出来事です。戸籍にも載ることのないわが子の存在について、「周囲はまるで何もなかったように感じてつらい……」と感じる親は少なくありません。そのような親の想いが集結し、流産・死産・新生児死で子を亡くした親の会により『誕生死』（三省堂、二〇〇二年）という本が発行され、家族の想いがようやく少しずつ届けられるようになりました。別れのときを支えるためには、出会いがしっかり護られている必要があります。

事例2　親子の出会いが護られていたBさん

Bさんは、妊娠三八週目の妊婦健診で、突然赤ちゃんの心臓が止まっていることを告げられました。これまで、健康な妊婦生活を送っていたBさんは、何が起こったのかも受けとめきれない混乱の中、翌日に出産することに決まりました。胎内で亡くなった赤ちゃんとの対面には不安もありましたが、赤ちゃんを取り上げてくれた助産師が「とってもかわいい赤ちゃんですよ」と言ってくれたそうです。

一生懸命がんばった親子へかけられたこの言葉は、お母さんにとって、純粋に赤ちゃんと出会えた喜びと感謝になったことを後に語られ、悲しみをしっかり感じるための支えにされていました。

たとえ流産や胎内で赤ちゃんが亡くなる場合でも、いのちの誕生と出会いを支えることはできます。産声を聞くことはできなくても、周囲の人々が大切な一人の赤ちゃんとして迎え、丁寧で温かなケアで親子を包むことができたら、家族は出会えた喜びをしっかりと感じられた後に、赤ちゃんの死と向き合えるようになるでしょう。赤ちゃんの死をなかったことにするのではなく、家族が赤ちゃんの存在を感じられるようにこころに寄り添いたいと思います。

2　誕生して亡くなる赤ちゃん

超早期産で赤ちゃんが未熟な場合や胎内の赤ちゃんにいのちの危機を伴う何らかの病気が見つかった場合、医師より「おなかの中にいる間は生きられるが、生まれた後は長く生きられない可能性が高い」と告げられることがあります。また、出産時の急な容態変化や重症新生児仮死など、赤ちゃんの誕生は常に生と死が隣り合わせであり、誰にとっても危機的な状況に直面するときなのです。

事例3　揺れ動くこころと向き合うCさん

Cさんは切迫早産で他院に管理入院していましたが、妊娠二三週に出血が起こり、NICU（新生児集中治療室）のある病院へ母体搬送されました。数時間後には出産となり、赤ちゃんはお母さんとお父さんに会った後、すぐにNICUへ入院となりました。呼吸器が挿管された小さな赤ちゃんは、肌の状態もかなり脆く丁寧な救命治療が続いていましたが、内臓の出血性ショックによりその日の夜にお母さんの胸の中で永眠しました。

次の勤務日に心理士がお母さんを訪ねると、赤ちゃんも隣で眠っており、小さな赤ちゃんのために自分のパジャマの布を使ってお洋服を作っていました。「前の病院でも、ここでもよくしてもらって、やれることは全部やってもらったので悔いはないです」と涙を流された後、「慎重にすごしていれば赤ちゃんは大丈夫と思っていたので、なんで？　とも思ってしまう……」と言葉にされました。心理士が「おなかの中の赤ちゃんとずっと一緒に頑張ってきたので、余計に寂しく感じますね」と伝えると、「もうおなかが張ることもないんだな……と思うと喪失感ですね」と語られました。ショック

援（カウンセリングや家族の会など）については、いと思ったときにつながることのできる心理支ゃんのことでも家族のことでも、家族が話した配慮ある環境を整えたいものです。また、赤ちいます。予約時間や診察場所など、可能な限りな赤ちゃんを抱いた親子を見るのがつらい方も院に来ること自体がつらい方もいますし、元気でしょう。この場合、赤ちゃんの亡くなった病ケアを通して、悲しみに寄り添うこともできる

お母さんの一カ月健診時に、身体への丁寧な

への連絡方法と家族の会の情報を伝えました。「それがいいと思います」とうなずき、心理士時々の想いに正直に生きようとするお母さんにしないようにします」と語られました。そのを再開しようと思う。でも自分の気持ちに無理ます」「家にずっといるのもつらいので、仕事ど、家族に支えられながらゆっくりすごしてい「赤ちゃんを想うと涙がとまらない日もあるけ

お母さんの一カ月健診後にお会いすると、

合われているようでした。今できることに没頭することで、悲しみと向きい想いも感じられましたが、赤ちゃんのためにと混乱でまだ現実のこととして受けとめきれな

なるべく早い段階に情報として紹介しておくことが重要だと思います。

事例4　親子の出会いが護られなかったDさん

Dさんは二度の流産と不妊治療を経て、ようやく待望の赤ちゃんを授かりました。妊娠がわかってからも慎重に体調を気遣い出産の日を楽しみにしていました。ところが、予定日直前に急な出血からお産がはじまりました。周囲はバタバタとただならぬ空気が漂う中、産声は聞こえてきません。赤ちゃんはすぐに保育器に入れられ、そのまま別室へ連れて行かれました。お母さんは赤ちゃんの顔を見ることもできず、状況を説明されぬまましばらく待たされた後に、赤ちゃんの死を伝えられました。

このように親子の出会いが周囲にしっかり護られない場合、こころの傷つきはさらに深く複雑なものとなります。お母さんは赤ちゃんを喪った悲しみよりも医療者に対する不信感と怒りに長い期間苦しみ、藁にもすがる想いで相談できる場を探し、家族の会へとつながりました。不眠や食欲不振など基本的な生活さえも脅かされている状態のお母さんは、ありのままの想いを受けとめてくれる仲間とその後に出会った医療機関の丁寧なケアにも支えられながら、ゆっくり生活を整えていかれました。

3　NICUで育ち、亡くなる赤ちゃん

NICUは新生児の救命治療の場であるとともに、親子が出会い家族が育ちゆく場であることは、近年の周産期医療の常識として広く知られるようになりました。家族はわが子にいつ何が起こるかわからないという不安と恐怖の中で、赤ちゃんの生きる力をゆっくり感じ取り、丁寧に赤ちゃんとの関係を育んでいます。「この子が少しでも安心してすごせるように……」「よりよく生きることを守ってあげられるように……」という親の想いは、いのちが尽きるその瞬間まで続いています。

目の前の赤ちゃんと一緒にすごせる時間が限られている場合、その時その場にいる人々は、可能な限り家族の大切な時空間を整えることにこころのエネルギーを使い、近くから遠くから見守るケアが望まれます。これは、赤ちゃんが亡くなった後の家族の時間も含みます。めまぐるしい状況の中で、現実を的確に把握できない状況もあると思いますが、家族としてすごせる

時間をどのようにすごしたいかを尊重すること、また、赤ちゃんのために一緒にできることを具体的に提案して選んでもらうなど、状況に圧倒されて周囲の流れで大切な時間が過ぎ去ってしまわないように配慮が必要です。

事例5　愛おしさでつながっているEちゃん家族

Eちゃんは、三七週に予定帝王切開で誕生しました。妊娠二五週目に染色体異常が疑われ、精密検査の結果説明の直後に、心理士は両親とおなかの中のEちゃんに出会いました。私は、産科医師からの確定診断と新生児科医師からの予後の厳しさを聞いた両親に、臨床心理士であることを自己紹介し、「おなかの中の赤ちゃんに対して、今どのような想いを感じていますか?」と尋ねました。お母さんは少しの沈黙の後に「……愛おしいです」と一言静かに語り、お父さんは「赤ちゃんはおなかの中で苦しくないのですか?」と医師に尋ねました。医師が「おなかの中にいる間は、苦しいということはないです」と答えると、父母ともに少しほっとした表情をされ、それぞれがすでにお母さん、お父さんとして赤ちゃんとの関係を育んでいることがしっかり伝わってきました。

その後、週に一度、管理入院中のお母さんを訪ね、体調のことやおなかの中の赤ちゃんの様子を教えてもらいました。予定日が近づくと、お母さんは出会う喜びと喪うかもしれない恐怖に揺れているように感じられましたが、お父さんは出会うことへの期待を強くもってお母さんと生まれくる赤ちゃんを見守っていました。出産直後、お父さんは「すっげぇ、かわいい！」と満面の笑みを浮かべ、お母さんは赤ちゃんの産声に安堵の表情で微笑まれました。両親ともに〝今、この瞬間〟を大切に一日一日精一杯の愛情を注いで親子の時間をすごしていました。Eちゃんは、その愛情を身体いっぱいに感じ取り、豊かな表情と声でたくさんのメッセージを送ってくれました。八〇日という長短では測ることのできないかけがえのない日々を重ね、Eちゃんが亡くなった日、看護スタッフは家族の時間をゆっくりすごせるように時空間を整え、親子三人で川の字で眠りました。お母さんはこの日のことを「人生で一番悲しい日となりましたが、人生で一番幸せな日でもありました。目が覚めたとき、真横に愛するわが子の姿が見えるのはこの上ない幸せでした」と教えてくれました。しかし、確定診断を聞いた日を振り返り、今までに味わったことのない絶望と不安に包まれたことも伝えてくれました。

「無限の喜び」と「無限の悲しみ」を通して、Eちゃん家族は強くつながっており、夫婦でいつも「なんてかわいい子なんだ！！」と話しているそうです。

このように、〝小さないのち〟を中心に周囲のこころは大きく揺り動かされます。赤ちゃんは出会った人々の人生に大きな存在感を残し、生きることの意味を真正面から問いかけ、亡くなった後もずっとともに生きていく存在なのだと思います。

また医療スタッフにできることとして、医師は最後まで丁寧で真摯な医療行為を行い、助産師・看護師も赤ちゃんとお母さんへのやさしいケアを行うことで、家族の時間を支えることができます。生と死を行き来するこのような場面では、医療を超えたところでいのちの尊さを教えられることも多いように思います。心拍数が下がってきた赤ちゃんが、お母さんの胸に抱かれた瞬間、再び心拍数が上がってくることや赤ちゃんの表情がふっと柔らかくなるような瞬間に出会うことがあります。家族が、精一杯に生きている赤ちゃんを感じられるように、医療の場全体で家族を包みこむような時空間を創っていきたいものです。赤ちゃんの生きる力を最後まで支える医療の先に人間にはどうすることもできない別れがあることを感じられるとき、家族の時間も温かく護られるのだと思います。また、時間を経て浮かび上がる疑問や赤ちゃんの状態に関する質問など、家族の要望があったときに医師から繰り返し説明できる状況を保障されることも大きな支援になると思います。

4　SIDS（乳幼児突然死症候群）で亡くなる赤ちゃん

「ほんの数時間前まで、ミルクを飲んでぐっすり眠っていた赤ちゃんが、気づいたら冷たくなっていた……」という、信じられない状況を目の当たりにする家族もいます。SIDSなどで赤ちゃんの死亡が確認されると、親は赤ちゃんと離れた場所で警察から個別に事情聴取をされ、自宅の現場検証も行われます。次々と降りかかるめまぐるしい状況に圧倒される中で、家族は赤ちゃんとの別れのときを取り上げられ、多くのことに向き合わざるをえないのです。

そのようなとき、同じ体験をした家族の会による支え合いは非常に大きな意味をもちます。

赤ちゃんを喪い、途方に暮れるとき、「私のこの悲しみをわかってくれる人などいるはずもない……」と感じるお母さんは少なくありません。「もっと早く気づいていたら、あの子は助かったかもしれない」「私が殺してしまった……」という自責の念、「誰にも会いたくない、どこにも行きたくない、私もあの子のところへ行ってしまいたい……」という絶望的な苦しみに押しつぶされそうなとき、同じ体験をした仲間がいることに救われることでしょう。

現在は、インターネットの普及により、ブログなどで赤ちゃんへの気持ちやご自身の気持ちを共有できる場に出会えるようになりました。また、ホームページ「天使がくれた出会いネットワーク」では、全国にある家族の会を紹介しています。

その一つにSIDS家族の会があり、新生児科の医師とともに臨床心理士としてある時期から東京ミーティングに参加し、家族の想いを聴かせていただきました。SIDS家族の会は、流産、死産、SIDS、その他の病気でお子様を亡くされた家族のための会であり、ビフレンダー（お子様を亡くされた経験のある父母会員）が運営をしています。ミーティングには、赤ちゃんを亡くして間もない方から、数十年が経った方まで参加しており、参加される一人ひとりが大切な赤ちゃんのことを想い、ご自身の気持ちと向き合い、悲しみや言葉にできない想いを仲間とともに感じています。こうした特別な時空間は、赤ちゃんとのつながりを何度も確認する場であり、〝今〟に向き合うためのエネルギーを見つけられる場だと思います。

SIDS家族の会では、赤ちゃんの死に直面した家族がその直後からかかわる機関に対し、家族の心情を理解した配慮ある関与を望む啓蒙活動として『グリーフケア』（二〇一二年）を発行しました。とりわけ、SIDSなど自宅で赤ちゃんが亡くなる場合、家族は救急搬送された病院、警察や解剖をする医療機関とのやりとりが必要となります。そこでの言葉がけや接し方が、さらに家族の深い傷つきとなる場合があります。赤ちゃんのことを丁寧に扱い、親の気持ちに寄り添った対応は、後の家族の支えになりえます。赤ちゃんを喪った家族の気持ちやSIDSという病気自体への理解を、関係機関にもっと深めてもらう努力を続けていきたいと思います。

5　事故や災害で亡くなる赤ちゃん

不慮の事故や自然災害など、予想のできない状況で赤ちゃんの死と直面する家族もいます。この場合も、親は「わが子を守れなかった」という自責の念に強く苛まれることでしょう。

自然災害の場合、家族の生活基盤をも揺るがす事態に陥っていることも多く、悲嘆のプロセスが先延ばしになることやより複雑で長期になることが予想されます。家族を取り巻く環境を多面的に、そして長期的に支援する取り組みが、家族にとってどれだけ機能しているかを確認し続けていくことの必要性を感じます。

3　悲しみのプロセス

1　悲嘆の作業

悲嘆の作業(Grief Work)や喪の仕事(Mourning Work)は、今や広く知られる言葉となりました。「悲嘆＝嘆き悲しむこと」については、これまで精神医学、心理学、哲学など、多分野で研究されており、悲嘆のプロセスもいくつかの段階をふまえて説明されています。多くは、急性期（ショック・感情麻痺）・中期（怒りと悲しみ）・回復期（適応と再起）という期間を経て日常生活を取り戻していくと考えられています。

この作業は、大切な人との別れが今とこれからの自分の生きる道へどのような影響を与えるか、そして今湧き起こっているあらゆる感情をどのように感じ受けとめていくか、さらに大切な人との関係をどのように自分の中に位置づけ再び新たなつながりを築いていくかを考えるプロセスだと思います。

2　悲しみのプロセスは人それぞれ

どのような喪失も悲しみのプロセスは、一人ひとり異なります。「赤ちゃんの死と向き合う」という周産期における悲嘆のプロセスは、その特別性もあり、別れの時期や状況によって気持ちの揺れ幅、辿るプロセスも異なります。悲しみのプロセスは一方向ではありません。行ったり来たり、ときにぐるぐると回りながらその方にとっての生きる意味を模索し、新たな生活ペースを整えていかれます。大切なのは、赤ちゃんとの別れをしっかりと悲しみ、泣きたいときに泣き、自らを責めてしまう自分をも許すことができるように、その時々の想いにこころを寄せてそっとそばにいることなのかもしれません。個別性をふまえたうえで、多くの家族が行きつ戻りつしながら辿ることのあるいくつかの時間を紹介します。

○　ショックと混乱のとき

予期していた場合も予期せぬ場合も、赤ちゃんの死は受け容れがたいショックな出来事です。自分の感情が麻痺したように何も感じず、気丈に振る舞っているような場合もあります。しかし、こころの中はあらゆる感情に混乱しており、対処しきれない状態にあるといえるでしょう。また、赤ちゃんの死がまるで他人事のように感じられる否認の状態も不思議なことではありません。

○　自責と怒りのとき

「大切なわが子のいのちを守れなかった」という現実が、お母さん自身の自責の念として繰り返されます。赤ちゃんに病気など明確な理由があったとしても、受けとめきれない現実が怒りとして医療者や近親者へ向けられることもあります。また、父母で悲しみの感じ方や表現の仕方は異なることが多く、そのズレが夫婦間の不和へとつながることも珍しいことではありません。これまで当然だと思っていた社会への信頼感は崩壊し、元気な赤ちゃんや親子に対する嫉妬心などにも苦しみ、自己嫌悪に苛まれる方も多くいます。

○　葛藤と悲しみによるひきこもりのとき

「私の何がいけなかったの?」「もっとこうすればよかったのに……」という後悔と葛藤は続き、絶望のような悲しみに襲われます。何もやる気が起きず、周囲との関係も疎遠になることがあります。実際に、家からはほとんど出られず、交友関係も限られたものとなり、自分の殻に閉じこもるような生活がしばらく続く方も少なくありません。しかし、これはすべてが崩れ落ちそうな自分自身を護る唯一の方法なのかもしれません。

一人の世界にひきこもり、孤独を感じながらも赤ちゃんの死を受けとめ、泣きたいときには涙を流す時間が必要です。近くでそっと見守ってくれる誰かを感じながら、自分の気持ちに正直になることで徐々に新たな生活のペースをつくっていくときといえます。周囲や自身に向けられた怒りも「どうして私の子が死ななければいけなかったのか?」という不条理さへの怒りとして収めることができるようになる時期といえます。

○　家族とともに生き続ける赤ちゃんの存在に気づくとき

橋本（二〇一一）は、悲しみのプロセスを通して、赤ちゃんは「亡くなっても無くならない存在」として家族とともに生きていくことを心理臨床の経験から伝えており、「悲しみは消えないが、いつか、そっとしまっておけるようになり、日常生活を送れるようになっていく」と説明しています。私がこれまで出会った家族からも、いろいろな形で家族の一員としてともに生き続ける赤ちゃんの話をうかがってきました。生きているきょうだいと同様に赤ちゃんの存在が生き続けている家族、遺骨をずっと家に置いている家族、赤ちゃんへの想いを込めて植樹するなど形を変えてその存在や成長を見守る家族もいます。

赤ちゃんを想うとき、その感じ方も時間とともに変化しますが、誕生日や命日、季節の節目など、赤ちゃんとの特別な時期にふと時間軸を超えた深い悲しみを再体験することもあります。しかし、その度に赤ちゃんの存在の大きさを再確認し、自分らしく今を生きることを深め、日常生活へと戻っていかれるのだと思います。ここで、悲しみのプロセスに心理士として同行させていただいた家族を紹介します。

事例6　Fちゃんとともに生き続ける家族

ＮＩＣＵでの一年を超える入院生活を経て、おうちでの生活がはじまり、時折元気な姿を見せてくれていたFちゃん。早く小さく生まれたFちゃんを大切に見守り、愛情深く育ててきたお母さんとお父さんを私はいつもＮＩＣＵの中で感じていました。そのため、退院後も時々成長の姿を見せてくれるFちゃん家族に会えるのが大きな喜びでした。三歳のお誕生日を過ぎた頃、Fちゃんが体調を崩し入院していることを知りました。それからまもなく、Fちゃんがお空へ旅立ったことを医師より聞いたときは、私自身いろいろなFちゃんの表情が思い出され、お母さんとお父さんの気持ちを考えると言葉もみつかりませんでしたが、その想いを正直にお便りにしました。すると、しばらくしてお母さんから「毎日苦しくてたまらない。私の責任なんです……」と電話がきました。私は病院の相談室での面談を提案し、夫婦と定期的に話すことにしました。家ではまだ夫婦で語ることのできないFちゃんへのそれぞれの想いを語り、また聴くことで感じるそれぞれの想いを共有しました。お母さんは「今度会ったときに、（心理士に）聴いてもらおうと思ってすごしていました」と次の面談まで自分の苦しい気持ちを抱えることができるようになっていかれました。しかし、話すことで気持ちが楽になれるわけではありません。大切ないのちを守れなかった後悔と自責の念は堂々巡りのように続いていました。

お父さんはお母さんの苦しい想いを静かに聴き、自分の悲しみ方とは異なることに戸惑いながらも「あの子は周りのみんなを笑顔にする子だったので、あの子を思い出すときは笑っていたいです」と泣きながら話してくれました。時に苦しみ、ともに泣き、時に私の知らないFちゃんの家での様子を教えてもらっては三人で笑顔になり……その時々の想いをうかがっていたところ、お母さんのおなかに新たないのちが宿り、出産への不安も重なる時間が増えていきました。両親ともに、Fちゃんの生まれ変わりのように願う気持ちをもちつつ、Fちゃんではない新たないのちと出会っていくために、「半分はあの子のような気がする」と揺れる気持ちを収めて出産の日を迎えました。新たな家族の誕生の中にはしっかりとFちゃんがお姉ちゃんとして存在しており、その後も家族とともに生き続けていることを今も教えてくれています。

4　家族のこころに寄り添うとは

1　家族の力を信じてそばにいる ――祈りの臨床

臨床心理士は〝こころの専門家〟といわれますが、赤ちゃんの死と向き合う家族に対して、深い悲しみや苦悩を軽減することも傷ついたこころを癒すこともできるわけではありません。人のこころにはいくつもの層があり、言葉にならない想いが漂い彷徨う層もあります。一人ではあまりにも心もとないその想いに寄り添い、そっと隣にいることが心理士の仕事なのかもしれません。それは生と死が渦巻くいのちの前では〝祈り〟に近いもののように思います。

事例7　人・時・空間で見守ったGちゃん家族

Gちゃんは、三五週に他院から母体搬送され、急な帝王切開で誕生しました。お母さんはこれまでに流産を体験されており、待望のわが子との出会いを待ち望んで出産の日を迎えました。妊娠中、赤ちゃんが小さいことは指摘されていましたが、出産後の染色体検査の結果18トリソミーと診断され、厳しい予後の可能性が伝えられました。しかし、Gちゃんは心臓の手術など幾度といのちの危機を乗り越えながら二歳の誕生日を迎えました。Gちゃんは体重と身体全体のバランスを繊細に調節する必要があり、お母さんは離乳食を工夫されながら「食べることは生きること」として親子の絆を育まれていました。しかし、肺の状態が悪化し、夜間に面会に来ていたお父さんは強い不安を感じながら一晩付き添われました。朝方にお母さんが到着すると、Gちゃんの状態は少しもち直し、家族ですごす時間を優先するために個室へ移動しました。夕方まで家族でゆっくりすごし、お母さんの腕の中で少しずつGちゃんの意識が遠のいていく状態を、その場にいる全員が感じ取ってお別れのときとなりました。親子の時間を主治医、プライマリー看護師が中心となって丁寧に護り、私は家族の揺れ動く気持ちにそっと同行しながら一緒に見守りました。

後に、お母さんから「いつもつかず離れずの距離で静かに見守ってくれたので、いざというときに相談ができました。私にはGとすごした二年間があり、そのことは私に何かしらの納得と満足を与えてくれた気がします」と、また、お父さんから「最後まで傍で見守ってくださりありがとうございました」と言葉をいただきました。季節の手紙を通して、お母さんはその時々の想いに揺れながら、Gちゃんと出会えたことの喜び、ともに生きた日々のかけがえのなさ、だからこそ今ここにGちゃんがいない寂しさを語ってくれました。

悲しみに寄り添うとは、悲しみと向き合うことのできる時間を護ることだと思います。心理士として、相手がしっかりと悲しむことができるように、たとえそこに苦しみや痛みが伴っていても、そこから逃げずに全身全霊でただ聴くことを大切にしています。そのため、聴く側にも覚悟と心構えが必要となります。

当初、私自身、赤ちゃんとの別れを体験した家族の想いを聴くにあたり、自分がしっかり聴くことができるのか？　同じ悲しみを体験したことのない自分が聴くことで相手をさらに傷つけてしまわないだろうか？　と不安や自信のなさに葛藤しました。しかし、その葛藤をしばらく感じながらNICUにいると、出会う赤ちゃんが身体いっぱいでいのちの力を放ち、私の背中を押してくれました。赤ちゃんは、「すべての〝いのち〟には生きることだけでなく死ぬことも含まれている」ということを私に教えてくれたのだと思います。

2　新たな課題

少子化が大きな社会問題の一つとして取り上げられて久しい中、赤ちゃんを亡くした家族への支援体制は一向に取り上げられることはありません。女性の社会進出も当たり前の今、産休や育休についてはある程度、制度が整ってきましたが、赤ちゃんが亡くなったお母さんには産後休暇の保障もなく、心身の不調を訴える方も少なくありません。

また、悲しみのプロセスには長期的な心理支援が必要であるとわかっていても、心療内科やカウンセリングなどへの通院には、経済的な負担も多く継続が難しいこともあるでしょう。子育て支援と同様に、子どもを喪った悲しみに寄り添う長期的な心理支援が医療を越えて地域に定着していくことも今後の課題です。

3　赤ちゃんからのメッセージ

私がNICUで出会った赤ちゃんは、みんな小さな身体いっぱいでいのちの力を教えてくれました。そして、いつも傍らで見つめているお母さんやお父さんのことを〝私のママとパパもすごいでしょ！〟と時に目を丸くして語ってくれたように思うのです。

声なきこころの声を、言葉なきこころの言葉を聴こうと隣にいることで感じる想いがあります。お空に帰った赤ちゃんを想うとき、それは思い出だけではありません。今なお語りかけてくれる赤ちゃんが、家族だけではなく、出会った人々に〝今、生きることへのエール〟を贈ってくれているように感じます。

文献

橋本洋子　二〇一一　NICUとこころのケア——家族のこころによりそって（第二版）　メディカ出版
流産・死産・新生児死で子を亡くした親の会　二〇〇二　誕生死　三省堂
SIDS家族の会　二〇一二　グリーフケア　NPO法人SIDS家族の会
天使がくれた出会いネットワーク（http://tensigakureta deai.net/）

おおわだ　きみ
市立札幌病院総合周産期母子医療センター新生児内科臨床心理士。

5 NICUから地域へと多職種でつないでいくということ

丹羽早智子

1 周産期センターにおける心理的サポート

周産期センターとは産科と新生児集中治療室（以下、NICU）とが一体となり出産前からリスクのある妊産婦と赤ちゃんの治療を一貫して行う母子の命を守る高度先端医療機関です。周産期センターのスタッフは医師、看護師、助産師をはじめ薬剤師や臨床工学士など多職種のスタッフから構成されており、臨床心理士はそのスタッフの一員としてNICUの中にいて、心理臨床活動を行っています。周産期医療の場は治療だけではなく、育児環境としても機能していく必要があり、その認識が定着しこころのケアにも目が向けられてきました。臨床心理士の周産期センターにおける活動は、従来行われてきた外来型の臨床心理学的支援ではなく、NICUという場に臨床心理士が存在し、そこで行っていく支援です。ここでは周産期センターにおける臨床心理士の活動を示し、リスクをもった赤ちゃんと家族への多職種での地域に帰っていくまでの支援について考えます。

1 臨床心理士の役割

周産期における臨床心理士の活動は、何らかの問題意識を抱えて（あるいは依頼をされて）、臨床心理士のもとを訪れた方と治療契約を結び、決まった時間、決まった場所で面接を行うというやり方を取りません。NICUという場で、赤ちゃんと面会しているお母さん（お父さん）に声をかけ、面会しているその傍らで、赤ちゃんの様子を見ながら話を聴いていくことが主な活動となります。一緒に赤ちゃんの姿をみつめながら、その時々に生じてくる様々な思いを受けとめていくことが主であり、赤ちゃんが入院になるという予期せぬ出来事に遭遇した両親が、目の前の赤ちゃんと出会い、関係を築いていくプロセスに寄り添い、支えていくことが第一の目的です。必要に応じて別室での面接に誘い、お話を聴くこともありますが、多くの場合、NICUの中にいて、赤ちゃんと出会い、赤ちゃんとともにいる親を支えていきます。

また、臨床心理士は問題が生じたときだけにかかわるのではなく、すべての母子を含む家族が対象であり、きめ細やかに行う早期からのケアによる予防的アプローチを基本としています（橋本、二〇一一）。時に厳しい医学的説明の場に同席したり、別室での面接を行うこともありますが、基本的には家族のペースを大事にしながら、親子のやりとりの中で起こってくることへの支援を医療スタッフと連携して行っています。たとえ両親と会えなくとも保育器の中の赤ちゃんと会い、赤ちゃんからのメッセージを受けとめることからはじめます。そしてこの赤ちゃんに会ったとき両親は赤ちゃんにどんな印象を抱くのだろうか、赤ちゃんとのかかわりの中でどんなことを感じているのだろうかと思いをめぐらせます。スタッフからも赤ちゃんの様子を聞き、赤ちゃんの医学的な状態やスタッフがどう考えているのか、そして面会に来た家族の様子をどう受けとめているのかについて話し合い、赤ちゃんを取り巻く様々な状況もスタッフと共有するようにしています。ＮＩＣＵという場の中で、家族と赤ちゃんとの関係の中で何が起こっているのかを心理学的に理解しながら、両親の思いを通訳して他のスタッフに伝え、橋渡しをすることで、ＮＩＣＵという場全体を支えていくことも大事な役割の一つです。

2　多職種との協働

ＮＩＣＵという場は新生児科医を中心として、一〇〇〇グラムにも満たない超低出生体重児や先天性疾患をもつ赤ちゃんなどが二四時間治療や看護師のケアを受けながら過ごしています。現在のＮＩＣＵでは赤ちゃんの治療のみならず、発達面や親子の関係性の支援にも配慮したかかわりを行うようになってきています。

新生児科医は赤ちゃんのいのちを助けるために全力で治療をし、治療方針の検討を行い、適時両親に説明を行っていきます。

看護師は医療機器の管理および薬剤の安全な投与、栄養の管理など赤ちゃんの治療にかかわる医療的ケアを行います。また赤ちゃんの発達面をも配慮し、穏やかに安静を保てるよう環境整備を行い、姿勢や体位、タッチングや抱っこなどを通じて赤ちゃんの成長発達にかかわるケアも行っています。また両親の面会時への対応を行い、赤ちゃんの様子を伝え、両親に寄り添います。また医師と緊密に連携し、各部門との調整も行う病棟内での中心的存在です。

臨床心理士はそういう場の中で治療や赤ちゃんの直接的なケアを行わずほかの医療スタッフとは異なる視点をもった存在としてＮＩＣＵ内にいます。ＮＩＣＵは緊急入院も多く、スタッフは多忙を極め、赤ちゃんの状態の変化に合わせて遂次対応が変わります。臨床心理士はスタッフの傍らにいて赤ちゃんの様子をスタッフと一緒に共有し、医師や看護師の迷いや葛藤、両親との話し合いの中で感じる思いを聴き、受けとめていくことを意識して活動を行っています。

赤ちゃんが重篤な状態である場合や、亡くなっていく場合、治療方針に課題がある場合などにスタッフは大きな葛藤を感じます。その葛藤を意識化し、場で何が起こっているのか全体を俯瞰する視点をもち、そうした見方をスタッフの中で共有できるように働きかけることも臨床心理士の役割の一つです。

またＮＩＣＵの中にスタッフの一人としていることで個別に話し合う機会があり、カンファレンスではお互いの考え、気持ち、立場を伝え合うことができます。スタッフそれぞれの立場からみた赤ちゃんと家族の状態や支援のあり方を理解し合うことが場全体の支援になります。

また、保育士は抱っこや遊び、おもちゃ制作などを赤ちゃんの発達に合わせて行い、スタッフや両親にも遊び方を伝え、情緒発達への支援を行っています。壁面装飾やお祝いカードの制作など、NICUが医療の場でありながらも親子が穏やかでくつろげる空間となるよう環境整備を行います。理学療法士は赤ちゃんの体位や姿勢の保持、呼吸理学療法などを行い、赤ちゃんの運動発達を促し、発達予後のリスクの高い赤ちゃんへのハビリテーションを行っています。言語聴覚士は口腔運動機能の評価を行い、哺乳や離乳食の支援を行い、両親やスタッフにもポイントを伝えています。このような様々な職種がNICUにはかかわっており、それぞれの立場を理解し、多面的な視点を提供し、共有することで赤ちゃんや家族にとってよりよい医療を提供することができるのではないでしょうか。

3　リスクをもって生まれた赤ちゃん

NICUに入院することになる多くの赤ちゃんは、早産による低出生体重児や染色体異常などの先天性疾患があったり、正期産児であっても重症な病気を合併しているなど、状態や疾患は様々ですが、集中治療が必要であり、つまりそのことは生命の危機状態であることを意味します。

NICUに入院する医学的にリスクをもった赤ちゃんは、生まれてしばらくの間は生命を維持することにエネルギーが注がれ、自律系が安定せず、運動系は未熟で一定の状態を維持することが難しい状態です。赤ちゃんたちは母親から離され、多数の医療機器に囲まれた機械的な環境の中で長期間相当過酷な治療が行われることになります。母性的な環境から分離される赤ちゃんにとってはそれだけでも成長発達において大きなリスクとなりえます。また神経発達の未熟性などから社会的反応性が低く、目を開けたり反応することが限られており、赤ちゃん自身からの働きかけを行うことが難しく、相互作用の相手側である両親と関係を築くことに困難がある場合もあります。両親はそのような赤ちゃんの様子に圧倒され、こんなふうに産んでしまって申し訳ないという罪障感や不全感を感じていることが多く、通常の出産に比べて抑うつ的になりやすいことが指摘されています（永田、二〇一一：丹羽・鈴木、二〇〇二）。

家族に強いストレスがかかっていると子どもへの応答性は減少し、子どもの反応を否定的に読み取ってしまう時期もあり、親子の関係を築くには通常の出産に比べてハードルが高くなります。相互交流が活発になり、親子の関係性が築かれるためには母親の深い傷つきが癒され、赤ちゃんが成長発達していくことの両方が必要なのです（橋本、二〇一一）。

NICUのスタッフは赤ちゃんへの治療を行いつつ両親の様子を見ながら温かく見守り、情緒的なサポートを行うことで、親子の関係性を支え、成長発達を支援していくことも重要な役割です。近年はディベロップメンタルケアとして赤ちゃんの発達を妨げず促進するようなケアと環境が模索され、親の素肌に赤ちゃんを抱くカンガルーケア（Ⅱ-6参照）が普及するなど赤ちゃんにとっての過酷さはずいぶん緩和されましたが、厳しい状況であることには変わりはありません。

また医療技術の進歩により出生前診断で生まれる前からリスクがあることがわかっている場合もあり、出産前から両親は治療の方針やどう赤ちゃんを迎えていくか葛藤を抱え、こころ揺れながら妊娠期間を過ごし、出産を迎えることになります。出産前から親子の関係ははじまっており、産科の段階からリスクをもつ赤ちゃんと両親への支援は必要です。周産期センターとして産科とNICUが連携し、生まれる前からそして退院後の生活を見据えた継続的支援が望まれています。

2　事例の紹介

ここからは、周産期センターでの臨床心理士の実際の活動の様子を事例を通じて提示し、多職種でリスクをもった赤ちゃんと家族をいかに支えていくのかを検討し、今後のケアのあり方について考えてみましょう。

事例1　在宅へつなぐ多職種支援

〈産科でのかかわり〉

Aさん（長女と夫と三人家族の専業主婦）は長女を出産されたあと二回流産されましたが待望の妊娠をし、近医にて妊婦健診を受けていました。二〇週頃より切迫症状がみられ、周産期センターへ母体搬送され入院治療を受けることになりました。Aさんは「これからどうなるのか」と不安が強く、眠れず、パニック障害の既往もあったことから院内の精神科受診を希望されました。産科医から臨床心理士へ入院中のサポートの依頼があり、産科病棟を定期的に訪室しAさんと面接を継続することとなりました。Aさんが語られる出産までの不安な気持ちを受けとめ、同時に赤ちゃんとの出会いを楽しみにしている気持ちを受けとめていきました。産科の助産師もAさんをしっかりサポートしたことで、次第に落ち着き安心感が増していきました。そして入院して二カ月ほどで分娩の進行がみられ、緊急帝王切開にてBちゃんを出産しました。

〈NICUにて〉

Bちゃんは一二〇〇グラム台の極低出生体重児であり、NICUに入院となりました。同時に心臓や手足の形などいくつかの先天的な問題も認められ染色体異常が疑われました。妊娠中には特に指摘されておらず、何のこころの準備もなかったBちゃんの父は動揺し、出産当日にAさんにどう伝えたらいいのか戸惑い臨床心理士に相談にいらっしゃいました。出産後Aさんはまだ Bちゃんに会っておらず、まずはBちゃんに会うこと、それから両親一緒に新生児科の主治医から説明を聞くこと、臨床心理士も一緒に同席することを伝え、NICUスタッフも一緒に考えていくことを約束しました。また、NICU内に臨床心理士がいること、Bちゃんと一緒に面会時に会えること、継続的なかかわりをもっていくことをお伝えしました。NICUスタッフには産科でのAさんの今までの様子を伝え、赤ちゃんに対する思いや予想もしない出来事に動揺されるであろうことをスタッフ間で話し合い、面会時や医師からの説明の際のサポートなど看護師も丁寧に声かけしていく方針となりました。

出産後二日目にAさんは初めてBちゃんに会い、「かわいい」と出会えたことを喜びました。その日に臨床心理士同席のもと新生児科主治医は両親へBちゃんの状態と染色体異常の可能性があることを告げました。Aさんは号泣し、動揺されました。臨床心理士はその場に両親とともにしばらく残り、気持ちが落ち着くまで見守りました。

染色体検査の結果、18トリソミーと確定診断され、臨床心理士同席のもと両親に結果が伝えられ、治療方針について医療スタッフと両親の間で話し合いを行いました。Aさんは動揺し、涙ながらにも「やれることは何でもやってあげたい」と積極的な治療を望まれました。Aさんは産科入院中、毎日NICUに通い、Bちゃんに話しかけ、保育器内のBちゃんにタッチングし、母乳を届けました。Aさんは面会時そばに寄り添う臨床心理士に「Bは小っちゃいね、かわいい。何でもしてあげたい」「痛い思いをさせてごめんね。一緒にいられずつらい」とつぶやき、自分を責め、涙を時折こぼされながらBちゃんへの思いを語られました。また、「まさかこんなことになるなんて。ほんとうに驚いた」とBちゃんがおなかにいたときには思いもしなかった事態に戸惑う思いもあることをAさんは語られました。医師、看護師は丁寧に面会時にBちゃんの様子を伝え、おむつ替えなどBちゃんのケアへの参加をすすめました。Aさんは、Bちゃんに母乳をあげたいという思いが強く、臨床心理士は主治医とAさん自身を通して精神科医師に服薬の調整をお願いし、看護スタッフとともに母乳を継続できるように支援を行っていきました。

〈NICU長期入院中〉

Bちゃんは人工呼吸器や人工肛門などの医療が必要であり、呼吸状態も不安定で主治医は治療に苦心しました。Aさんも産科退院後、長女の対応や夕方より不安が増強するため日常生活面での援助を受けながら生活されていました。Bちゃんへの面会は週に二～三回ぐらいであり、家族としてBちゃんと一緒に過ごしたいという強い思いがある一方で、長期の通院や「他の元気に大きくなっていく赤ちゃんの様子をみることがつらい」とNICUにいること自体が負担になってきました。臨床心理士は常時NICUにいるわけではないため、Aさん退院後は面会のタイミングが合いにくく、なかなか会えない日が続きました。その間、Bちゃんの様子をみながら、担当看護師とAさんの状況を確認し、Aさんの思いやケアのあり方について、スタッフ全体で共有できるように場を支援していきました。

Bちゃんは肺炎や感染を繰り返し、心臓の状態も安定せず、長期間の入院となっていきました。半年ほどたち、自宅で過ごすための準備として気管切開を行い、両親が家庭でBちゃんのケアができるように準備を進めていくことになりました。医療的な介入を行う際には、医師、看護師が両親に説明を繰り返し、その度ごとに両親に気持ちを確認し、計画的に治療やケアを進めていきました。Aさん家族の思いは一貫しており、Bちゃんと一緒に自宅で家族で過ごしたいという希望は変わりませんでした。

Aさんは退院ができるように何とか準備を進めていきたいという思いが強い一方で、体力的にも精神的にも思うようにならない自分自身を責め、その葛藤を臨床心理士に語りました。父はAちゃんの様子をポジティブにとらえており、医療者の見立てとのズレが生じていました。

一方、NICUスタッフはなるべく早くBちゃんが自宅へ帰り、Aさんが家庭でもケアができるようにと在宅準備を計画し医療技術の練習をすすめようとしていました。しかしAさんは医療側が提示したペースにのることは難しく、両者の葛藤が生まれていました。そのため医療スタッフの中で在宅でのBちゃんの育児は難しいのではないか、Aさん家族全体にとって負担が大きすぎるのではないかと懸念が生じはじめ、どういったペースで進めていくのか、在宅の方針を変更すべきなのではないかという検討を重ねるようになりました。臨床心理士は、主治医や担当看護師に対しAさんの強い思いは変わらないこと、夫や実家からのサポートがあり、すでに保健師やヘルパーなどの地域の支援を上手に取り入れることができていたAさん家族は退院しても同様に周囲の助けを得ながらもやれる部分があるのではないかと伝えました。NIC

Uスタッフは予後が厳しいかもしれないBちゃんが落ち着いているタイミングに家に帰してあげたい思いから、焦る気持ちやなかなか進まない在宅準備への葛藤を抱えていました。臨床心理士はスタッフの思いを受けとめながら、Aさん自身の葛藤を伝え、Aさんに対する理解を求めました。

〈多職種での連携〉

Bちゃんの準備が整い、安定して過ごせるようになり、具体的に自宅で過ごすための方法を検討することがはじまりました。二四時間在宅医療を行うことは体力的にも精神的にも負担は大きく、家事や日常生活面での援助が必要であると考えられました。院内のソーシャルワーカーがかかわり、訪問看護、保健師、自治体を含めた地域の見守り、Bちゃんのきょうだいへの援助など社会的な資源を確認し、導入を目指しました。医療面に関する相談相手として新たに訪問看護の導入を検討しました。また長女の健診を通じて地域の保健師ともつながっており、自治体の担当者ともすでに書類の申請などの際からBちゃんのことも気にかけてもらっていたことがわかりました。また退院後、Bちゃんのレスパイトや、入退院の際のきょうだいの一時預かりの体制を整えておくことなどを検討し、児童相談所に連絡をとり、地域全体での支援の体制を検討する場を設定することになりました。

そこでNICU、小児病棟など関係する院内の部署、訪問看護師、保健師、自治体関係者など在宅での関係機関すべてに呼びかけ、連携会議を数度開催しました。会議はAさん夫婦にも参加してもらい関係者との顔合わせも行いました。Aさん夫婦は、「Bと一緒に過ごすためによろしくお願いします。不安はあるけど一緒に懸命にやるつもりです」と連携会議の参加メンバーに語りかけ、決意を話されました。関係者それぞれが方向性を同じにしてBちゃんがお家に帰る準備を行うことになり、準備を進めていきました。臨床心理士も会議に参加し、Aさんのこれまでの気持ちの動きや、基底にあるBちゃんへの強い思いを伝え、周囲の助けを上手に利用しながらやってきたAさんを地域で支えていけたら親子で過ごすことが可能ではないかと考えていることを関係機関に伝え、理解を求めました。

会議ではそれぞれの機関が不安に思っていることを出し合い、お互いができることを確認し、連携し支援していくことを話し合うことができました。この中で、病院としても退院後も入退院が想定されることや、二四時間の在宅医療が必要なことから、家庭で親子がともに負担にならないようなケアプランをNICUが立て、退院後も継続した支援を行うことを関係機関に伝えました。

〈退院へ〉

退院に向けて、看護師が中心となってBちゃんの姉との面会を実施し、こころの準備を促しました。Bちゃんの姉は「早くもっと会いたい、お手伝いしたい」と積極的にBちゃんとのかかわりを求めるようになりました。またAさんの両親にも吸引などの練習に参加してもらい、NICU内のファミリールームにて二四時間Bちゃんとともに過ごし、一日の流れやタイミングをつかみ、家で過ごす自信をつけていきました。

最後のステップとして、小児病棟に転棟し、病棟スタッフは見守りに徹し、個室で家庭と同じ状態で過ごされました。Aさんは寝る間も惜しんでケアに励み、親子でおだやかに過ごされました。臨床心理士も小児病棟へ訪室し親子の様子をうかがいましたが、何よりもAさんの表情が穏やかであり、Bちゃんもよく笑い、一緒に過ごせることを親子がともに楽しんでいる様子が伝わってきました。その親子の様子をみて、医療スタッフは親子でともに過ごすことの大事さを改めて実感し、退院後の家族の力を信じることができました。そうして、Bちゃんがちょうど一歳を過ぎた頃、退院となりました。退院後、Bちゃんの外来受診に同席した祖父は、「母親がとても落ち着いて過ごしています。子どもといることでこんなにいい時間を過ごせていて親子ともに幸せそうです」と報告し、AさんとBちゃんの姿に退院後の生活を心配していた主治医も安心することができました。

3　事例を受けて

1　リスクをもって生まれてくるということ

Aさん親子は、Aさん自身のパニック障害の症状のため精神面での不安定さがみられ、一人での外出が難しく、在宅においても不安でいられないなどの日常生活における困難を抱えていました。出産前の切迫早産による長期入院は無事に生まれるかどうか不安を大きくさせる要因でした。Bちゃんは低出生体重児であり、18トリソミーという染色体異常もあり、合併症のために生命維持に様々な医療的な援助が必要でした。また、数度にわたる手術や継続的なきめ細やかなケアを必要としており、親子ともにリスクを抱え、様々な意味での困難があったといえます。

18トリソミーの赤ちゃんたちは個人差が大きく、一歳の誕生日を迎えることが難しい場合も多く、重度の発達遅滞が見られると考えられてきました。しかし近年合併症の有無や在胎週数や出生体重などによっても生命予後は異なり、適切な治療を行うことでゆっくりながらも成長発達がみられ、在宅医療などを行うことで自宅で過ごせる赤ちゃんたちも増えてきています（櫻井ら、二〇一四）。Bちゃんの治療の方針については、家族と医療者がBちゃんの様子をみながら話し合い、家族の希望を聞きながら医療者とともに検討していきました。Aさん夫婦は一貫してBちゃんと一緒に自宅で過ごしたいという強い思いや、必要な医療は何でも受けさせてあげたいという希望をもっていました。

Bちゃんは体調が安定せず苦しそうな様子や痛々しい姿の時期も長くありましたが、体調が安定し一歳近くには自発的な笑顔やあやし笑いがよくみられ、そばにいる母やスタッフに笑顔を向けてかかわりを楽しんでいる様子がみられていました。Aさんは周囲の助けを上手に取り入れ、良好な関係性をもつ力があり、夫はどっしりと構えながらポジティブに状況をとらえようとするところがあり、Aさんの大きな支えでした。幸いAさんとBちゃんの間には様々なリスクがありながらもAさんのBちゃんへの深い愛情をもとにお互いの関係性を深めていくことができたと考えられます。医療スタッフはAさんの思いやBちゃんへのより手厚いケアを心がけ、丁寧に接しました。医療スタッフはリスクに注目して否定的にとらえやすいのですが、ポジティブな面にも目を向けて病棟全体で親子のニーズに合わせた支援を行い、見守ることによって悪循環にならずにリスクを回避することが可能だったのではないでしょうか。

2　臨床心理士としての支援

臨床心理士は、Aさんが出産前の産科入院中からかかわり、産科病棟で面接を定期的に設定し、思いを聴き、受けとめました。Aさんはおなかの中の赤ちゃんへのポジティブな思いと同時に不眠や不安感から、早く退院したいという思いも同時にあり、葛藤していました。臨床心理士はその両方の気持ちをあってよいものとして聴き、受けとめかえしました。また妊娠するまでの思いを整理することで、次第にAさんは自分の中の気持ちに向き合い、出産への覚悟を決め、赤ちゃんに出会えることを楽しみに感じられるようになっていきました。

臨床心理士はそういうAさんの思いを受けとめ、産科スタッフに病室への訪問や、見守りをお願いしました。Bちゃんが生まれ、NICU内でのサポートを行うこととなりましたが、Aさんの夫も予期せぬBちゃんの状態に動揺されており、臨床心理士は医師からの説明への同席やその前後のサポートを行いました。Bちゃんの面会時に合わせてベッドサイドでの見守り、Bちゃんへの思いやきょうだいへの対応、医療スタッフとの葛藤など様々な思いをそのまま聴きました。臨床心理士は治療にかかわらない職種であり、ポジティブな思いもネガティブな思いも両方を受けとめることができる存在としてNICU内にいることそのものに意味があったのではないでしょうか。この時期の家族は自分から援助を求めにくい場合も多く、戸惑う両親のもとにそっとたたずみ、見守るスタンスでいることが大切であると考えられます。

医療スタッフはBちゃんの身体的状態の深刻さがわかるがゆえに、ペースをはやめ家族への期待が大きくなりやすいところがあります。そのため医療側と家族のペースが合わず葛藤が起こりやすく、臨床心理士は医療スタッフの思いも受けとめるよう努め、Aさんの思いや言動の意味を医療スタッフに伝え、医療スタッフとの橋渡しを行いました。場全体の支援を行い、NICU全体で親子を守る環境となるように支援を行うよう心がけました。

また、Aさんに会えない場合でもBちゃんに会い、臨床心理士自身がBちゃんから感じる主観的な感覚や発達の様子から反応を読み取りBちゃんの様子を理解しようと努めました。Bちゃんの様子をAさんや医療スタッフと共有し、Bちゃんの反応を意味あるものとしてとらえることで母であるAさんとの関係を支援しました。Bちゃんは笑顔が見られ、あやし笑いがでることで相互のコミュニケーションが取れるようになり親子の関係性は一層深まりました。そうした見守りとBちゃんからの反応の読み取りにより親子の関係性の支援を行うことも臨床心理士の大事な役割の一つであると考えています。

周産期医療においては、産科から小児科へ一貫したつながりをもち、医療者が親子からのメッセージを受けとりながら、コミュニケーションをとることで方向性を同じくして支えることが重要だと考えられます。

3　多職種による周産期センターでの支援

周産期センターは医師をはじめとする多職種で構成されており、産科から退院後の地域での支援まで継続的につながりをもって支援を構成することが求められています。ここで最後に、Aさん親子への多職種での支援をまとめます。

産科病棟においては助産師を中心に日々のケアを行い、おなかの赤ちゃんの様子を伝え、安心感を与え、不安が増強する時間帯や普段の様子を頻回に訪室し、サポートしました。家族と離れて長期入院となったAさんにとって大きなサポートとなったと考えられます。

NICUでの新生児科の医師は、Bちゃんの出生後、様々な治療を行い、親子で過ごすための時間がもてるよう最大限の治療を行いました。Bちゃんの病気や身体の状態について丁寧な説明を心がけ、治療方針を何度も両親と話し合いました。医師の丁寧な説明はそのままこころのケアとなり、Aさんの心理状態に配慮し、両親で説明を聴けるよう日時を調整しました。退院に際しては、関係機関との連携会議の開催を行い、地域とのつながりを整えました。

看護師は、自宅に帰っても困らないようBちゃんのケアを考え、少しでも苦痛が少なく快適に過ごせるよう生活リズムを整えました。また面会時には両親にBちゃんの様子を伝え、治療方針を両親とともに考え、両親の気持ちに寄り添いました。Bちゃんに最も接する職種としてBちゃんのケアの方法を自宅でも行いやすいよう工夫し、両親とケア方法を検討しました。連携会議ではBちゃんの一日の様子を伝え、訪問看護師との共同指導を行い、ケアを地域につないでいます。また看護師はNICUの中の多職種の関係調整を行い全体をとりまとめ、病棟看護師の働きはAさん親子にとって大きな支えとなったと考えられます。

ほかにも、ソーシャルワーカーが院内外をつなぎ、関係機関との調整や地域での見守りを整えました。

このように多職種が専門性を生かしつつ、方向性を同じくして親子の思いに添っていくことで、親子が自宅で過ごすという〝当たり前の願い〟が大きなリスクを抱えていても可能になります。周産期医療の場は、治療の場ですが親子が出会い育つ場でもあり、周産期医療のスタッフは親子を抱える器として機能する必要があります（橋本、二〇〇一）。

親子のペースは医療のペースとは異なり、よかれと思って早く進めすぎたり思いを一方的に募らせてもうまくいきません。親子のペースにしっかりコミットしながら「待つ」ことが大切です。またAさん親子のようにいくつもの場や職種にまたがってサポートすることが必要であり、それぞれが視点や立場が異なりながらも重なり合ってつないでいくことでたとえリスクのある親子でも〝当たり前の願い〟をかなえ、支えていくことができるのではないかと思います。

文献

橋本洋子　二〇一一　NICUとこころのケア――家族のこころによりそって（第二版）　メディカ出版

橋本洋子　二〇〇一　リスクをもつ家族へのケア　渡辺久子・橋本洋子（編）　別冊発達二四　乳幼児精神保健の新しい風　ミネルヴァ書房、一〇四-一一二頁

永田雅子　二〇一一　周産期のこころのケア――親と子の出会いとメンタルヘルス　遠見書房

丹羽早智子・鈴木千鶴子　二〇〇二　NICU入院児の母親の子どもへの愛着形成に関する研究　平成一四年度愛知県周産期医療協議会調査／研究事業

櫻井浩子・橋本洋子・古庄知己（編）　二〇一四　18トリソミー――子どもへのよりよい医療と家族支援をめざして　メディカ出版

にわ　さちこ

名古屋第一赤十字病院臨床心理士。

第Ⅳ部

周産期医療から地域での支援へ

1 多職種とのネットワークをつくる
――メンタルヘルスの支援のために――

佐藤喜根子

助産師は戦前まで「産婆さん」とさん付けで呼ばれるほど、市民の生活に密着した身近な職業でした。どの時代でも次世代を継承する親と子の生命を守る担い手として、妊娠期から母子支援を行ってきた職能です。一方では国策にも翻弄され、第二次世界大戦時は「産めよふやせよ」の政策で、当時九割以上を自宅出産していた時代に、六万人の産婆が昼夜を問わず対応していました。また戦時中、妊産婦手帳を示すと加配米としてお米が多く配給されていたことが、「妊婦さんは胎児の分まで食べないといけない」という固定観念として現代まで続いてきたようです。

しかし社会は変化します。現代の妊娠・出産・子育て環境は、少子高齢化、社会経済の低迷、女性の高学歴化、情報技術の急速な発展、分娩施設の集約化など急速に変化しています。

本章では、①周産期医療体制の現状、②対象者である妊産褥婦（＝周産期女性）の動向と問題点、③助産師が実践している周産期女性のメンタルヘルスハイリスク者の抽出方法（妊娠初期・中期・後期）と地域連携、④事例紹介をし、母と子の出会いと支援を助産師の視点から述べてみたいと思います。

1 周産期医療体制の再構築

二〇〇四（平成一六）年四月から導入された新臨床研修医制度を契機に、全国で産科が一気に閉鎖され、周産期医療資源の集約化・重点化が生じ、地域医療の希薄化・連携の必要性が深刻な状態で現在に至っています。問題の解決・推進策として、翌二〇〇五年から、地域では従来の方法にとらわれない、より多様な妊娠・出産のニーズに対応すべく、産科医と助産師の役割分担と連携が模索されだしてきました。また、この間に産科で女性医師の占める割合が三〇代で七〇％と高く（日本看護協会、二〇一二）なり、新たな問題も浮上しています。日本産婦人科学会と国はそれらの解決策として、二〇〇六年・二〇〇七年と矢継ぎ早に、「分娩における医師、助産師、看護師等の役割分担と連携について」

緊急提言や連携強化を打ち出しています。それからすでに一〇年が経過しようとしている現在、助産師が実施する妊婦健康診査実施の「助産外来」は全施設の三五・六％、正常産で医師立ち会いなしの「院内助産」は五・二％と徐々に上昇しています（日本看護協会、二〇一二）。しかし、総合病院で約六〇％の産科が混合病棟化しており、その中で助産師が妊産褥婦だけにかかわるということが難しくなってきているのも事実です。安全で安心な親と子の出会いを保障する周産期医療体制が必要です。

2　最近の周産期女性の動向と問題点

女性の高学歴化（短大・大学進学率：二〇一三年時点で、五五・二％）と就業女性の増加（二〇一一年時点で、二五〜二九歳で七七・二％、三〇〜三四歳で六七・六％）が原因ともいわれる平均初婚年齢の上昇（二〇一二年時点で、二九・二歳）は、その後の第一子の出産年齢（二〇一三年時点で、三〇・四歳）にも連動します。

出産年齢の上昇は、卵子の老化が問題視されているように、妊娠率の低下や染色体異常の増加につながります。またこの年代の女性たちは、自身が一人っ子や二人といった少人数のきょうだいの中で育ち、子ども時代にバブル崩壊を経験し、その後の低迷する日本経済の中で成長した年代です。就業している女性は結婚後も約半数が就業していますが、このような社会事情にあっては、出産後も就業を継続する女性が多いと思われます。

このような中で少子化が進み、その対策を求められ「エンゼルプラン」「新エンゼルプラン」などが出されましたが、保育所の整備等子育て環境づくりが主で、直接子育て技術や悩みごとに対する解決策につながることでもなく、出生数の増加に期待された効果は望めませんでした。その後も国民的な運動として「健やか親子21」が推進されましたが、少子化解消は期待する域には達せずに二〇一五年から「健やか親子21（第二次）」がスタートしました。

出産年齢が高齢化することでの染色体異常児出産の懸念や、低出生体重児の増加、不妊症の増加など、出産年齢の女性の環境は様々な深刻な問題があります。これらの問題の情報収集として、最近はその多くをインターネット（二〇一四年時点で、普及率八四・九％）などの通信情報が利用されています。利用媒体はパソコンよりも携帯電話・スマートフォンとなっており、保有率も（二〇一四年時点で、パソコン八一・七％、携帯電話・スマートフォン一二二・六％）高く、良くも悪しくもあふれる情報に曝された状態となり、むしろ混乱している状態です。

助産師はこのような社会事情を理解したうえで、情報を整理し提供できる窓口として、認知される構造を考えていく必要があります。

3　助産師が実践している「メンタルヘルスのハイリスク妊婦」の抽出方法

1　飛び込み出産

「飛び込み出産」が社会問題となり、経済的理由による妊婦健康診査の未受診者をなくすように、ほとんどの自治体は健診料金の助成を行い、全妊婦が健康診査を受けられるように制度を整えました。しかし現実的には、いまだ多くの未受診妊婦が「飛び込み出産」になっているのも事実です。

大阪府内では三〇七人（二〇一三）にもおよび、その理由が「お金がない」「失業した」などの経済的問題や、「予期せぬ妊娠」「未婚」などでした。これらは育児環境が整っておらず、児童虐待につながる可能性が高いといえます。妊娠期に健康診査で受診し、助産師が継続的にかかわることができれば、生活上の問題は地域の保健師に、経済的問題では医療ケースワーカーに、不安の強い妊婦は臨床心理士・精神科医にというように多職種で支援ができる契機づくりが可能です。

2　「気になる妊娠」に出会う

助産師がメンタルヘルスのハイリスク妊婦を抽出するきっかけは、初診時の自己記入法による妊婦スクリーニング表や妊婦健康診査時の面接での「気になる妊婦」に出会うことです（佐藤、二〇一四a）。

「基礎疾患の有無」「精神疾患の既往歴」「家庭環境」「食生活の状況や生活リズム」「妊娠・出産に対する受けとめ方」「妊婦健康診断の受診行動」「問診時の表情や話し方」で判断します。また最近はほかにも、強度の不安や精神的な落ち込みや、パートナーからのドメスティックバイオレンス（DV）を受けている者などや、家族の支援がない妊婦やシングル妊婦などが「気になる妊婦」としてとらえられます。より具体的な内容（子どもはいらないという妊娠を受容できない場合、若年妊婦の場合、合併疾患のある妊婦の場合、シングルの妊婦の場合等）は妊娠の時期に応じて対応しています。

最近、妊娠期からのメンタルヘルスの早期介入が、子どもの行動へ良い影響を及ぼすことが注目されています（Glover, 2014）。以下に示した妊娠各期のメンタルヘルスのリスクアセスメント項目は、多くの助産師がそれぞれの医療施設や地域で使用している内容です。次節で各妊娠時期の心理的特徴とともにメンタルヘルスについて考えていきます。

4　妊娠初期の心理的特徴（五〜一四週頃）

妊娠とわかったときの感情は、「嬉しい」「喜び」の感情と、「困った」「いやだ」「どうしよう」「これからどうなるのだろう」「これからどうすればよいのだろう」等と様々かつ複雑な感情が同時に出てきます。これは喜びや驚きと同時に近未来の予測が困難となり、どうなっていくのだろうという不安が混在している状態です。

また、つわり症状が出現してくると、味覚の変化や嘔気などの不快感が生じ、不安や不満がストレスにつながっていきます。このストレスがどのように解消されていくのか、その時間の長短は「妊娠の受容」と関係しています。

「嬉しい」「喜び」の感情がなく、「困った」「いやだ」「どうしよう」だけの場合は、子どもをもつことに何らかの葛藤を抱えている場合があり、十分に話を聞く姿勢が重要です。妊娠の契機が計画的あるいは期待されたものであるか否かは、妊婦の不安に関連してきます。しかし期待された妊娠でも、不妊治療妊娠や流早産や死産の経験者は、不安が強く、自然に妊娠した妊婦よりも不安が持続することが予測できます。

しかし一方で、胎動を感じない妊娠初期のマイナートラブルの「つわり」は、「症状があると妊娠しているという実感ができ、むしろとても安心」と安心材料にされた経験もあります。話をよく聞くことが大切です。

また初診時の週数も妊娠の受容に関係することが大きく、受容している（あるいは受容する方向にある）場合は、比較的早い週数ですが、何らかの理由で躊躇している場合は週数が遅くなることがあります。

その一方で、超音波検査で元気に動く胎児を見たり、ドプラー聴診器で胎児心音を聞いたりすると、妊娠の受け入れ状況に変化が出てきやすい時期でもあります。特に最近は3Dや4D画像であり、胎児のイメージをしやすく、感情がよい方向に向きやすく、拒否反応が強かった妊婦などの言動や態度の反応を把握し、「妊娠を受け入れる反応や気配」を察知するなど見守っていく姿勢が大切です。また、つわり症状などの身体症状については、その症状の程度や受け入れ状況、対処状況から、支援内容を考慮していくことが重要です。

またこの時期は、周辺の刺激に過敏に反応する時期であるともいわれており（刺激過敏性の亢進）、医療従事者は言動や態度・姿勢に十分に注意して接することが大切です。この時期のメンタルヘルスのリスクアセスメントは次のとおりです。

〈妊娠初期のメンタルヘルスのリスクアセスメント項目〉

① 婚姻の状況と今回の妊娠の計画性：「未婚」「既婚」「入籍予定の有無」と今回の妊娠が計画的であったのかどうかは、心理・社会的にも大きな影響をもちます。

② 家族構成：①との関連もありますが、妊婦の生活背景の理解や、支援者の有無等の把握も重要です。

③ 就業状況：経済的生活基盤の把握。妊婦自身の就業の場合は必要時に「母性健康管理指導事項連絡カード」の活用を紹介したり、産後の復帰状況を把握することも大切です。また、夫（パートナー）の就業状況の把握も必要です。そして夫が就業していない場合は妊婦自身の就業への考えを聞くことなども必要です。就業することで心理的健康が高くなることがあります（小泉ら、二〇〇七）。

④ 経済的不安の有無：③との関連性もありますが、主な生計担当者の把握と、経済的支援者の有無の確認も必要です。

⑤ 精神疾患の既往歴の有無：既往のある場合は、疾患名、治療歴、現病歴、服薬状況等の確認が必要です。精神疾患や確定診断がなくとも「気になる妊婦」は、家族関係や職場関連など何らかの問題があることが多いので、しっかりと聞くことが重要です。妊婦自身の性格を質問することもよいでしょう。

⑥ 相談相手の有無：日常的に困ったことや、不安などを相談する相手がいるかどうかは、思いがけない状況に陥ったときなどに、冷静さを失わないためにも重要です。多くは夫（パートナー）や実母の回答が多いのですが、姉妹や友人等もあります。そこから人間関係がわかります。中にはDVを受けている妊婦もあり、注意深い情報収集が必要となります。特に問診時、必ず夫（パートナー）が同席し、返答するなど、妊婦との関係性を見ることは、その後の支援体制の構築に重要です。

⑦ 生活環境：居住環境は特に出産後の子育て期のストレスにつながるので不満の有無を確認することが大切です。

⑧ 生活リズム：食生活も含む生活リズムを確認することも重要です。特に妊娠初期はつわり症状などで、生活リズムを崩していることもあるので注意が必要です。

5　妊娠中期の心理的特徴（一四〜二八週未満）

妊娠中期は胎動を自覚できるようになります。胎動を自覚すると胎児の存在を実感し母親としての意識が強くなってきます。また超音波検査で直接胎児の動きや心拍動を確認できると、それがより強化されます。安定期となり、心理的にも平静で穏やかな時期であり、積極的に母親学級や両親学級、マタニティヨガやマタニティビクス、マタニティスイミングなどに参加するなど、外に意識が向けられる時期でもあります。これらの集団指導に参加することで、同じ妊婦とピア（仲間）サポートをしながら、セルフエフィカシー（自己効力感）を高め、育児用品を準備したり、子どもの名前を考えたりするなど母親意識を高める時期でもあります。一般的には、胎児や妊娠に伴う身体的・行動的変化などを受容していく時期でもあります。しかし一方では、受容過程がスムーズに進まないこともあり、この場合も以下の点に留意しながら支援する必要があります。

〈妊娠中期のメンタルヘルスのリスクアセスメント項目〉

① 受診行動（受診回数）：母子保健法にもとづき、以下の妊婦健康診査時期と回数が推奨されています。妊娠二三週まで月一回、二四週から三五週まで月二回、三六週以降は毎週一回、自治体からの健診料の補助があり、ほぼ無料という自治体もあります。この補助があっても受診しない、回数が少ない妊婦は何らかの問題を抱えていることが多いといえます。

② ボディイメージの受容：女性にとって容姿の変化は心理的にも大きな影響を与えます。特に昨今〝やせ願望〟の女性の割合が多いことが指摘されているところです。妊婦の容姿を肯定的にとらえられるかどうかは、心理的にも大きな意味をもちます。ほかにも妊娠線や皮膚のしみなどに対しても敏感になり、ストレスにつながっていることもあります。

③ 集団指導への参加意識：安定期といわれるこの時期に、積極的に外部へ視線を向けているか否かも妊婦の心理を知るうえで重要なポイントとなります。セルフエフィカシーを高めるよい機会です。

④ 胎児の性別：妊婦自身の望んでいる性か否かで、妊婦の心理に変化が生じることがあります。特に経産婦の場合は上の児との関連で生じることが多く、児への愛着障害を引き起こすことも危惧されます。超音波検査で容易に性別が判定可能となりましたが、安易に伝えるべきではなく、伝えた場合にどうなるかを予測するなど十分な配慮が必要です。

⑤ DVの有無：①との関連性もあります。おおむね妊婦自身から相談をすることが少ないので、妊婦健診時に意識した対応が必要です。

6 妊娠後期の心理的特徴（二八～四〇週頃）

妊娠後期は腹部増大による身体的変化や生理的変化から、負担が大きくかかる時期であり、潜在化していた疾患が顕在化してくる時期です。また、浮腫・静脈瘤・こむらがえりなどマイナートラブルによる不快感や腹部増大による動きの制限から、心理的には内向的になる時期でもあります。出産に対する不安感（どのように分娩が開始するのか、五体満足な子どもであるか……）や恐怖心（陣痛に耐えられるか、取り乱すことはないか……）が集中する時期でもあります。そのほか家庭内に不安材料（要介護者の存在や経産婦であれば出産のための入院時の上の子どもの心配等）を抱えている場合は、家族の心配なども生じてきます。

しかしその一方で、生まれてくる児への期待感が生じる時期でもあります。それまでは自身と一体化してとらえていた胎児を、独立した一人の人間として受容していく時期でもあります。夫婦で名前をつけておなかの胎児に向かって話しかけたり、おなかをさすったりすることが多くなり、母親・父親ともに親になるという親役割獲得過程の準備に入っていく時期であり、父母のほかにもきょうだいや祖父母などの家族関係の再構築が必要とされる時期でもあります。そしてこの時期の妊婦の心理を把握し、うまく対処することにより、出産後に生じるマタニティブルーズや産後うつ状態の症状を和らげることが可能となります。

〈妊娠後期のメンタルヘルスのリスクアセスメント項目〉

① サポート体制：特に夫（パートナー）の協力の程度や実父母や妊婦周辺の支援体制を把握しておくことが必要です。

② 産後に戻る場所：①とも関係しますが、実家や嫁ぎ先といった場所の把握が大切です。

③ バースプラン（出産計画）：一生に数回しかない出産というイベントをできる限り自分で納得のいくものにするため計画するように指導します。不安や恐怖心を強くもつ妊婦や前回の出産を否定的にとらえている妊婦などが、分娩を具体的にどのようにとらえ、どのようなことを希望しているかを知ることは重要です。

7　周産期女性に対するメンタルヘルスケアの実践——東北大学の場合

二〇〇四（平成一六）年から厚生労働省科学研究「周産期母子精神保健ケアの方策と効果判定に関する研究」（北村班）に参加し、日本での周産期女性のメンタルヘルスの状況把握と支援方法を模索してきました。すでに北村班は、妊娠期と産褥期のうつ病のハイリスク者は一〇〜一五％と高い出現率である実態を示しておりました（北村、二〇〇五）。支援方法の検討に入っていました。そこで東北大学では助産師による精神科診断方法と心理支援スキルを学び、二〇〇五年に「心理支援外来：さんばルーム」をスタートさせ、現在に至っています。その中で忘れられない事例（Aさん）を経験しました。

事例1　子どもを産みたくないと言うAさん

Aさんは結婚後七年目で三七歳、有職者でした。結婚後特に〝子どもがほしい〟と思わず、不妊治療は受けていませんでした。初めて妊娠し確定診断直後から「産みたくない。別に子どもはいらない」とまったく取り付く島がありませんでした。初診時は本人だけの受診であり、次回の受診時は夫と同伴を勧めました。しかしその後も一人で受診し、出産までに七回（約四五〜六〇分／回）の面接を実施しました。「産みたくない。ほしくない」を連発し、「妊婦健診に来たのは、夫が子どもの誕生を楽しみにしているので仕方なく来た」と夫の出産への希望が妊娠継続を支えているような話でした。

しかしある時、日常生活を聴くと、「犬と猫を飼っていて、犬は長男・猫は長女」と位置づけかわいがっていることがわかりました。「もしかするとこれが原因？」と思い、仲間と情報を共有して意識的に、超音波検査時は「胎児のここがお口で、いま指を吸っているね」「ここが〇〇」と具体的に示しましたが、胎児の受け入れは悪く、集団指導への参加は拒否し、個別指導で進められました。助産師のA子さんへの対応は、〝とにかく話を聴き〟アサーティブネスな態度で接するように努めました。夫の同伴を求めても「仕事で来られない」と妊娠中に同伴受診することはありませんでした。決してわれわれの価値を押し付けないように配慮し面接を実施しましたが、出産時まで「産みたくない」という発言が続きました。その後、出産は自然経過で順調に進み、満期産で無事に男の赤

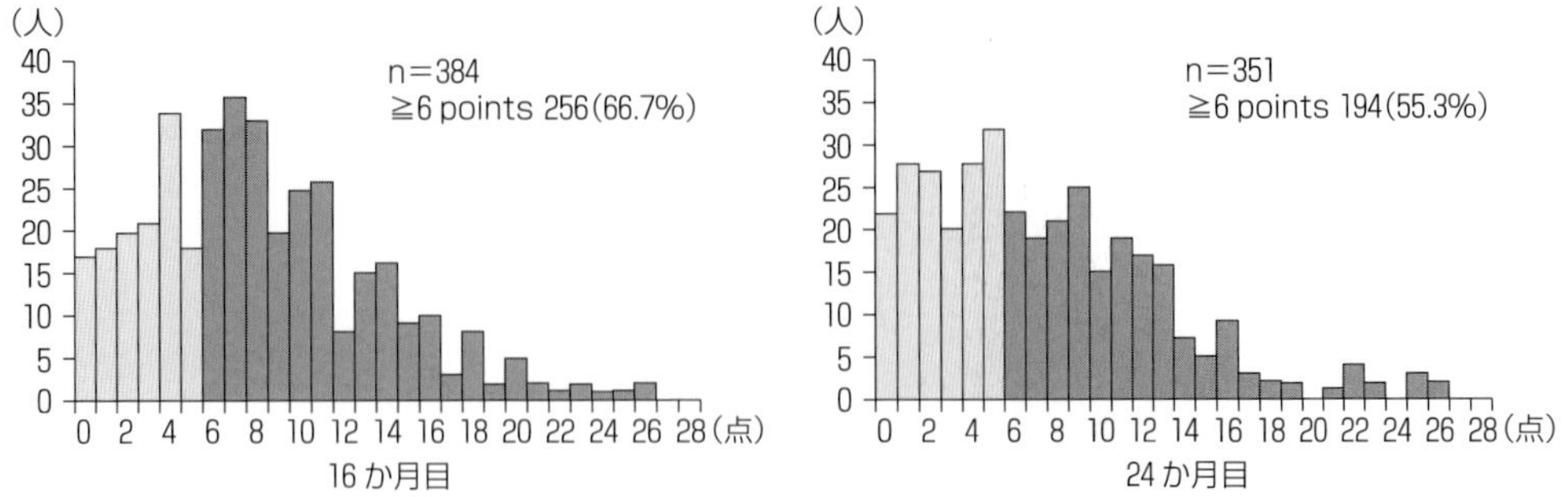

図１　GHQ28でみた東日本大震災時妊婦だった女性の心身の健康
何らかの支援を必要とするハイリスク者の割合

注：GHQ28とは，英国のゴールドバーグ博士によって開発された，主に神経症者の症状把握，評価および発見に有効なスクリーニング・テスト。身体的症状，不安と不眠，社会的活動障害，うつ傾向がわかる自記式質問紙による検査法で下位28項目，総点84点で構成されている。

出所：佐藤ら，2014と現在未発表論文より作成

ちゃんを抱っこすることができました。

出産時、夫は立ち合いはしませんでしたが、直後に駆けつけ「かわいい！　お疲れ様！」と笑顔で喜び、妻を労う姿勢が見られました。A子さん自身の反応を見ながら、助産師は入院中母乳栄養確立を目指しました。その結果、吸啜力も良くスムーズに母乳栄養確立ができ無事に退院できました。

退院時のＥＰＤＳ（Edinburgh Postnatal Depression Scale：エジンバラ産後うつ病自己質問票）は九／三〇点で、日本のカットオフ値の九点ギリギリでした。母子の愛着を「Bonding Questionnaire」（Kumar, 1984）で実施した結果、特に愛着に問題があるというわけではありませんでした。退院後は二週目と一カ月目に面接しましたが「特にかわいいわけではないが、嫌でもない」という反応でした。大きな問題もありませんでしたが、愛着形成に問題を感じ地域の保健師に連絡して、家庭訪問時注意して観察してもらいました。その結果、四カ月後にAさんから手紙が届きました。その一部を紹介します。

「……四カ月を迎え首もほぼすわり、表情も豊かになり、皆に愛嬌を振りまいて楽しませてくれる毎日です。〝こども〟という存在にあまり興味がなく、育児にも無関心だった私も人並みに親になり、○○に振り回される毎日に、いつの間にか楽しい時間を過ごしていることに気が付きました。不安だった〝お兄ワン〟〝お姉にゃん〟達の焼きもちも全くなく、みんな興味津々に近寄ってはにおいをかいで喜んでいます。○○が一人の人間として我が家に来てくれて、親として人としての成長を教えてもらいました。世の中で起こる大変痛ましい事件や事故に人事では済まされない無念や悲しみを覚えます。〝親になってしみじみわかる親のありがたさ〟

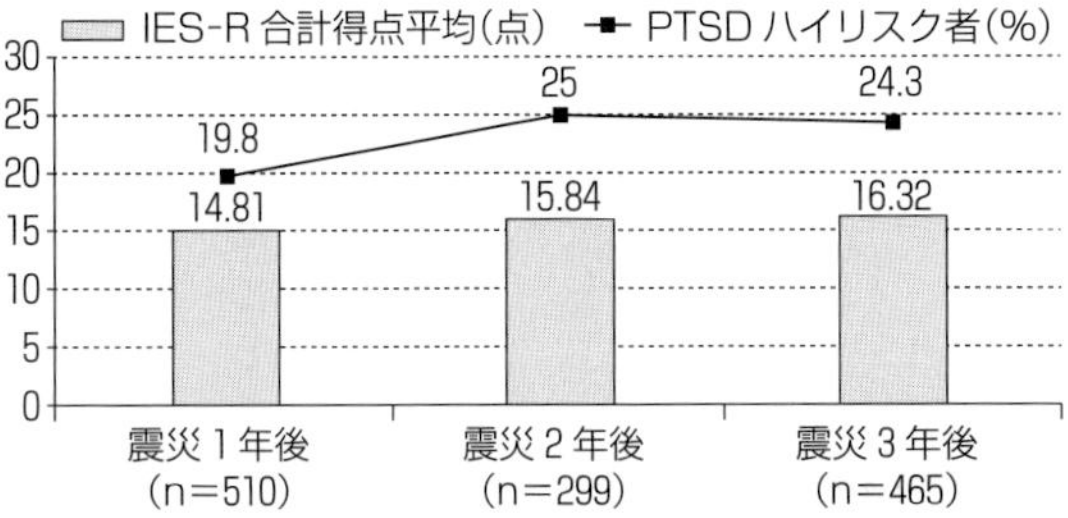

図２　IES-Rでみた大震災後３年間の周産期医療従事者の心身の健康

注：IES-Rとは「Impact of Event Scale-Revised（改訂出来事インパクト尺度日本語版）」で，旧IES（Horowaitz et al., 1979）の改訂版としてワイスらによって開発されたPTSDを測定するための自記式質問紙。再体験症状，回避症状，覚醒亢進症状の計22項目，総点88点で構成されている。

出所：佐藤，2014b

ですね。…（中略）…いつか○○に兄弟が出来たらいいと思うようになりました」。

このような手紙をもらうに至ったのは、妊娠期から継続的に個別的・指示的面接による心理支援と、家庭訪問指導など地域連携で支援した結果の成果と考えています。現在シームレス看護を目指し、「さんばルーム」で支援している「気になる妊婦」について、地域の保健師と大学病院の助産師・臨床心理士・精神科医は月一回集まって情報交換を実施しています。

また、アサーティブな発言要素など、心理支援に必要な診断力やスキル獲得は、卒後研修として大学の教員が企画・研修を行い、教育と臨床と地域が、また多職種が連携しながら効果的な支援方法を模索しています。

東日本大震災後は、宮城県内で当時妊婦だった女性と、それを支援する周産期医療従事者の心身の健康を経年的に観察しています。現在二〜三歳の子育て中である母親も周産期医療従事者も心身の健康は不良のままで経過しています。ここで図1、2から具体的な現状をみてみます。GHQ28 得点合計の六点以上は〝何らかの問題有〟とされ、一般の成人の場合は一四%程度にあたります。しかし震災地の母親は一六カ月後では六五・三%、二四カ月後に五五・三%の方が六点以上となっており、心身の健康が良いとは決して言い難い状況にあることがわかります。今後も高い状態で推移することが予測され、母親の心身の健康を支える継続した支援が必要とされます（図1）。一方、母親を支える立場の周産期医療従事者の心身の健康も良いとは言い難い状況があります。IES-R合計得点の区分点は二五点であり、合計得点の平均はそれ以下ですが、震災後三年までほぼ一定です。しかしPTSDハイリスク者の割合は増加傾向にあり、支える側も被災者であることへの配慮が必要とされます（図2）。

そこで現在、津波被害を受けた海岸地域で、母親たちには定期的な〝たまひよサロン〟（子育て支援）を開催しており、回数を重ねるごとに参加者が多くなってきています。また周産期医療者には、〝心理支援研修〟などを企画し、自らも被災している彼女たちの自己救済も兼ねたカウンセリングスキルが身につくように期待しています。これまでの大学病院を中心とした局地的な支援を、より広範囲に多職種とのネットワークで、母親のメンタルヘルスの支援体制構築を目指しています。

文献

Glover, V. 2014 Maternal depression, anxiety and stress during pregnancy and child outcome: What needs to be done. *Best Pract Res Clin Obstet Gynaecol*, **28**, 25-35.

北村俊則　二〇〇五「周産期母子精神保健ケアの方策と効果判定に関する研究」報告書

小泉智恵・福丸由佳・中山美由紀・無藤隆　二〇〇七　妊娠期の女性の働き方と心理的健康　お茶の水女子大学子ども発達教育研究センター紀要、一－一三頁

Kumar, R., & Robson, K.M. 1984 A prospective study of emotional disorder in childbearing women. *British Journal of Psychiatry*, **144**, 35-47.

日本看護協会　二〇一二　平成二一年度「助産外来」「院内助産」の全国調査結果

佐藤喜根子　二〇一四a　心理的・社会的ハイリスク因子のアセスメント　我部山キヨ子・武谷雄二（編）　助産学講座6　医学書院、二九一－三〇〇頁

佐藤喜根子　二〇一四b「震災時に褥婦・妊婦であった女性とそのパートナーの心身の健康状態と周産期医療従事者の実態調査研究――震災後一・四年と二年目の実態」平成二五年度厚生労働科学研究費補助金（成育疾患克服等次世代育成基盤研究事業）「震災時の妊婦・褥婦の医療・保健的課題に関する研究」平成二四～二五年度総合研究報告、厚生労働省科学研究、六一－八一頁

佐藤喜根子・菊池笑加・佐藤祥子・小山田信子　二〇一四　東日本大震災時に周産期であった女性の一年四カ月後の心身の健康――夫婦の関係性についての満足度から　女性心身医学、第一九巻第二号、一九七－二〇三頁

さとう　きねこ
東北大学大学院医学系研究科教授・看護師・助産師・臨床発達心理士。

2 地域で親子を支えるシステムを築く

塩之谷真弓

筆者は愛知県の県型保健所における乳幼児健診や未熟児訪問等の母子保健活動を経て、二〇〇一年に保健部門と医療部門を併せもつ、あいち小児保健医療総合センターの立ち上げに従事しました。この保健部門の初代虐待対応保健師として、院内に虐待ネットワーク委員会を組織し、地域関係者とのケース会議や研修会による地域支援、心療科の育児支援外来を受診した数多くの虐待の問題を抱える親子や関係者からの相談を受けてきました。ここで出会う親たちは一生懸命育児をしていましたが、子どもの身体的な疾病や発達障害、母親の精神疾患や経済的問題などで虐待に至り、親も子も深く傷ついていました。事例は院内の虐待対応チームや地域関係者とともに検討し、各機関の連携により治療や支援を継続しましたが、親子関係の修復には多大なエネルギーを要しました。こうした虐待事例に出会うたびに、学校や園や母子保健事業の中で、出産時や妊娠時の医療機関の様子から気づく機会はなかったのかと思いました。そこで、「虐待予防の鍵は周産期にあり」と考え、保健・医療・福祉分野と連携し「予防的な対応」を視野に入れた活動を模索・研究してきました。

その後、人事交流で人口約六万人の愛知県田原市に二年間勤務し、住民と接する機会の多い母子保健を担当しました。こうした県型保健所、市保健センター、医療機関における実践の経験から、保健師による親と子の出会いと支援について報告します。

1 医療機関と保健機関との連携

1 医療機関連携を妊娠中からの支援へ

医療機関と保健機関の顔の見える連携による支援を目指し、連携会議やケース検討会議、退院前面接などにより、「母のちょっと気になる様子を保健師に伝える」仕組みづくりは看護の中で以前から進められてきました。連絡を受けた保健機関では家庭訪問により親子への支援を実施し、早急に文書で、状況によっては連絡をくださった看護師などに直接報告してきました。

こうした中で、愛知県豊川保健所ではじめた広域的な周産期連携会議を紹介します（図1）。二〇〇九年度から同じ医療圏の豊橋市保健所と共催で、二〇一〇年度からは隣接した医療圏を管轄する愛知県新城保健所とともに、二医療圏合同で、東三河地域周産期保健医療連携推進会議を年二回開催しています。この二医療圏の東三河地域は、五市二町一村、出生数約六〇〇〇人で、会議はこの地域をカバーする総合周産期母子医療センターの豊橋市民病院を借りて開催しています。参加者は病院や診療所、助産所の助産師・看護師・医療ソーシャルワーカーなどに加え、市町村や保健所の保健師、児童相談所や市町村の児童福祉担当者などで、毎回、約六〇〜七〇人が参加しています。内容は、母子保健データや地域の課題の共有、研修会、グループワーク、情報交換です。二〇一四年一二月には精神疾患をもつハイリスク妊婦への支援をテーマに、精神科医師からの講演やグループワークを行い、七六人が参加しました。

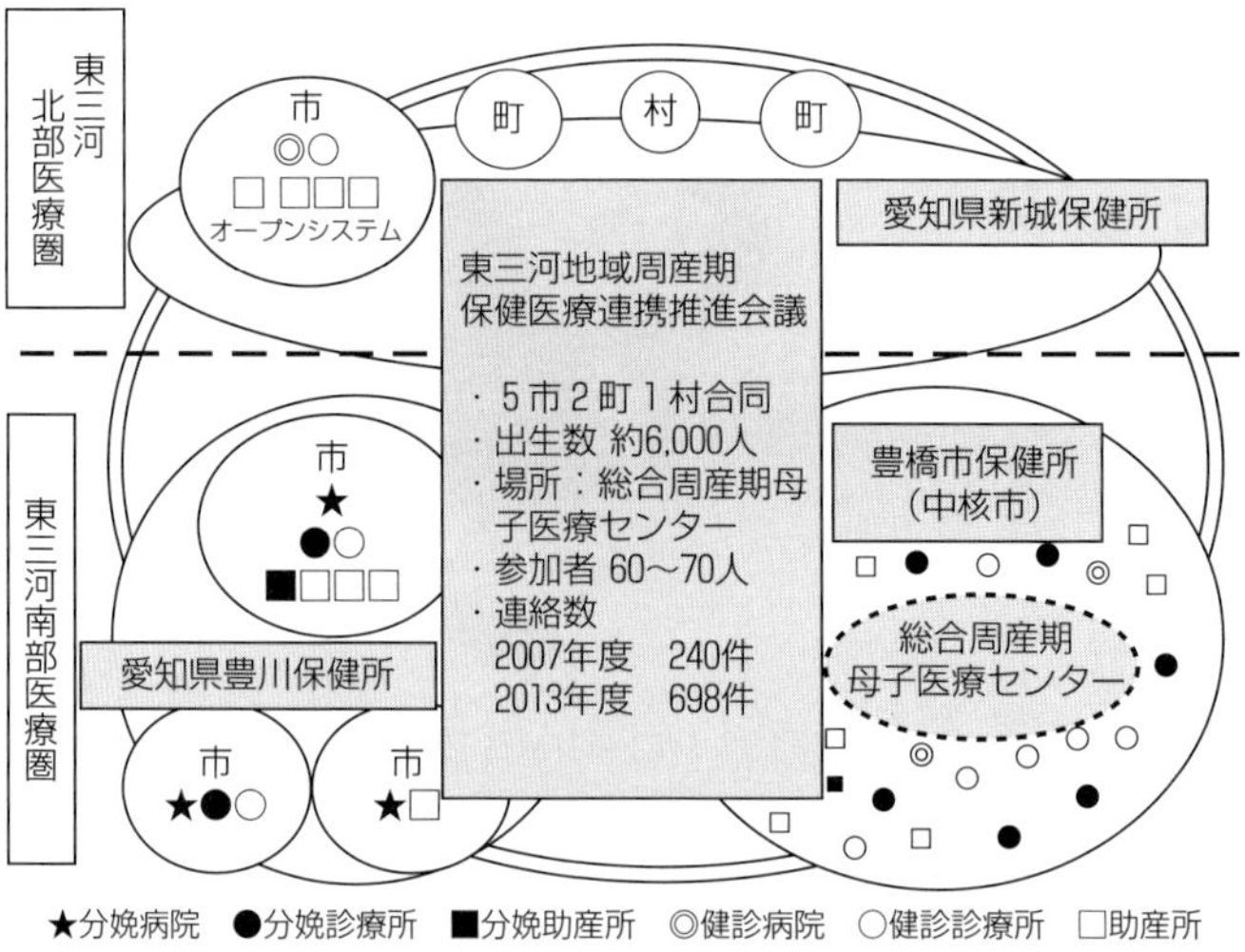

図1　2つの医療圏合同の周産期保健医療連携推進会議

東三河地域の母子連絡票による連絡件数は二〇〇七年度二四〇件でしたが、二〇一三年度六九八件と年々増加しています。二〇一三年度の出生数から見た連絡件数の割合は、愛知県全体で六・五％に対して、東三河地域は一〇・八％と、この地域の連絡件数の割合は愛知県全体と比べて高くなっています。

また、以前勤務していた愛知県豊川保健所では、地理的に離れている管内三市ごとに、連携する医療機関との周産期連携会議を年一〜二回開催し、さらに顔の見える関係を築きました。

こうした周産期医療機関と保健機関との連携会議は、愛知県の保健所において、地域の実情に応じ工夫しながら開催しています。

2　ハローファミリーカードによる連携

あいち小児保健医療総合センターにおいて二〇〇六年、ハローファミリーカードによる周産期医療機関と保健機関との連携を開始しました。名刺サイズのこのカードを、子育てをスタートする母親に「安心を提供するツール」として渡します。医療機関から渡す場合は、図2のとおり、カードの表には医療機関の電話番号や相談時間と「お母さんひとりで悩まないで！♥」など希望に沿ったメッセージを、裏には、母親が

【カード表】　医療機関名，相談時間，電話番号，メッセージなどを自由記載

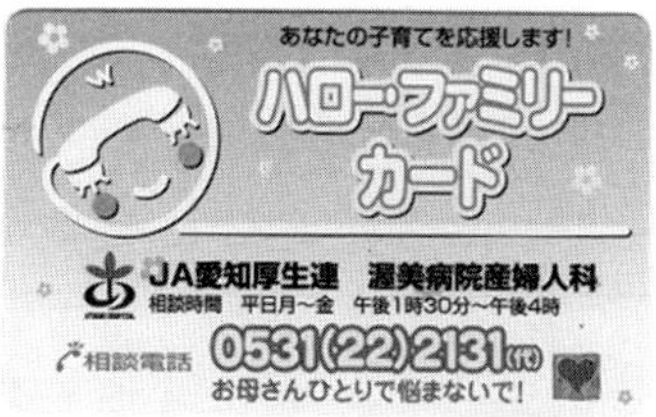
あなたの子育てを応援します！
ハロー・ファミリーカード
JA愛知厚生連　渥美病院産婦人科
相談時間　平日月～金　午後1時30分～午後4時
相談電話　0531(22)2131(代)
お母さんひとりで悩まないで！

【カード裏】　母親の住所地の保健機関名，相談時間，電話番号を印字，またはシールを貼る

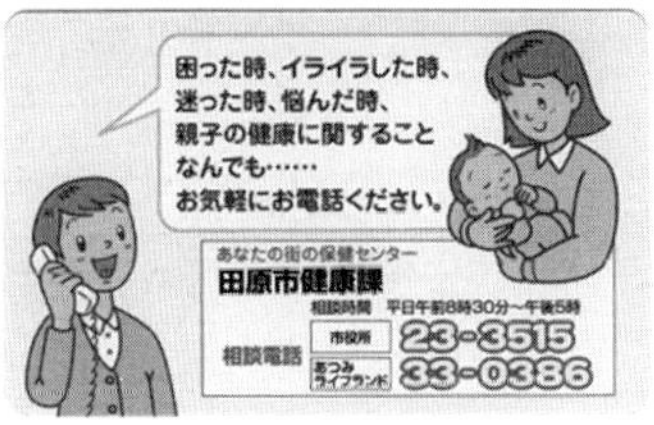
困った時、イライラした時、
迷った時、悩んだ時、
親子の健康に関すること
なんでも……
お気軽にお電話ください。
あなたの街の保健センター
田原市健康課
相談時間　平日午前8時30分～午後5時
相談電話
市役所　23-3515
すこやかライフランド　33-0386

図2　ハローファミリーカード

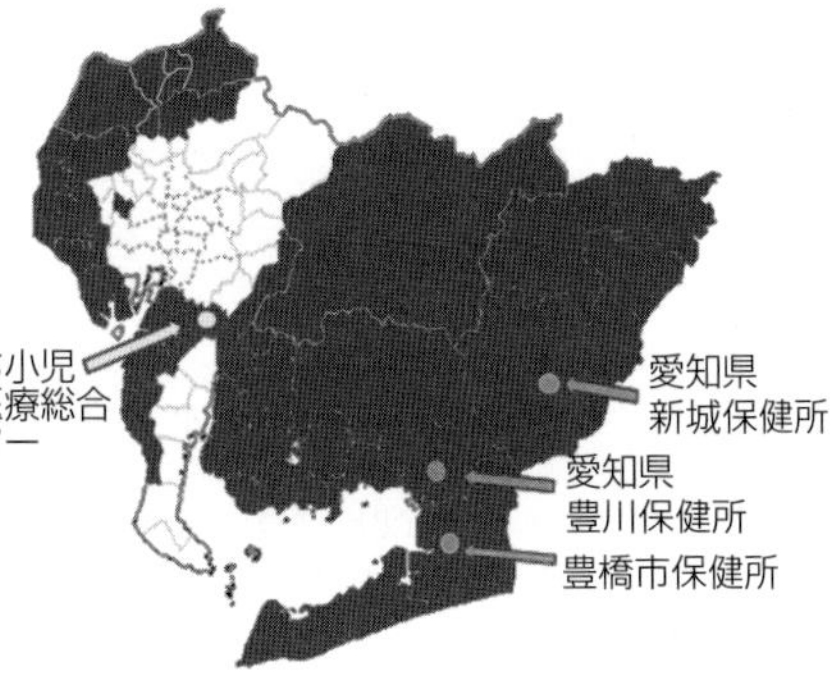

図３　ハローファミリーカードの参加地域
（2016年３月末時点）

暮らす地域の市町村保健センターの電話番号などを印字したもの、または各保健機関の連絡先の書かれたシールを貼り、医療機関と保健機関の両方で母親を支援していくことを伝えています。このカードは愛知県の保健所が実施する周産期連携会議で取り組みを紹介し、参加は各医療機関や保健機関の希望によるものとし、あいち小児保健医療総合センターが毎年無料で参加機関に必要枚数を作成し配布しています。

ハローファミリーカードを渡すタイミングは、医療機関では妊婦健康診査や分娩後の退院時など、保健機関では母子健康手帳交付時や新生児訪問時など、状況に応じて工夫しています。そして、医療機関の看護師などが出産後の退院時、「子育ての中で困ったときには、小さなことでもいいから気軽に相談してください」と言葉をかけながら手渡すのです。たった一枚のカードですが、母親やご家族に「安心」を提供しています。

愛知県で、ハローファミリーカードが導入されている地域を図３に示しました。二〇一六年三月末、愛知県の多くの地域において、一二六機関（五〇の保健機関、五六の医療機関、一六の助産機関、二の母乳相談室ほか）が参加しています。ハローファミリーカードが導入された地域では、医療と保健の連携が強化され、看護の中で気になるケースや母親の育児不安、育児環境などについて、母子連絡票による連絡が増加しています。

ハローファミリーカード導入後、医療機関からは、「これを渡した瞬間、医療と保健がつながり、地域が一つになったと感じた」「母親から「カードをもらったお陰で本当に病院に電話してもいいのだと思い安心できました」と言ってもらえた」などの反響がありました。保健機関からは、「若年で出産した未熟児の家庭訪問に行ったら、冷蔵庫にカードがマグネットで留めてあり、「看護師さんからもらったカードを見ているだけで安心して育児ができます。一回だけ困って、カードの表と裏を見て、病院に電話をして相談でき安心しました」と言われ、小さなカードの威力を感じた」などの意見を聞いています。ハローファミリーカードが、医療機関と保健機関を結び、母親たちの支えとなっていることがわかります。

３　母子健康手帳交付時を活かす工夫

筆者は二〇〇九年、米国オレゴン州の健康な家族アメリカ（Healthy Families America：HFA）のヘルシースタートを学ぶ虐待予防研修に参加しました。出産後二日以内にアセスメントワーカーが産院に「おめでとう訪問」に行き、簡単なアンケートを取り育児支援の必要な家庭をふるいわけていました。ここから抽出されたハイリスク家庭には一度家庭訪問をして関係をつくったうえで、ケンプアセスメントといわれる両親調査を会話形式により実施し、父親と母親の成育歴や子育てへの想いや希望などをうかがい、家族の課題とともに強みも把握します。そして親のできている強みを具体的に褒めながら親の子育てを応援し、定期的・継続的な家庭訪問を実施していました。リスクの低い家庭には、ボランティアが手づくり品や地元企業からの寄付の品物を持って家庭訪問を実施していました。このプログラムはハワイではじまり、現在は全米各地や海外に広がっています。

この研修への参加後、日本であれば、ふるいわけのアンケートを虐待予防の一環として、出産時ではなく母子健康手帳交付時から導入できると考え、研修を受講した大学の教員や助産師・保健師・臨床心理士とプロジェクトチームをつくって研究を開始しました。

母子健康手帳を発行する際、妊婦健康診査の受診票を渡します。二〇〇九年二月から、この妊婦健康診査の公費助成が一四回分に拡大し、ほぼ全回数分をカバーすることとなりました。これ以降、妊娠の早い段階で母子健康手帳を受ける方が増加し、二〇一一年以降は一一週以内が九割以上となりました。

また、婚姻については、厚生労働省の統計から、妊娠をきっかけとする結婚（できちゃった婚）は二〇〇九年には二五・三%、このうち一五歳から一九歳では八一・五%となっています。貧困率では、二〇一二年の「相対的貧困率」は一六・一%、「子どもの貧困率」は一六・三%で、特にひとり親家庭など一人で子どもを養育している家庭の相対的貧困率は四五・六%と、経済的に困窮している実態がうかがえました。

こうした状況は、母子保健活動の中においても認められていたことから、市町村における母子健康手帳の交付時は、入籍や今後の生活、育児について、悩みを抱える妊婦に出会えるチャンスでもあります。母子健康手帳の発行時、保健師などの専門職が個別面接をしながら交付することは重要ですが、若い保健師などが担当することもあるため、窓口担当者が誰であっても来所した妊婦の支援につながる面接が可能となるアンケートの作成について検討しました。

そして表1の日本版の育児支援が必要な家庭のふるいわけ項目（案）をつくりました。各項目は、日本においても従来からハイリスク項目としてあげられているものと同様なものとなっています。

表1　日本版の育児支援が必要な家庭のふるいわけ項目（案）

①結婚していない（未婚，離婚），別居している
②母の年齢（19歳以下）
③パートナーに（一人親は本人に）決まった仕事がない
④経済的に困っている
⑤高校を卒業していない（父，母）
⑥緊急時に連絡する人がいない（家族や身近に支援がない）
⑦過去か現在，タバコ，お酒（薬物）に依存
⑧最初の妊婦健診が，妊娠５カ月（20週）以降だった
⑨今までに，中絶（２回以上）したことがある
⑩心療内科や精神科で薬をもらったことがある（既往歴）
⑪望んだ妊娠ではなかった　⑫夫婦関係の問題がある（DV など）
⑬ここ１年間に，うつ状態が２週間以上続いたことがある（不眠，イライラする，涙ぐみやすい，何もやる気がしない，食欲不振，精神症状があるなど）
⑭母が日本語が理解できない外国人である
⑮その他（多胎，未熟児，ステップファミリー，育児不安など）

注：太字は１項目，その他は２項目，該当した場合「要支援妊婦」。

そして、以前から母子健康手帳交付時にアンケートにより母親面接を実施していた田原市において、日本版のふるいわけ項目を一部追加し、新たなアンケートによる面接を実施しました。

そして、二〇一〇年度の一年間、田原市で五六七人に実施したところ、ふるいわけ項目にチェックのあった者は二二〇人（三八・八%）、太字一項目・その他二項目に該当した要支援妊婦の割合は一一一人（一九・六%）でした。

全体の中で多かったものは、「経済的に困っている」一四・五%、「高校を卒業していない」一一・一%、「うつ状態があった・心療科受診歴がある」九・二%、「身近に支援者がいない」

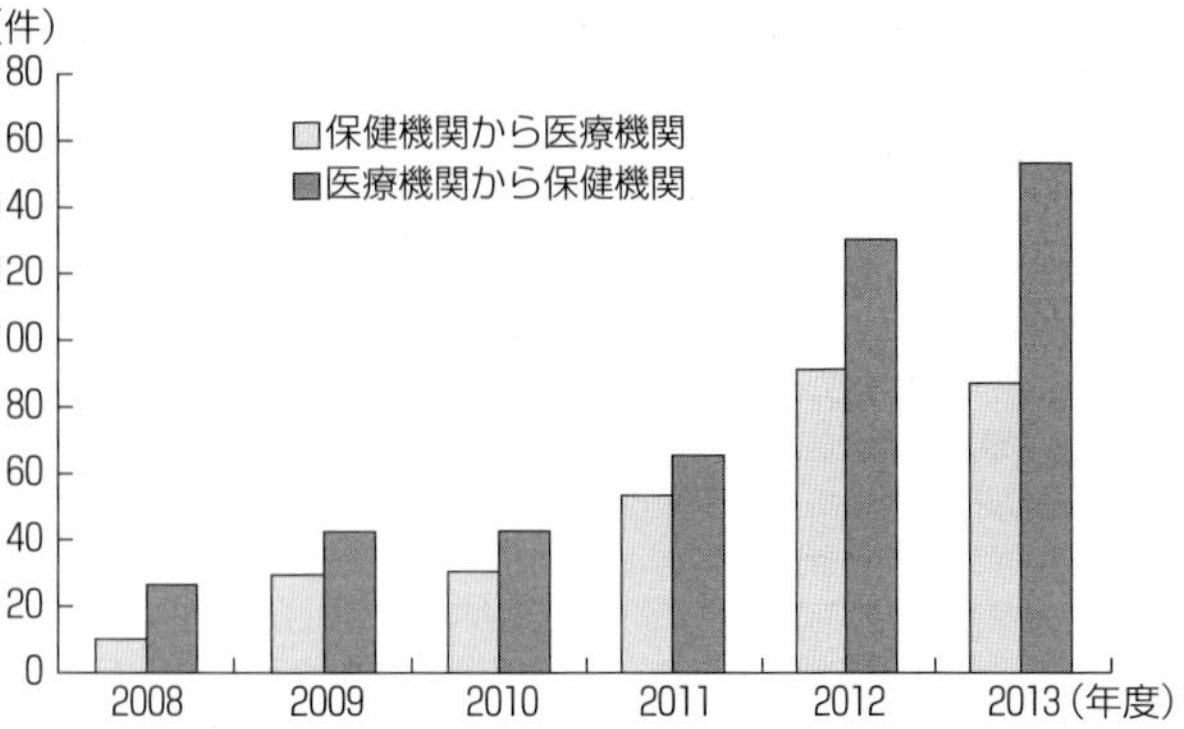

図４　妊娠期の連絡件数（名古屋市を除く愛知県）

八・三％でした。なお、この一九・六％の要支援妊婦のチェック項目は、「心療科受診の既往」四三・八％、「経済的な不安」三五・五％、「届出時に喫煙か飲酒」三二・四％、「高校を卒業していない」二九・八％が高くなっていました。

この、新たなふるい分け項目を含めたアンケートを実施した保健師からは、「メンタル面や経済的な問題などの項目について妊婦が思っていたより抵抗なく答えてくれることから、このアンケートをもとに妊婦に寄り添って話を聞いていくだけで、一回目の家庭訪問に値するほど様々な状況を把握することができ、その後の支援のためにも大変効果的であった」との声が聞かれました。

4　愛知県における妊娠届出書の統一

二〇一〇年に公表された「子ども虐待による死亡事例等の検証結果等について（第六次報告）」の中で〇日・〇か月児の虐待死の割合が高かったこともあり、愛知県児童家庭課では愛知県産婦人科医会の協力を得て関係機関・団体と検討を重ね、妊娠期から関係者が同一の視点でリスクのある妊婦を把握し支援できるよう、母子保健法施行規則で定められた項目に加え、県独自に妊婦の気持ちや困りごとなどを確認する項目を盛り込んだ妊娠届出書を作成することとなりました。

この検討会議には、政令指定都市として主体的に事業を行う名古屋市の担当者も入り、先行研究ともなる田原市のデータも参考に協議を重ねました。そして、二〇一二年度から全国に先駆けて妊娠届出書の追加アンケートを県内で統一し、新たな妊娠届出書の活用を開始しました（「愛知県妊娠届出書」https://www.pref.aichi.jp/jidoukatei/ninshin-todokedesho.xls　閲覧日：二〇一六年五月一七日）。

5　各関係者のスキルアップと連携の推進

このように、妊婦を支援するための追加アンケートを含む県下統一の妊娠届出書となり、妊娠届出書を発行する医療機関、これを受けて母子健康手帳を交付する保健機関の双方で、このアンケート項目の内容について母親と向き合って面接することが可能となりました。これにより、県内すべての市町村において一定の水準でハイリスク妊婦の把握が可能となり、同時に保健師の面接技術の向上にもつながっています。そして、妊娠期の連絡件数は図４のとおり、妊娠届出書が導入された二〇一二年度から急激に増加しています。

その後、愛知県では、全市町村の三、四カ月児健康診査を受けた保護者を対象に、子どもの健康状態、母親の産後の精神的な健康状態とともに、愛知県版妊娠届出書の問診項目を後ろ向きに調査し、その結果から問診項目の重みづけを行いました。妊娠届出書のスクリーニング基準を表２のとおりとし、この合計点が六点以上をスーパーハイリスク群、二～五点をハイリスク群、〇～一点をローリスク群とし、支援の必要なハイリスク妊婦を選定することとしました。このハイリスク群のカットオフ値は市町村のマンパワーや支援体制などによりますが、合計点数のみではなく、妊娠届出書をツールとして、妊婦の妊娠の受けとめや生活面、身体面、精神面などから支援の必要性を多面的にとらえ、各機関と連携し支援していくことが求められています。

表2　妊娠届出書のスクリーニング基準

項　目	重み
①未婚（再婚・死別）	あり=1　なし=0
②母親の年齢が24歳以下	あり=2　なし=0
③パートナーが無職，一人親の場合母親が無職	あり=1　なし=0
④経済的に困っている	あり=1　なし=0
⑤困った時に助けてくれる人がいない	あり=1　なし=0
⑥妊娠中のタバコ・飲酒，妊娠前のタバコ	あり=1　なし=0
⑦中絶2回以上	あり=1　なし=0
⑧精神疾患（こころの病気）の既往あり	あり=1　なし=0
⑨妊娠が分かったとき，うれしくない（予想外だったので戸惑った，困った，なんとも思わない）	あり=2　なし=0
⑩夫婦関係で困っている	あり=2　なし=0
⑪ここ1年間にうつ状態が2週間以上が続いたことがある	あり=2　なし=0
⑫妊娠届を出したときの妊娠週数が20週以降	あり=1　なし=0
⑬その他（面接時気になる，ステップファミリー，多胎等）	あり=1　なし=0

注：妊娠届出書の各項目と面接時の様子から重みづけを実施。

2　親と子の出会いへの保健機関による支援

1　ハイリスク妊婦への保健師の支援

妊娠届出書から要支援妊婦を把握した場合、妊婦に今後も継続して相談させていただきたいことを伝えます。担当する地区担当の保健師を紹介し、連絡方法や、家庭訪問の日程について調整しておきます。ハイリスク妊婦は様々なリスクが重複している場合が多く、妊娠中も、出産後も、支援に結びつきにくいことがあるためです。

妊娠中から支援を開始している市町村では、図5の流れに沿って、医療機関と連携し、要支援妊婦について保健センターなどでアセスメント会議を行い、支援方針を立てています。

児童福祉法改正により、出産後の養育について出産前において支援を行うことが特に必要と認められる妊婦を「特定妊婦」として位置づけられたことから、アセスメント会議は市町村の要保護児童対策地域協議会を担当する児童福祉担当課と市町村の保健センターとが合同で開催する動きも出てきています。

今まで、妊娠中から支援を開始したいと思うような要支援妊婦は、市町村保健センターが行うパパママ教室や、マタニティサロンなど、各種の集団支援の場に参加しないことが多く、産後の家庭訪問などの支援を拒む傾向がありました。

しかし、妊娠届出書のアンケートをもとに妊婦との面接を行い、妊婦の気持ちや困りごとを丁寧に把握することで支援方針を立てやすくなり、地区を担当する保健師から、①電話で妊婦の様子をうかがう、②家庭訪問の実施、③妊娠中参加できる各種事業へのお誘いや同行、④産後の赤ちゃん訪問やヘルパー派遣事業、ファミリーサポート事業や子育て支援センターなどの紹介を行うなど、重層的な支援へとつなげています。さらにリスクの高い特定妊婦は市町村の要保護者対策地域協議会実務者会議の中で関係部署と連携し、生まれてくる子どもの虐待防止と家族への支援体制の整備を行っています。要支援妊婦は母子健康手帳を交付したうちの二〇～三〇％であり、優先度や市町村の体制に応じて各関係機関と連携し、各種支援を実施しています。

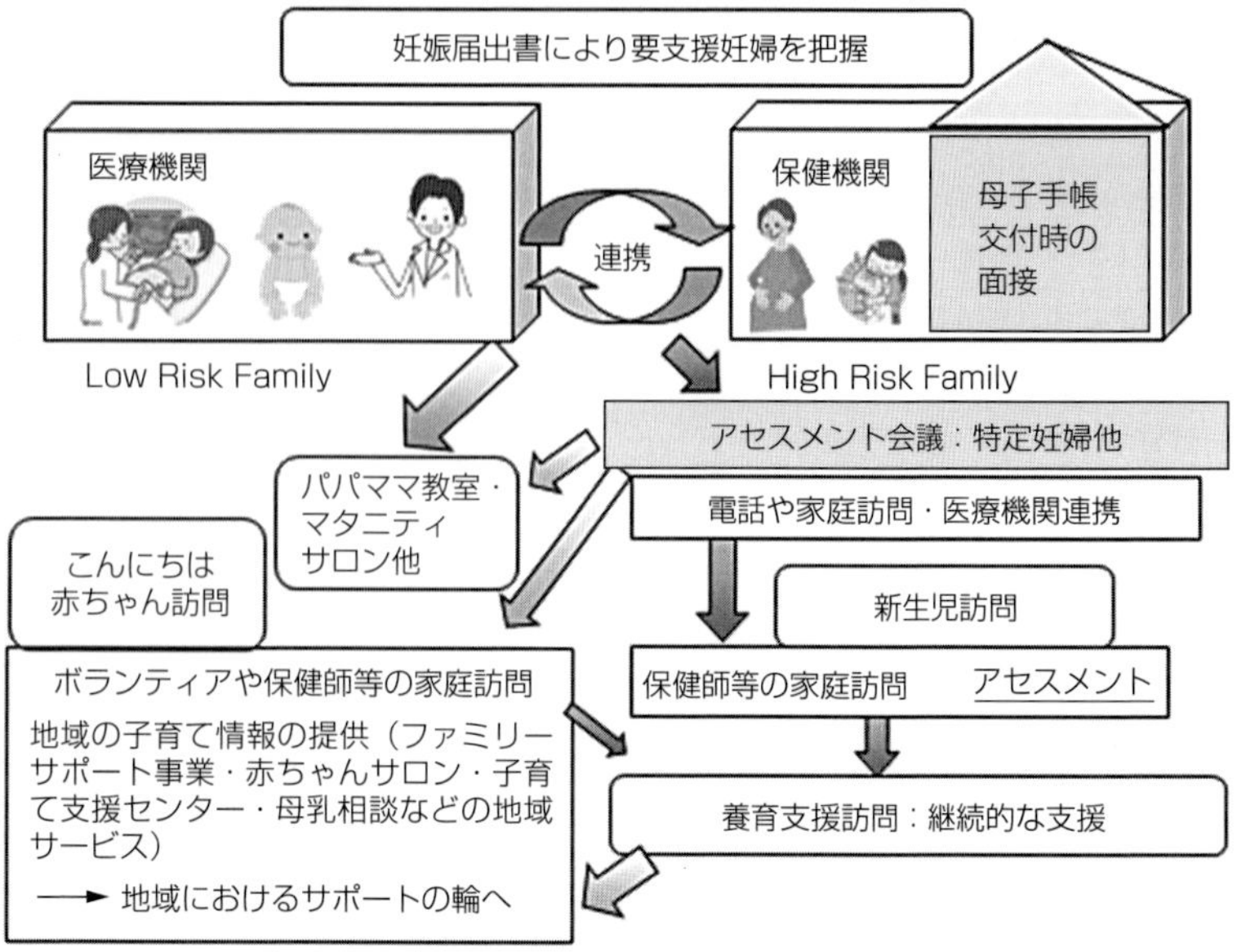

図５　要支援妊婦への地域における支援の流れ

2　妊娠中からの個別支援の体制づくり

要支援妊婦への家庭訪問などの個別支援にあたり、市町村保健センターではマンパワーの問題がありました。近年、保健センターの保健師は「地区担当制」を取っており、その地区に暮らす妊婦や乳幼児から高齢者まで幅広い対象者への個別支援を行っています。子育て関係機関や主任児童委員などと連携しますが、多忙な業務の毎日です。

筆者が派遣されていた田原市では、妊娠中から出産後の家庭訪問を実施するため、二〇一〇年度から「養育支援訪問事業」を予算化し、養育支援訪問員を養成し、家庭訪問事業を開始しました。この事業は、養育支援が特に必要であると判断した家庭に対し、保健師・助産師・保育士等が家庭訪問により養育に関する指導、助言等を行うことで、適切な養育の実施を確保することを目的とすると、児童福祉法に定められています。導入にあたり、養育支援訪問の対象者を児童福祉担当課と話し合い、保健センターは若年妊婦や予期せぬ妊娠、母の精神疾患などのリスクのある特定妊婦や出産後の育児不安などから虐待のおそれを抱える家庭を、また一方、児童福祉担当課は不適切な養育状態にあって虐待のおそれがあり特に支援が必要な家庭を、それぞれ担当することとしました。

出生が年間五三〇人ほどの田原市において、現在養育支援訪問員は二二人、職種は保健師・看護師・助産師・保育士・臨床心理士・栄養士・子育てネットワーカーなど様々です。支援対象となる事例には、地区担当保健師が家庭訪問を実施し信頼関係を築いたうえで、継続的な養育支援訪問の仕組みを紹介します。母親や家族の同意のうえで、母親の希望に沿い、その内容に応じて各職種の養育支援訪問員が、定期的・継続的に支援を行っています。保健師からは、「出産後からでは支援が難しかったと思われる家庭に妊娠中から支援を開始することで、出産後の受け入れもよい」との声を、支援を受けた育児不安の母からは、「継続した育児相談により児への接し方がわかり育児に自信がもてた」との声を聞いています。支援は短くて三カ月、長い場合は一年以上継続し、母乳に悩む時期は助産師を、遊ばせ方については保育士を派遣するなど、様々な工夫を行い、ニーズに合わせた効果的な家庭訪問をしています。

筆者は愛知県の保健所に勤務し、精神保健も担当しています。母親に精神疾患を抱える事例が増加していることから、管轄する市町村保健師が相談しやすい体制をつくり、同行訪問や事例検討会の実施、研修会の開催などを行っています。

このように地域の中には、保健所はじめ児童福祉担当課や医療機関、ＮＰＯ、主任児童委員など様々な人材や関係機関があり、各市町村保健師は協働で妊娠中や出産後の親子への支援を行っています。

ここで最後に事例を一つ紹介します。

事例１　未入籍で精神疾患の妊婦への支援

未入籍で精神疾患があり、パートナーと今後について話し合えなかった妊婦に対し、母子健康手帳交付時の面接をきっかけに妊娠中から保健師が支援し、看護師の養育支援訪問員による月二回の家庭訪問を実施しました。妊婦の気持ちを丁寧に聴く中で、妊婦はパートナーと話し合うことができ、妊娠中に入籍しました。

出産や育児への不安は、同意により医療機関と連携して支援し、出産後は病院面接を行い、心療内科への受診につなげ夫婦関係も安定しました。育児については保育士の訪問を加えたことで自信につながり、子育て支援センターに通うまでになりました。母が困ったときには電話相談が可能となり、産後六カ月で訪問は終了し、地域での見守りとなりました。その後、母から保健センターに「皆様に助けられてようやく一歳になり感謝しています。また会いたいです。今後も私のような人への手助け頑張ってください！」と感謝の手紙が届けられています。

3　切れ目のない支援体制を地域の中に

妊娠中からの母子保健事業による支援は重要ですが、これだけでは予防できない人がいます。子ども虐待の死亡事例からも、予期せぬ妊娠や妊婦健康診査の未受診、公費助成を知らない、自宅出産、乳幼児健診の未受診など、通常では把握し難い親子を支援につなげる地域づくりが求められています。

愛知県では「思いがけない妊娠をしたあなたへ」という相談機関入りカードを薬局などに置き周知しています。以前、民生委員が転入者の妊娠や経済苦を知らせてくださり、支援できた事例がありました。地域の中で孤立しているこうした方々を市町村が全庁的に、また地域をあげてキャッチし、様々な機関や関係者とともに支えていく、切れ目のない支援と地域づくりが求められています。

文献

塩之谷真弓　二〇一三　家庭訪問による虐待予防――プラス面からのアプローチ　母子保健、第六五一号、六－七頁

社会保障審議会児童部会児童虐待等要保護事例の検証に関する専門委員会　二〇一〇「子ども虐待による死亡事例等の検証結果等について（第六次報告）」

しおのや　まゆみ
愛知県新城保健所健康支援課長・保健師。

3 出産後の母親を支える

――産後ケアセンターの取り組み――

萩原玲子

家族形態の変化により産後の世話や子育てを家族だけで担うのは難しくなってきています。少子化が急激に進み、子どもに接する機会のないまま、初めて子育ての難しさに直面する母親が増えており、児への世話や対応などに関する多様な情報がインターネットをはじめとして多数出ています。

しかし、出産後の母体に対しては、身体的、精神的な変化に対する専門的な知識が必要です。それは、経過・適応が一律ではないため、生理的範囲であるかないかの判断やその対応、身体回復に合わせた基本的ニーズの充足と援助が必要となるからです。同時に母親役割の獲得に向けての支援・技術提供が重要になります。それらに対応するために、産後の母子を対象とした専門職による育児支援が強く求められています。

1 産後ケアセンターについて

産後ケアセンター事業は、武蔵野大学と世田谷区の協働事業で、世田谷区の重点課題の一つ「虐待のないまち世田谷」を目指し、虐待二次予防施策から二〇〇八（平成二〇）年三月に開設しました。日本での児童虐待死亡件数が生後四カ月未満に多い（厚生労働省、二〇〇六）経緯から、この時期の母子の宿泊子育て支援施設として全国で初めての事業となりました。産後ケアセンターとは病院・助産院の出産退院後、家族からの支援が受けられず、特に支援を要すると判断した母子に対し、一定期間のデイケア・宿泊ケア（ショートステイ）の提供で心身の不安定になりがちな産後の子育て支援を図り、児童虐待防止の未然防止につなげることを目的としています。さらに産後に起こる身体トラブルの回復という役割だけでなく、子育て情報の提供や育児技術（児の世話として、児の抱き方・衣類の着脱・おむつの当て方。栄養では、母乳の与え方・乳首の含ませ方・ミルクの飲ませ方、補足量。清潔では、沐浴の方法・スキンケアの方法・爪切りなど）の伝達、児の成長発達に応じた世話についての伝達・カウンセリングなどを通して育児不安の早期解消を目指すとしています。

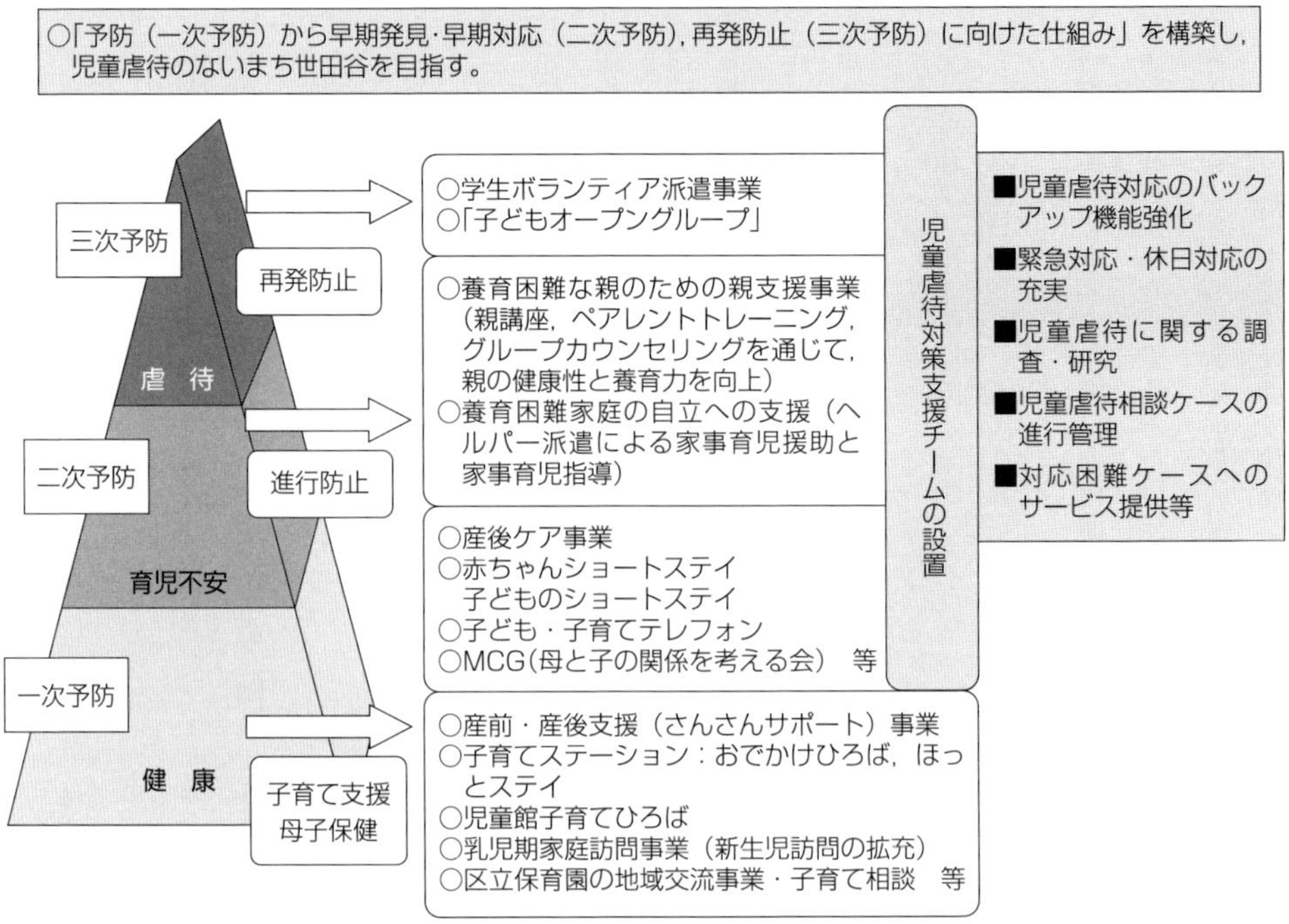

図1　児童虐待のないまち世田谷を目指して

出所：世田谷区子ども部，2010

年中無休二四時間の支援体制や、臨床心理士によるカウンセリング、母親同士の情報交換の場づくり（手遊び・一緒の食事）等、母親のストレスフリーを目指す取り組みをしています。武蔵野大学の附属施設でもあることから看護学部の見学実習も行われています。

「ゆっくりおかあさんになってください」を利用者へのメッセージとして、母親になる過程や育児技術をサポートしています。母親は受け持ちスタッフのケアで、赤ちゃんが泣いたときの対応や、発育、授乳等について考えられるようになり、育児不安の緩和・解消につながっています。

1　世田谷区の概要と産後ケアセンター設立の背景

それではここで、本センターのある世田谷区についてまず簡単に説明します。人口は八七万二七五〇人（二〇一六年）で、東京都で第一位の人口増加傾向にあります。世田谷区保健福祉総合事業概要（二〇一四年度）によると、二〇一四年の出生数七九六八人のうち、高齢出産数（三五歳以上）は三五四五人で全体の四四・五％を占め、若年出産数（一九歳以下）は九人で全体の〇・一一％、また、「こんにちは赤ちゃん訪問」の実施は九四・九％でした。

世田谷区の子育ての実態は、住民を対象にした様々な調査より、家庭や地域の「子育て力」の低下の指摘がされ、核家族化の進行、同時に地域との関係の希薄化、子育てについて基本的な知識がもてない状況などがみられるとされています。こうしたことから、孤立した家庭の育児不安を取り除くこと、また児童虐待の対応も重要な課題と位置づけられました（図1）。

区の子ども子育て支援政策は、二〇〇一年に「世田谷区こども条例」の公布、二〇〇四年に「世田谷子ども計画」策定、二〇〇五年度から二〇一三年まで特に児童虐待防止策の一環で計画された「子ども部」が設置され、二〇一四年から「子ども・若者部」へと支援拡大されました。同時に子育て関連事業として「さんさんサポート」（産前産後支援事業ヘルパー派遣）、「子育てカレッジ」（調査／研究／情報発信／啓蒙活動）、「おでかけひろば」（子育て中の親子が気軽に立ち寄り自由に遊べる広場）などが設置され、早期からの虐待発生予防と育児支援の充実を図りました。

さらに二〇〇九年度から「産後うつ」を予防するための取り組みの手がかりとして育児支援チェックリスト（母親に対するサポートを含めた育児環境の評価：吉田ら、二〇一五）、エジンバラ産後うつ病質問票（EPDS：母親の抑うつ感や不安の評価：岡野ら、一九九六）、赤ちゃんへの気持ち質問票（育児の負担や赤ちゃんへのさまざまな気持ちの評価：鈴宮ら、二〇〇三）を用いるようになりました。

2　産後ケア事業の目的とそのつながり
――世田谷区の子育ての実態

各取り組みを進める中で、周産期からの相談が多くみられました。できるだけ早い時期からかかわること、不安が強い時期に集中的に支援すること、育児不安の段階で発見し、効果的なサービスを導入することの必要性から、産後ケア事業の一環としてセンター設立に至りました。

事業の目的は、①赤ちゃんとの生活に慣れ、母親が自分なりの育児を自立して行うことができる、②母親が産後の心身の特徴を理解し、セルフケア能力を高め、健康増進を図ることができる、③母親が孤立せずに地域社会で生活できる（母親の仲間づくりや地域の子育て情報の提供など）、④育児不安や児童虐待危惧の早期発見・対応により悪化防止を目指す、こととなります。また、センターでは母親の育児負担感、疲労感、育児不慣れから虐待に進行しないよう地域支援とつなげていく役割を担い、区の子ども家庭支援センターなどの関連機関との連絡調整を行っています。

3　施設概要

世田谷区より、「産後ケア事業」を受託し、区外住民に対しても、センター自主事業として、同一のケアサービスの提供をしています。そのほか母乳外来、エステを実施しています。

当センターの事業実施の法的根拠は児童福祉法の「子育て短期支援事業」に準じており、建築基準は児童福祉施設に準じ、消防法では宿泊施設にあたり、宿泊することから、旅館業法（営業の種別：旅館営業にあたる）、食事提供の面では飲食店営業として保健所へ届出を行っています。施設が医療法適用外であるため勤務助産師は開業届を出しています。また、センター内で母子の心身の異常が起きた場合の対応として、外部の小児科医や、産科医と連携しています。

4　利用形態と利用方法

当センターの利用に関しては、宿泊（ショートスティ）と、日帰り（デイ）の利用、利用対象は生後四カ月未満の子どもとその母親と未就学児のきょうだいです。利用形態は、四カ月の間に最長で母子ショートステイ・きょうだいショートステイ（六泊七日）、日帰り母子デイケア・きょうだいデイケア（七日分）が可能です。利用料金は世田谷区民は一般利用料金の一割負担で利用できます。また、利用方法は、区の子ども家庭支援センターに申し込みをし、申請許可が出た人が利用します。

5　産後ケアセンターにおける産後ケア

センターのケアスタッフは常勤三名・非常勤二五名、計二八名の助産師で二交代制で行い、他に保育士四名、臨床心理士一名、事務職員が勤務しています。産後ケアセンターでは多職種のスタッフで、母親自身のこうなりたいと思う希望を支えていきます。また、母子の身体状況や生活環境を確認して母親の生活に合った子育てを助言していきます。特に、助産師は母親ができるかどうか、できないときの見極めを判断して、母親に対処方法を助言し支援を行います。

主なケアプランはそれぞれの時期で異なります（図2）。また全期間を通して、産褥期の精神的問題（マタニティーブルーズ・産褥うつなど）への対応、きょうだい問題（上の子、多胎児）への支援、親役割行動獲得への支援、家族間の役割の再構築への支援、地域生活への支援、社会生活復帰への支援を掲げ、実践しています。

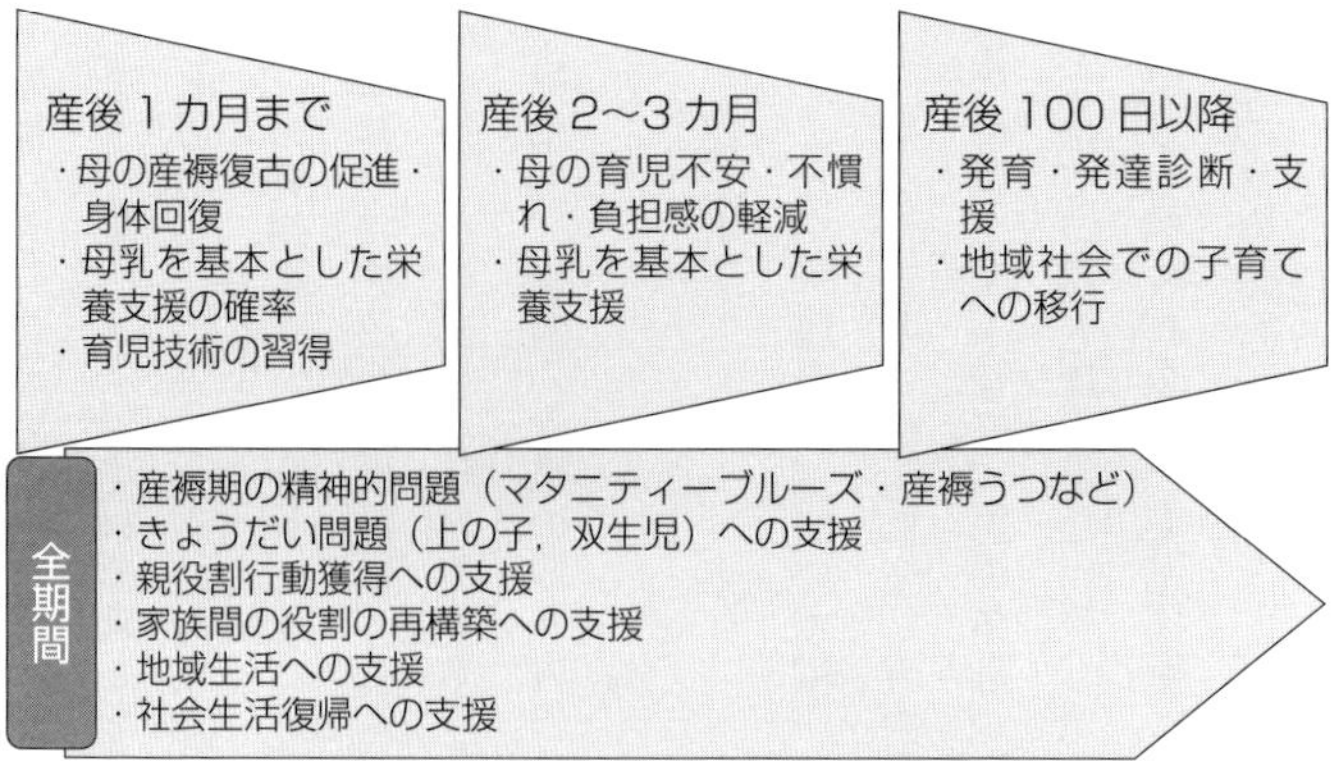

図２　標準ケアプラン（産後時期別）

6　ケアの内容について

① 休息と安静を支える

出産直後の入所の場合は、まず出産方法（正常、異常の場合は帝王切開、吸引、鉗子）および分娩所要時間の把握をします。あわせて、貧血の状態、血圧状態、浮腫等の有無から、出産後の疲労回復をし、出産で生じた創痛緩和のためにも安静を図ります。出産病院の多くが母児同室になってきています。児の泣きに合わせた授乳は、頻回授乳となりやすく、十分な睡眠がとれていないこともあります。そのため、睡眠状況を把握し、母親の顔色から判断をしたり、疲労具合をアセスメントすることで、まずは環境を整え、休息を図ります。出産直後でない場合は、自宅で過ごした生活状況の問診などの把握から、睡眠状況を聞き、本人の申し出も含めた対応をします。

② 授乳相談・母乳育児の支援

a．授乳の方法・授乳のタイミング、および栄養支援の評価

適切で楽な授乳姿勢（ポジショニング）を指導したり、効果的な吸着（ラッチオン）を指導します。これらは、効果的な母乳育児が行われているサインでもあります。毎日の児の体重測定で必要量が確保されているかの栄養評価を行います。たとえば、体重減少率や一日あたりの増加状況「WHOによる児体重曲線表」に表記し、児の体重増減の経過をみます。それらから、生後日数、児体重にあわせた補足量の提示をします。

b．授乳中に起こりやすい問題へのケア

産後の乳頭・乳房トラブルへの対応を行います。痛みの原因としては、ホルモン形態変化による急激な乳房緊満と乳腺のつまりによる乳房緊満、乳頭では、乳頭亀裂・水疱があります。また、飲ませられない状況の背景には、短乳頭・陥没乳頭・扁平乳頭があります。状況にあわせた対応を行うことと、乳腺炎等への対応と予防も行っていきます。

c．母乳育児支援に必要な情報とケアの提供

母体に何らかの疾患がある場合は、その治療

への受け入れと母乳育児が可能かどうかを判断します。場合によっては断乳となることもあります。

③　栄養相談

産褥期に必要な所要量は、セルフケアに通じるものとなります。センターでの食事の献立表を提示し、母親の食事の取り方の見直しを行います。

④　育児相談

飲まない、寝ない、泣いてばかりいる、児にどう接したらいいか・あやし方がわからない等の育児上の不安や、児の体重が増えない、湿疹が出ている、便が出ない等、児への対応の相談が多く見られます。育児技術については、①〜③の対応を行っていきます。

⑤　発育支援

児の発達にかかわる支援として、頸のすわり・(定頸)、話しかけ(喃語)、笑いかけ(微笑)等母親の目の前で実際にやってみせることで、かかわり方のコツを共有していきます。

⑥　カウンセリング

精神疾患などの既往歴がある、本人からのカウンセリング希望の申し出がある、入所前の訪問面接でＥＰＤＳの得点が高く、うつ状態が疑われる等に対しては必要に応じてカウンセリングを実施します。週二日面接日があり、一人五〇分の枠で、カウセリングルームにて面接を行います。その間の児は授乳室で預かります。

⑦　保　育

母親の食事やシャワーの時間であったり、・エステやカウセリングを実施している場合は、保育士が子どもを預かり、保育を行います。また、毎日、集団指導の場を設け、母と児がタッチングをしたり、スキンシップが取れるように、手遊びを実施したりしています。

＊

これらの支援を組み合わせることで、母親が、現在一番困っていることへの対応を行っています。

2　利用者とケアの特徴

二〇一四年度は合計で九九四名の利用者があり、利用は世田谷区民のみならず、区外住民も増加しています。また、利用時の母親の年齢は、三五〜三九歳が最も多く、高齢出産に伴うトラブルの増加によるものと考えられます。

利用者の五四・五％は出産後一カ月内に利用し、それ以後二カ月内は一八％、三カ月内の利用は一四・五％、四カ月内の利用は一三％となっています。出産後にサポートが得られないといった状況は世田谷区の実情のみならず、全国的にも共通していることです。中には、母親が高齢で実父母の他界あるいは、介護などの事情を抱えている人もいます。また出産年齢が高くなっていることが母体回復の遅れや異常が起こりやすい身体的要因にもなっています。

一カ月を過ぎても不安があることで、センターの利用につながるのは、里帰り出産のため実家で過ごし、自宅に戻ってきたもののサポートが得られにくい、一カ月経過したところで、児の泣きの欲求に対し、これでよいのかといった悩みがでてきた、赤ちゃん訪問の際にＥＰＤＳの点数が高く産後うつのリスクがある、異常分娩、特に早産児で入院が長引いて利用が遅くなったケースなどがあります。

二〇一〇年度の一年間に利用した母親五九五名に利用実態調査を行いました。調査内容のうち、入所時の主訴で聞かれた「センターで母親が相談したい児の健康について」「母親が感じる自分自身の健康問題について」また「それらに対して助産師が産後ケアセンターで提供したケアについて」の結果をまとめました（図3～5）。まず、入所時における母親が相談したい児の健康問題については、湿疹が三分の一の児に、栄養問題が四分の一の児にみられ、泣きと寝つきを合わせると四分の一の児にみられました。ここから、今困っていることのアドバイスがほしいことがうかがえます（図3）。また、母親が感じる自分自身の健康問題に関しては、身体的疲労感は八割強、乳房の問題は七割、精神的疲労は半数近くあり、育児疲労や授乳の問題を抱えている母親が多く、休息を期待して入所している母親が多いことがうかがえます（図4）。そして、図5の助産師の回答による産後ケアセンターで提供したケアのデータからは、産後の身体回復を図ること、児の世話の方法を教える育児能力につながるケアが産褥期に一番必要なケアであることがうかがえ、次いで自立に向けた援助となるセルフケアが高い割合になっています。これらの結果から、産後ケアセンターは身体をゆっくり休めて、育児技術を教わり、育児の不安を相談できる機会となっているといえます。

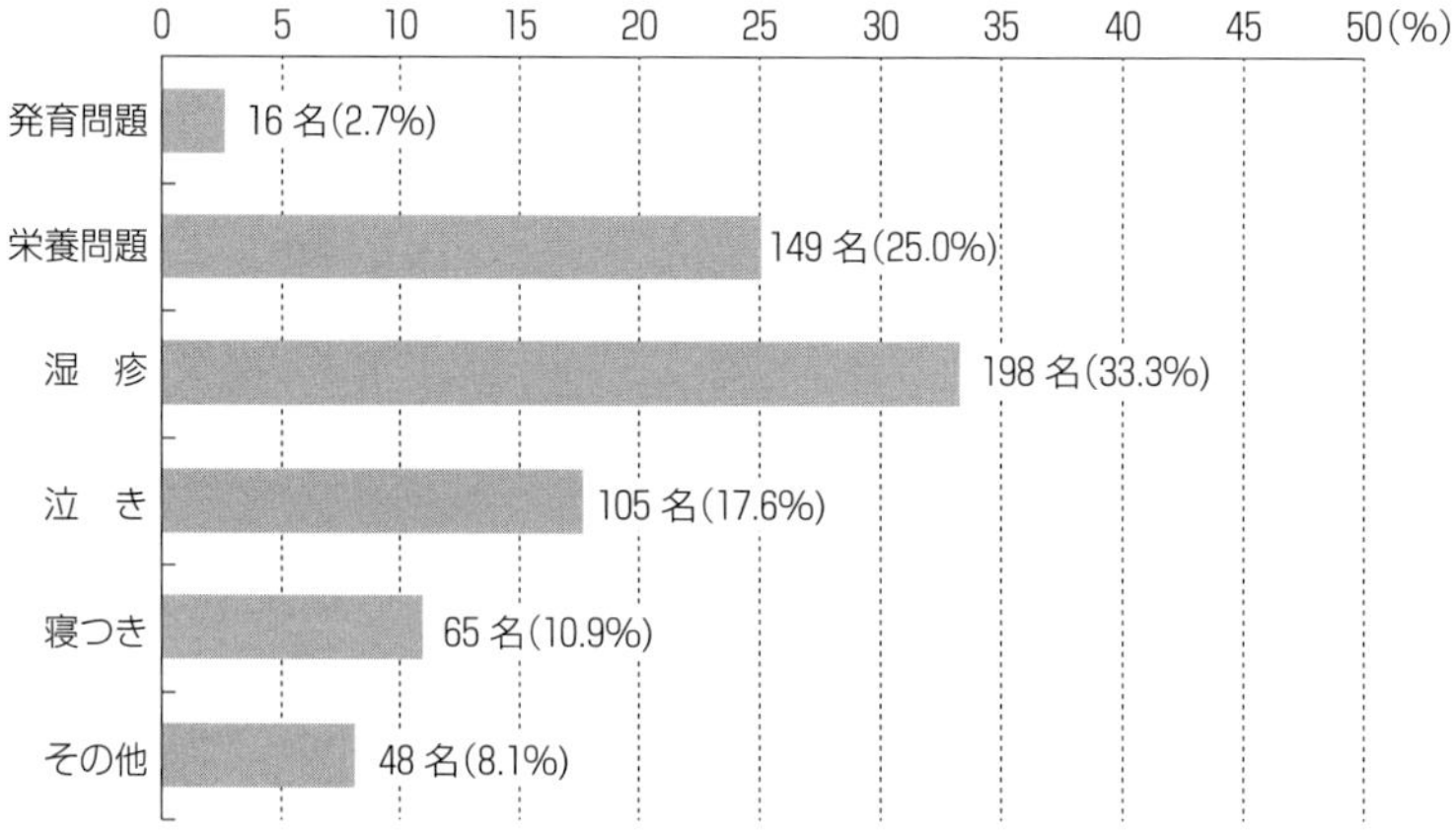

図3　母親が相談したい児の健康問題（入所時）
注：2010年度調査（n＝595，うち欠損値16）。
出所：世田谷区子ども部，2011

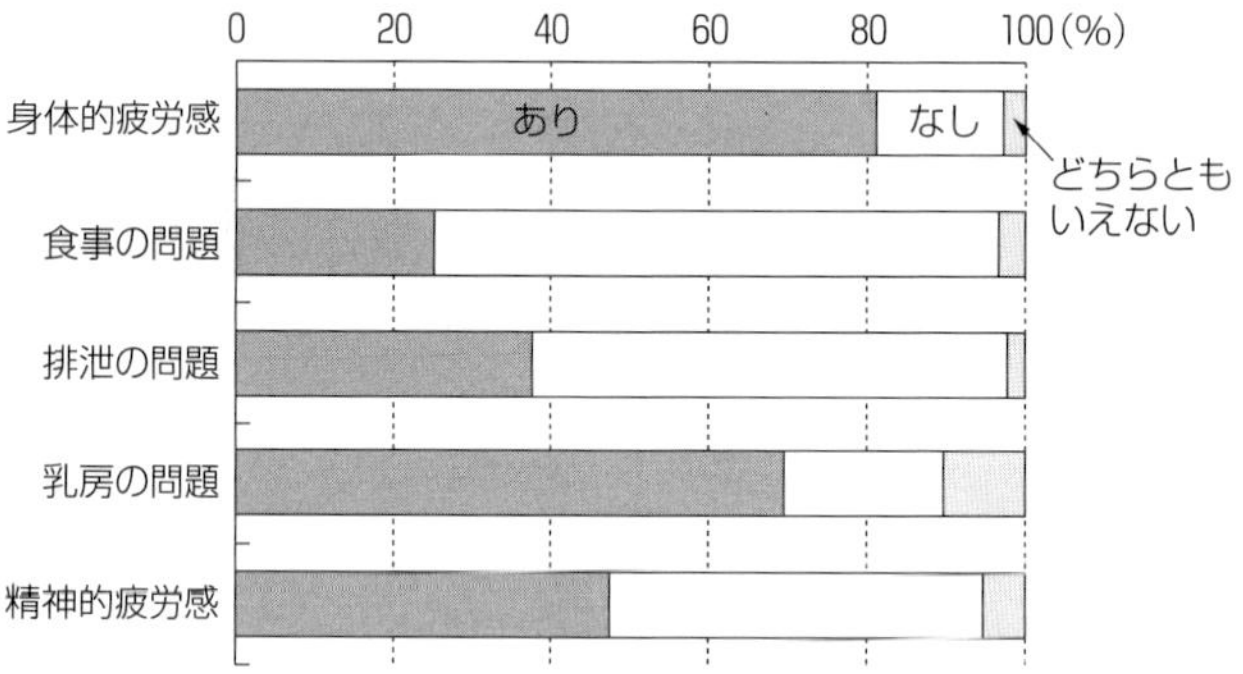

図4　母親が感じる自分自身の健康問題
注：2010年度調査（n＝595，うち欠損値16）。
出所：世田谷区子ども部，2011

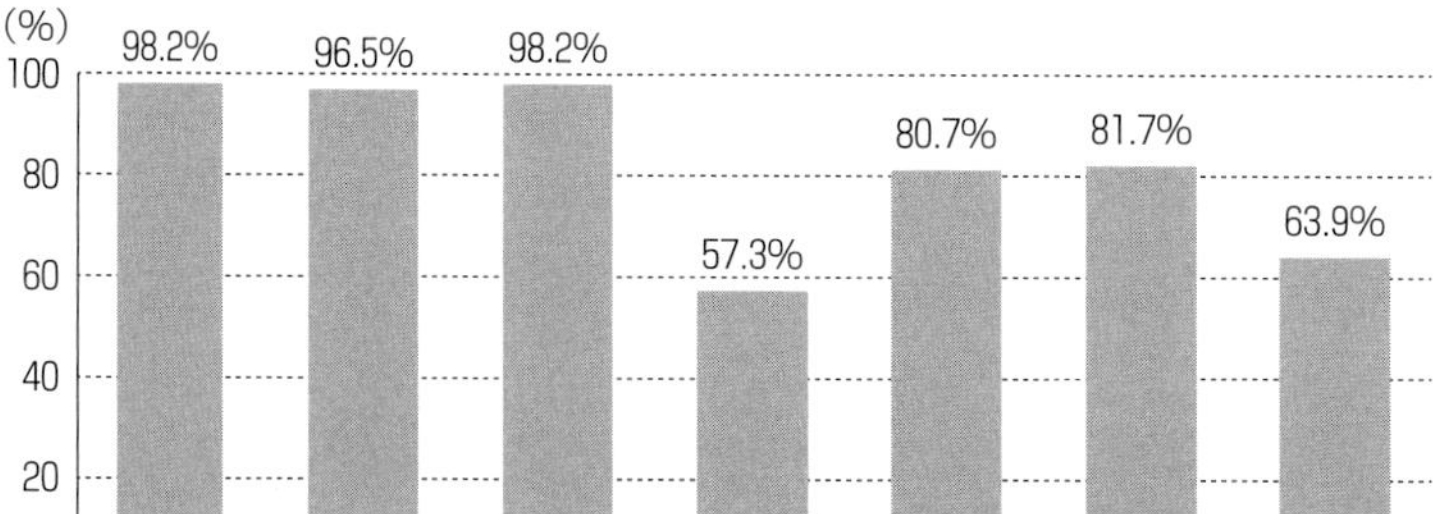

図5　産後ケアセンターで提供したケア（助産師の回答による）
注：2010年度調査（n＝595，うち欠損値16）。
出所：世田谷区子ども部，2011

不妊治療の有無の調査では不妊治療経験者が全体の二四％でした。不妊治療を経験した場合、妊娠出産がゴールになってその先の育児までに考えが及びにくかったり、流産を経験することで妊娠継続の不安が増したり、出産してもこの先ちゃんと育つのだろうかといった心配や、育児に対する自信のなさなど精神的に不安定な傾向が見受けられます。こうした背景も十分理解する必要があります。

また、カウセリングの内容に関しては多いものから順に、①他者との関係性、七六・四％（夫・パートナー・実父母・義父母・継父母・妊娠・出産時の心身の傷つき・仕事）、②乳児の子育て、四五・九％（母乳・泣き・全体に自信がもてない・児の病気・障害）、③母の背景、四二・五％（被虐体験・精神科既往歴・完璧主義）、④きょうだいについて、一五・八％（対応・発達・障害）、⑤育児不安に伴う心身の問題、三・五％、⑥転居に伴う不安、一・五％、その他が一三・五％でした。

3　当ケアセンターでのケアの特徴

次に当センターの特徴から出産後の母親を支える意味について考えます。

1　二四時間専門職がいるという点

勤務助産師全員が国家資格を有し、母子保健に対する知識から、それを活かしたケアがなされていることが一つの特徴といえます。妊娠出産の知識をもち、心身ともに総合的な見地からケアの展開が行われていきます。

母親の出産での傷つきは入所時のインテークのバースレビューで肯定的にとらえられるよう話を聞いていきます。そうすることで次につながる育児に対しての思い、気持ちの整理ができていきます。

専門職の判断で大事に至らなかった事例には、新生児特有の疾患の発見、児の体重増加不良に対する早期介入、合併症をもつ児の母への精神的ケア、出産後の母の合併症の把握、胎盤遺残の早期発見など多数あります。ほかに医師からの内服指示がある場合には、母親の自己管理のもと、観察や状態把握の確認をしています。

2　ケアを受け持ち制で行っている点

各々の母親に、その状況での問題点をアセスメントし、母親と一緒に話し合って必要なら助言します。母親自身は「二四時間の時間的変化がわかり、一緒に考えてもらっている」「育児の方法が一律ではないことがわかって、いろいろ試してみようと思うようになる」など肯定的な感想や変化がみられます。

ではここで、利用者の声を三例紹介します。

「世田谷区の産後サービスで利用させていただきました。産後サポートが受けられない環境にありました。ケアセンターを利用して、明るく楽しく育児をしていこうと思えました。こうしなければならないと考えてしまいがちでしたがスタッフのみなさんに笑顔で明るく接して頂いてありがたかったです。何事も完璧を目指さずに自分なりのペースでやっていきたいとおもいました」（三七歳・利用日産後九五日）。

「昨日入所後に話を聞いていただいたとき思わず涙が出てしまいました。自分で思っていたより疲れていたのかもしれません。今ずいぶん楽な気持ちで帰宅する事が出来ます。センターの皆さん、他のお母様のおかげです」（三五歳・利用日産後二五日）。

「出産時に大量出血し経過が悪く赤ちゃんのお世話もわからないまま病院から退院しこちらにお世話になりました。日勤・夜勤問わずすべての助産師さんが心温かく一つひとつ沐浴のこと・母乳のこと・スリングのこと教えてくださり少し自信がつき家でも頑張れそうです。技術的な事だけではなく皆様の優しさに心がほぐれました」（三八歳・利用日産後一六日）。

わからないことは何時でも聞ける状況は、情報が氾濫している現代においては何よりも安心感につながります。しかも、フェイス・トゥ・フェイス、一対一の関係で「あなたにとっては、こうかしら」「これとこれではどちらができそう？」とその状態から行うアドバイスはピンポイントで実行できます。

母親は育児に対して、母親としての自覚が強ければ強いほど、少しでも児のために良いことをと願ってしていても、目標が達成されないと（それがうまくできないとき、それに沿わないとき）自責感・罪悪感をもちます。そうした中で、「ほかにも方法があるのだ」「試してみよう」といった緩みは、母親としての視野が広がっていき、また、他の母児を見て「自分だけではないのだ」との安心感は孤立の予防につながります。

育児は一人でできないことがわかり、それがサービス提供を受け入れて子育てをしていくことにつながっていければと思います。

4　現状での問題点

全国的にみても入院期間が短縮している現状は、母体回復への障害となります。同時に産後の回復期にサポートが得られにくい環境は母親一人で児の世話を行わざるをえなくなり、負担の多い状況となってきています。「昼夜問わずの授乳、泣きに対して母親として世話をしなければならないが何をどうしたらよいかわからない」「誰に聞いたらよいかわからない」等、戸惑う母親が大勢います。そうしたときに相談できる専門家が身近にいることは母親にとって何よりの支えになることと思われます。

当センターの利用者数は増加しており、利用時期は産後早期と一～二カ月が多く、不妊治療やキャリアを積んだ高齢出産利用者が増加しています。祖父母も高齢、夫も多忙で育児協力者が得られず、育児技術が不慣れで、ストレスの多い母親が増加しています。さらに、母親は心身の疲労はありますが、完全母乳を強く希望し、母乳育児をしながら、休息をとる生活ができない状況などもみられます。そういう状態で私たちは、生活モデル（谷中、一九九六）を基盤にケアを展開しています（表1）。実際に行うのは母親自身です。環境・生活を整えながら自分で判断し、継続してできるようにするのが大切だと考えます。

母親自身のことは置き去りになってしまいがちですが、自身の生活が充実していること、心身の安定が保てないと、児に対して向き合うことができにくいのではないかと思われます。母親に対しては楽しく子育てができるよう、また

表1　医療モデルと生活モデル

	社会復帰活動（医療モデル）	生活支援活動（生活モデル）
主　体	援助者	生活者
責任性	健康管理をする側	本人の自己決定による
かかわり	規則正しい生活へと援助	本人の主体性へのうながし
とらえ方	疾患・症状を中心に	生活のしづらさとして
関係性	治療・援助関係	共に歩む・支え手として
問題性	個人の病理・問題性に重点	環境・生活を整えることに重点
取り組み	教育的・訓練的	相互援助・補完的

出所：谷中，1996

考えていけるようにサポートしています。

5　産後ケアセンターの今後の課題

1　法的整備の必要性

法的根拠のない自治体施設としての基準づくりを進めて七年経過しましたが、「産後ケア」という用語が一般に知られるようになって混乱もでてきています。競合施設もでき、産後ケアの名称を使った様々なサービスもみられます。サービスの内容や価格をどのように設定するのかといった問題や、スタッフの資格は助産師以外にも多種多様であり、産後ケアのコンセプトは何を目的にし、何をどのようにするのかが問われています。安全なセンター運営には、産後ケアを受ける母にとって一定レベルのケアが受けられるよう建物、人、物等の法的整備が早急に必要と思われます。

2　病産院での指導とセンター指導の連携

入院期間が、帝王切開ののち、四日後に退院という施設もあります。病院の主な役割は安全な母子の出産であり、短期間の入院中に産後ケアや指導までできにくいのが実情です。また、子どもの成長とともに、病産院の退院指導が家庭生活の中で立ちゆかなくなり、児の成長発達の変化に合わなくなってくることもあります。時期に応じた育児ができるように連携して支援することが望ましいと考えます（当センターの入所時に病産院からのサマリーを送ってくる施設もあります）。

3　レスパイトケアの必要性

利用者母子および家族の求めるニーズとケア対応への満足のあり方も多様です。母親が育児困難を抱え、心身の不調で家族とも生活のしにくさから、問題を抱えて来所してくる場合、時には、児と少しのあいだ離れるレスパイトケアも必要となってきます。夜間など次の授乳まで児を預かり、赤ちゃんが「泣いたらお母さんを起こす」という方法で休息の確保をしています。家族にとっても母児のセンター利用で「休息が取れた」との声があります。

4　最近の母親の傾向と支援のあり方

当センターの利用者の多くは高齢出産で妊娠・分娩による心身のダメージをもっています。また支援者が近隣におらず、児の世話などで戸惑い、孤立し、乳房トラブルについても相談できる人がいない現状です。

母親自身が様々な情報を得て「母親神話」「母乳神話」「赤ちゃんの神話」をもっており、そのように生活しなければならないと思い、望んでいます。「努力すれば私はできる」という信念（神話）が崩れたとき、母親失格・失敗したと罪悪感をもつ人が多く、年齢的にキャリアを積んでいる成功体験者ほど、強く感じる傾向があると思われます。不妊治療歴や、メンタル疾患の治療中や精神科既往歴をもつ母親などに対して、時にはカウンセリングを受けてもらうことで、母自身が支援や治療を選択できるようになることもあります。

核家族化が進み、日々の母児とかかわる場面が少ない状況では、スタッフがやって見せるという場面が必要です。スタッフが行っている育児の伝承は、児の生来もっている発達過程に合わせた科学的な視点にもとづいています。

6　虐待予防と産後ケアセンターの関係

子ども虐待対策の使命は、子どものいのちと安全・安心の環境を守ることです。そのために子どもの一番身近にいる、世話をしている親に対して寄り添うことが大切です。なぜ親がそのような行動にでるのか、でたのかを考え、そうせざるをえない状況を理解し、それらに対して手だてをし、親の行動変化につながるような支援は虐待予防になるとして重要と考えます。

センターで休養することにより、母自身の心身のリフレッシュができ、リセットできると他の母子の様子を見る余裕ができます。四カ月までで利用中の他の児を見ることで児の発達・経過の理解ができ、あるいは、過ぎてきたわが子の成長に気づくなど、交流し学び合うことで、ピアサポートが機能し、「孤立」が「つながり」へと変化します。センターでの支援のあり方として、母親の思いを受けとめ、母親と寄り添いながら支援し、共感をもつことがあげられます。

そして、利用後の移行をスムーズに行うため、利用期間中に地域情報提供や、相談窓口の紹介などを行います。利用後には利用者全員の「利用報告書」を窓口となっている子ども家庭支援センターに送り、状況によっては、その後のフォローを連絡し、連携する自治体への働きかけを行っています。

利用者は、地域に生活基盤があります。私たちの支援はセンター利用のその場のケア提供だけで終わるのではなく、継続ケアの視点から、通過点の役割を担っていると認識しています。

7 今後の展望

内閣府は二〇一三年六月に「少子化危機突破のための緊急対策」を決定し、産後三〜四カ月までの母子に対して、早期に必要な支援が行われることを目的とした「産後ケア」の強化をあげています。また、厚生労働省も、継続した産後ケアの実現に向けた「切れ目ない妊娠・出産支援の強化」のため、モデル事業を開始しました。これらの「産後ケア」に関する政策が提言されて以降、産後ケアを実施する施設は増加しています。

産後ケアは目的・役割により、ケアのあり方が異なってきます。ケアのとらえ方がいろいろある中で、各々が考える産後ケアが異なるのは困ります。北田（二〇一五）は産後ケアの概念を「母親の身体的・精神的な回復が促進され、母親やその家族が産後における役割を遂行できるような関わりであり、さらにこれらのケアが継続して行われるような支援を行うこと」と定義しています。これを参考にしながら、基本がぶれない専門的知識によるケアが提供できるよう、今後も携わる者として発信していきたいと思います。

文献

北田ひろ代　二〇一五　日本母子看護学会誌、第八巻第二号、一-八頁
厚生労働省　二〇〇六　社会保障審議会児童部会　児童虐待等要保護事例の検証に関する専門委員会第二次報告「子ども虐待による死亡事例等検証結果等について」（平成一八年三月）
岡野禎治・村田真理子・増地聡子ほか　一九九六　日本版エジンバラ産後うつ病自己評価票（EPDS）の信頼性と妥当性　精神科診断学、第七号、五二五-五三三頁
世田谷区子ども部　二〇一〇　二二年度産後ケアセンター利用者統計資料
世田谷区子ども部　二〇一一　「平成二二年度　世田谷区産後ケア事業「利用実態分析」調査結果まとめ」
鈴宮寛子・山下洋・吉田敬子　二〇〇三　出産後の母親にみられる抑うつ感情とボンディング障害　精神科診断学、第一四巻第一号、四九-五七頁
谷中輝雄　一九九六　生活支援――精神障害者生活支援の理念と方法　やどかり出版、一七八頁
吉田敬子（監修）　二〇〇五　産後の母親と家族のメンタルヘルス――自己記入式質問票を活用した育児支援マニュアル　母子保健事業団

はぎわら　れいこ
武蔵野大学附属産後ケアセンター桜新町センター長、武蔵野大学臨床教授・助産師。

4 乳児院での子ども育てと保護者支援

河﨑佳子

1 乳児院における心理的ケア

乳児院は、何らかの理由により家庭での養育が困難な乳幼児を受け入れて養育する施設です。かつては、二歳の誕生日を迎えると児童養護施設に措置変更されるのが通常でしたが、現在は、子どもの発達や家庭状況等を考慮して、三歳台までを乳児院で過ごす子どもたちが増えています。そして、被虐待児の措置率増加を背景に、二〇〇六年度より乳児院への心理士配置が可能となりました。筆者は、当初より近畿圏内にある複数の乳児院を訪ね、心理士らとともに乳児院における心理的支援のあり方を探ってきました。

本章では、その経験を振り返りながら、乳児院での支援について論じたいと思います。

2 ものごころつく以前の心理発達——"telling"という営みに着目して

児童養護施設で育った人が、かつての体験を振り返って発言することがあります。それは、しばしば、養護施設のあり方に反省を促し、改革の原動力となります。一方、乳児院で育った人が、乳児院時代の経験について語ることはありません。

乳児院時代、つまり〇～三歳は、やがて人の記憶から消えて「ものごころつく以前」となってしまうからです。にもかかわらず、この時期は、ボウルビィ（一九八八／一九九三）の「愛着理論」やマーラーら（一九七五／一九八一）の「分離—個体化理論」、つづく内的作業モデルの研究が示すように、その後の人生に大きな影響を及ぼす重要なときです。したがって、子どもたちが「記憶を保って生活している今、ここで」こそ、適切な対応が求められます。「乳幼児が突然母親と引き離されて、知らない場所、知らない人の下に置き去りにされたり、連れて行かれたりするのは、学童期の子どもたちが突然、知る人もなくことばも通じない異国に一人ぼっちで連れて行かれるようなものだ」と述べたスピッツ（Spitz, 1947）の指摘をこころに刻み、入所措置や措置変更が、「保護」という名の〝拉致〟とならぬよう、十分な配慮が必要です。

そうした支援において〝telling〟という営みが鍵になると、筆者は考えています。ここでいう〝telling〟は「言い及ぶこと・話題にすること」です。つぶやきかける、語りかける、問いかける、おしゃべりする、思いを伝える、真実を告げるといった行為の総称であり、子どもたちの人生という物語をつなげていくための継続的な作業です。これを乳幼児期から、ことばを選び、声のトーン、表情、仕草などを工夫して、バリエーション豊かにはじめていきます。

3　子どもを迎えるとき

乳児院に入所する子どもたちは皆、遠からず、措置変更を迎えます。そのため、乳児院スタッフは常に「送り出すとき」を視野に入れて日々の子育てに取り組まねばなりませんが、その仕事は、子どもたちを「迎え入れるとき」からはじまります。入所に至るまでの成育歴、主たる養育者との関係、愛着発達のあり方、どのような分離を体験したかを知り、入所後の養育者の状況や姿勢を考慮して、子どもたちの体験にこころを寄せたことばかけをリハーサルします。

一歳台も半ばを迎えれば、かなりのやりとりが可能です。入所してきた子どもに対して、「よく来たねえ」「ケースワーカーの○○さんからは、どうお話ししてもらって来たのかなあ?」と尋ねかけてみること、さらには、「どんな気持ちでここに来たかなあ?」「どんなとこって想像してたかなあ?」と、つぶやきかけてみることもできます。子どもはその問いに対して考えてくれます。「……○○園」と、施設の名前を答えるかもしれません。「そうかあ、ここのお名前だけ聞いて来たのやね。そしたら、どんなところかなあ……って心配だったねえ」とつづけて語りかけます。心理的支援のはじまりとして、子どもたちには、自分がどんな時間の流れの中で、どんな思いをしてここにやってきたかを理解しようとする大人がいることを知ってもらいたいと思っています。乳児院の世話者たちは「ぼくのこころにもちゃんと関心を寄せている」「わたしがどんな気持ちでいるのかを尋ねてくれる」と、感じてもらうことが大切だと思います。

○歳台の乳児たちに対しても、基本的な姿勢は同じです。まだ寝返りがやっとの乳児でも、「よく来たねえ」「待ってたよ……」「こわいこわい思いをしてきたのやなぁ」「ここはどこやろ? 広いなあ」「どきどきするかな? でも、だいじょうぶだからね」など、その子の表情を見ながら、丁寧に語りかけます。すると、それまで泣き叫びつづけていた乳児がピタッと泣き止んで、あるいは、虚ろな表情だった瞳が輪郭を得て、語りかけている大人の目をじっと見つめます。もちろん彼らは、大人が理解するようには、理解していません。しかし、アメリカの児童精神科医・精神分析家であるエムディとソース(一九八〇/一九九四)が、赤ちゃんにとっての一番最初のコミュニケーションは「感情に彩られたママの情緒状態」であると述べたように、また、スターン(一九八五/一九八九)が親子関係における「情動調律」に注目したように、乳幼児に対して、その子に伝わる表情、身振り、声のトーン、抑揚、間合いで応じ、働きかけることは、乳児院スタッフに求められるスキルといえるでしょう。

4　乳児院における愛着形成

乳児院に在籍する子どもたちの「愛着対象は誰か」というテーマは、とても重要です。人生最初の数年を乳児院で生きる子どもたちにとって、そこで体験される愛着の「対象」は担当保育士を中核とするスタッフ集団です。日々の世話とかかわりを通して「安全」をもたらしてくれる存在として、また、自分の行為やこころの状態に関心を寄せつづけてくれる存在として、子どもたちの愛着は自然に保育士に向かいます。保育士の表情や声を参照し、声かけに応じながら、子どもたちは「だいじょうぶ」という感覚を得て、探索活動にのり出していきます。つまり、保育士が子どもたちの「こころの安全基地」となり、心理的なエネルギーを補給する場として機能するのです。やがて、子どもたちはその安全基地がもたらす安心感や応援を徐々に内在化していきます。それが、マーラーら（一九七五／一九八二）のいう「情緒的な対象恒常性の獲得」です。

この一連の発達プロセスをいかに経験したかは、その後の人生における対人関係の「鋳型」となります。それが健康な関係であれば、面会に訪れる保護者――もっといえば次第に広がっていく対人世界――との安定した関係が期待できるのです。この点で、乳児院で育つ子どもたちの愛着形成については、一般家庭の母子関係をモデルに構築された理論の応用編ととらえる必要があります。

勤務交替のある乳児院では、担当保育士が子どもの愛着対象となっていく過程を、スタッフ全体で相互に支え合っていくことになります。そのための具体策の一つは、子どもの情報を担当保育士に集約させていく仕組みです。子どもにかかわるスタッフの手（こころ）はすべて、担当保育士の手（こころ）につながっているのだということを、子どもたちに伝える工夫です。たとえば、「○ちゃんできた！　すごいなあ。○ちゃんの△先生にも話しておくね」と担当保育士につながることを伝えたり、「○ちゃん、きのう雷さんのピカ～ドン！　でびっくりしたんだってね。□先生から聞いたよ。こわかったのやなあ」と担当保育士からつながったことを確認するなど、これが小さな、けれど大切な"telling"の積み重ねです。[*1]

5　親（保護者）の位置づけをめぐって

乳児院スタッフとの愛着を確かなものにする過程で、親の存在を子どものこころの中にどう位置づけていくかは大切な課題です。それぞれの親の背景を理解したうえで、面会や外泊の頻度、再会時や面会中の様子、面会後や帰宅後の子どもの反応を知り、親との接触を子どもが心理的にどう体験しているかを見極める対応が求められます。

親に対する愛着をある程度経験した後に入所となった子どもたちの場合は、その経験が肯定的な内容であり、入所後も保護者とのかかわりが期待されるのであれば、軸となる愛着対象を保護者と位置づけたうえで、保育士はママやパパにつながる「手」をもった存在なのだと、子どもが感じていけるように接するでしょう。一方、保護者のかかわりが期待できない状況であれば、従来の愛着対象との関係を考慮しつつ、担当保育士を核とする新たな愛着関係を培い直すことになります。

それではここからはいくつかの事例から具体的なエピソードを紹介してみたいと思います。

事例1　外出・外泊時の困惑を訴えかけてきた男児（〇歳六カ月）

Aは、母親が精神疾患によって養育が困難になったため、生後二カ月で入所してきました。月に二〜三度は、祖父とともに暮らす両親宅に外泊していました。六カ月を過ぎた頃から、外泊の前後に、Aは何ともいえない苦悩に満ちた目で保育士を見つめて「じっと訴えかける」ようになりました。そのため、保育士たちは、「外泊させても大丈夫なのだろうか……？」と不安を覚えていました。そこで、心理士が父親を面接に誘い、母親の成育歴、病状、夫婦関係等について問いかけたところ、家族内で母親がしばしば豹変する事実が明らかとなりました。外泊時のAは、突如暴力的になる母親の感情の渦中に身を置いていたのです。

Aが保育士に必死で訴えかけていた理由がわかったため、ケースワーカーを含むカンファレンスを開いて検討し、当面は外泊を停止し、保育士が見守れる状況での面会をつづけていくことになりました。そして、母親自身への支援（治療機関との連携と心理療法の可能性）、父親や祖父への支援について検討しました。

Aに対しては、彼が体験してきたことへの理解を伝え、安心をもたらすお話を提供しようと確認しました。具体的には、「おとまりのとき、ママがわあ〜って暴れちゃって、Aちゃんびっくりして、こわくなることがあったんやね。だから、こまったなあ……のお顔で教えてくれてたんやね。きちんと教えてくれてありがとう。わかったからね。パパやおじいちゃんともお話をして、ママがだいじょうぶになるように応援して、Aちゃんのことみんなで守っていくからね」といった内容ですが、それを、担当保育士が自分らしいことばと表情でAに語っていきました。

事例2　親の障害や疾患についての〝思い〟を表現した女児（二歳半）

Bは、両親の養育困難によって、生後間もなく入所しました。両親は週一回のペースで面会に訪れていました。父親には片肢麻痺があり、母親は知的障害をもっています。二歳半を迎えた頃から、Bは面会を嫌がるようになって、両親と視線を合わせませんでした。次第に、面会時だけでなく、日常の不機嫌さも目立つようになりました。

Bの様子を観察した担当保育士は心理士や家庭支援スタッフらと相談した後、Bと二人になれる時間を見つけて話しかけました。麻痺をもつ父親について、「どうしてパパだけ、みんなと歩き方が違うのかな？」「こっちのおてが動かない……、おかしいなあ」と思うことがあるのかな？」、また、知的障害のある母親といっしょにいるときに、「「ママは、どうしてこんなこと言うんだろう？」「先生ならわかってくれるのに、なんでママはちゃんとわかってくれないの？」「こういうとき、先生たちならこうしてくれるのに、どうしてママはしてくれないの！」と、不思議に思ったり、「プン！」て怒ったりすることがあるのかな？」と話題にしました。一瞬動きの止まったBは、驚いたように保育士の顔を見ると、それから「わが意を射たり」の表情で保育士の目をじっと見つめました。保育士は、「そうやなあ。Bちゃんはお姉さんになってきたから、いろんなことがわかって、考えられるようになったのやねえ」と伝えてから、両親の障害について、Bにわかることばで話をしました。

その後のBは、ありのままの思いを認めてもらった安堵感からか、肩の力が抜けたように自然体で面会に臨むようになり、日常生活の中でも「パパ」「ママ」の話題が増えていきました。

6　子どもの歴史をつなぐ

愛着形成を確かなものにするかかわりと並行して、子どもの歴史をつなぐ“telling”が展開します。周りの状況をみながら、子どもたちは、「ぼくのママはどこにいるのか?」「面会にきたパパとママはどこに帰って行くのか?」「わたしはいつまでここにいるのか?」など、いろいろな疑問を抱きはじめます。それを成長の兆しとして生かすために、子どもの〝こころの風景〟を想像しながら、チャンスを逃さずに話しかけます。言及しにくい事柄を大人の都合で先送りにせず、その子の〝今〟の発達やこころの状態に添った内容と表現を探して話題にします。

アメリカの精神分析家パイン（一九九〇／二〇〇三）は、心理療法の難しさは、「何をするか what to do ではなく、どうするか how to do」にあると述べています。この指摘は、子育てを含む対人援助の本質を言い当てていると思います。子どもに対して、とりわけ、乳幼児に対して、「何をすべきか」「何を伝えるべきか」は理解できても、実際に「どんなことばを使って、どんな文脈で、どんなふうに伝えるのか」に悩みます。したがって、その子どもにとっての“how-to”を見出す努力が専門性へのチャレンジだと、筆者は考えています。

それでは次いで、そんな取り組みをした事例を素描したいと思います。[*2]

事例3　家族と生い立ちを話題にすることからプレイセラピーをはじめた女児（二歳五カ月）

Cの両親はDV等の事情で、Cが一歳の誕生日を迎えた直後に離婚しました。そして、親権者である母親が養育困難となったため、Cは一歳三カ月で入所してきました。不定期ながら母親の面会はありましたが、当面の引き取りはないと考えられていました。二歳を過ぎた頃から、Cのコミュニケーション能力の遅れが顕著になりました。愛着形成にとって重要な時期に、父母間の諍いや暴力の狭間で本児が体験したことを考慮すると、Cの発達の遅れは、成育史上の経験によってもたらされた可能性が推察されました。

そこで、Cにプレイセラピーの機会が設けられました。初回（二歳五カ月時）のセッションは、Cが入所に至った経緯について、心理士がわかりやすいことばで話題にすることからはじまりました。心理士は、「Cちゃんは一歳のお誕生日まで、ママとパパと一緒やったなぁ。……それからママとCちゃんは二人でお引っ越ししたね。おじいちゃんのおうちに行ったのやね。でもパパはいなかったね。なんでかなぁって思ったかな。ママとパパはプンプン！　のけんかしたのかなぁ?」と語りかけます。すると、Cの身体がそわそわ動きはじめました。そんなCに寄り添いながら、Cが抱っこを求めてくるのを待って、「そんなお話はもう聞きたくないよ……かな?」と問うと、Cは一瞬心理士の目を見て、考えています。少し待って、「お話のつづき、してもいいかな?」と尋ねると、Cは「うん」と答えました。心理士はCを膝にのせて、仕事をする母親から「ママの代わりにCちゃんのお世話をお願いします」の依頼があってCが乳児院に引っ越してきたことを伝えました。そして、「先生たちは、ママにお仕事がんばってもらえるように、Cちゃんのことは任せてくださいね。迎えに来てくれるのを待ってますよ！　って言ったのよ。それで、Cちゃん元気に大きくなあれ！　と思って、ごはんつくったり、お風呂入れたり、遊んだりして、がんばってるの」と話しました。それから、窓に向かって心理士が「Cちゃんのママ、待ってますよぉ～！」と叫ぶと、Cも「ヨォ～！」と繰り返した後、Cは抱っこから下りて遊びはじめました。

このようにしてはじまったCのプレイセラピーは週に一回のペースでつづけられました。心理士との関係をあの手この手で確認し、遊びも徐々に展開して、彼女の気持ちが読み取れる象徴的な表現が増えていきました。ゆっくりと、しかし確実に成長していくCのこころにペースを合わせながら、心理士は時折家族についても言及しました。

Cが四歳を迎えた頃のことです。セラピーの中で、Cは「なんでおもちゃ変わったの⁉」「センセ、なんで今こうしたの⁉」と、怒ったような口調で心理士に問うことが増えました。その様子から、四歳になったCのこころの中に、新たに湧き上がってくる疑問、特に家族の状況についての疑問があることが、はっきりと伝わってきました。そこで、心理士は、Cの生い立ちについて改めて話題にしてみました。そのやりとりの中で、ファンタジーを含むC自身の物語（ライフストーリー）が育まれはじめていること、それによって混乱している面もあることがわかりました。心理士は彼女の疑問に応えながら、四歳のCにとっての〝腑に落ちる〟物語を探っていきました。

7　措置変更に向けて

やがて、子どもたちは措置変更を迎えます。その際、乳児院に来て、大切に育てられてきた子どもたちが、大好きな養育者（担当保育士）の手から新しい養育者の手へと託されていく流れをつくることが必要になります。具体的には、「お引っ越し」について話題にすること、移転先への訪問交流（お慣らし）などがあります。他施設への移行だけでなく、家庭引き取りや里親委託の場合も同じですが、〇～三歳をかけて育まれる愛着形成の実りが、次の段階へと受けつがれていくようにこころを砕きます。時には、担当保育士自身が別離のつらさの余り、子どもの体験している不安、怒り、悲しみから目を逸らしてしまうことがあるでしょう。保育士を支えながら、子どもの抱く一つひとつの感情をありのままに受けとめて、いっしょに体験するプロセスを保障していくことが心理士の役割だと思います。

他方、措置変更に関しては、他児の「お引っ越し」経過を観察しながら、そこに自分自身を重ねて〝予感〟する子ども、仲間が「いなくなった」、つまり「消えた」事実をどう理解していいかわからずに混乱する子ども、漠然とした不安から考えることをやめてしまう子どもなど、多様な反応があることにもこころを配る必要があります。目の前にいる子どもたちが何に気づき、どう感じているのかに留意して、退所についての説明を工夫しながら、お別れを話題にします。仲間が去っていくときの状況を見ることで、自分もまたこんなふうに乳児院を〝卒業〟していくのだとイメージできます。さらに、退所した仲間のことが時折話題にあがることは、子どもたちが「やがて自分もこんなふうに、乳児院のみんなのこころに留まり、人生はつながっていくのだ」と実感する助けとなります。

8　親面接という支援

乳児院が担う役割の中で最も難しく、かつ重要なのは、保護者支援かもしれません。かつて親のない子どもたちがほとんどであった時代に対し、現在は家庭問題や虐待からの保護で入所する例が大半を占め、親のいない子どもはむしろ少数派です。したがって、今日の乳児院は、様々な理由で養育に困難を抱える親を支援し、その家族にとっての再統合のあり方を準備していく役割が求められています。

虐待する親の多くが虐待された経験をもつことは、「世代間伝達」の概念とともに広く知られています。自身の受けた養育体験がもたらした対人関係上の難しさを抱えたまま親になり、子育てに対する不安、ときには子どもの存在そのものへの恐怖に圧倒されてしまう親が珍しくありません。そのため、親自身への心理発達的な支援を、親―乳幼児臨床（母子臨床）の知見と技法を生かし、時間をかけて行う必要のあるケースが多いのです。それは、「世代間伝達」を断ち切る支援といえます。

ここで、乳児院において母親との継続的な面接を試みた事例を紹介したいと思います。

事例4　人見知りが強まる時期の対応が鍵となった男児（一〇カ月）

男児Dは、父親からの身体的な虐待を受けたため、生後五カ月で入所しました。夫を怖れてDを守れなかった母親もネグレクトが疑われました。離婚が成立し、一人暮らしになった母親は、働きながらDとの面会を続けてきました。Dの育った環境はけっして安全ではありませんでしたが、母親はDをかわいく思い、母子の愛着は相応に育まれていたと想像できます。入所後も週一回ペースの面会が続いたことで、Dは母親と二人の時間を機嫌よく過ごしてきました。

しかし、一〇カ月を迎えた頃、Dが面会にきた母親を見てぐずったり、保育士にしがみついたりするようになりました。乳児院の生活においても、少し前から、担当保育士の所在にアンテナを張り、後追いが目立つようになっていた頃です。保育士への愛着が強まる過程での、まさに人見知り（分離不安）の現れでした。Dに拒否されたことで母親は明らかに衝撃を受け、やがて、母親の足が乳児院から遠のきはじめました。

これまでの経験から、積極的な介入が必要なときだと判断した心理士は、一カ月ぶりに面会に来た母親に声をかけて面接をしました。Dの成長ぶりを伝え、人見知りの発達的な意味について説明し、けっして母親の責任ではないこと、多くの子どもたちに見られる成長の指標であることを伝えました。安堵の表情を見せた母親に、心理士はさらに問いかけ、母親が自身の生い立ちや結婚生活、Dの妊娠や出産についても、改めて語る時間を提供しました。これが、母親へのカウンセリング支援のきっかけとなりました。面会ペースを毎週に戻した母親に対し、Dとの面会を短時間で切り上げることはあっても、心理士や担当保育士との面接には一定時間を確保するよう努めました。

一方、Dに対しても、彼の気持ちを話題にしました。「ママが来たら、Dくん、なんかドキドキしちゃうかな？」「先生と離れるのイヤだよって思うのかな？」とつぶやきかけ、「そう感じていい」と伝えました。そして、「先生はず～っとDくんが大好き」「そして、先生はママのことも大切に守っていく」と約束し、「だから、Dくんもママもだいじょうぶだよ」と話しました。日々の生活で得た愛着対象（保育士）の先に母親が存在することを確かめながら、一年ほどかけて、Dは保育士と母親の双方を、大切で特別な対象としてこころに収めていきました。そして、二歳半のとき、Dは母親の下に引き取られました。

9　わが子の養育を託せるための親支援

時には、親が子どもを施設や里親に託せるように働きかけることが重要な支援となります。状況から判断して、親のカウンセリングや治療に多くの時間が必要だと見立てられる場合、面会や外泊などのかかわりが子どもの心理発達に悪影響を及ぼすと判断される場合などです。

たとえば、同じ自分の産んだ子どもであっても、ある子はかわいく思えるが、別の子はどうしてもそう思えないという母親がいます。そこには、親自身の成育史がもたらす認知の歪みや投影が働いていると想定されますが、それは説明や説得によって容易に解決する問題ではありません。親の心理療法を含む専門的な支援が長期的に保障されないならば、子どもを親元に返すことを不用意に選択するべきではないでしょう。むしろ、子どもを「新しい親に託すこともできる」と特別養子縁組を提案する支援、親であることを断念したくないならば「養育里親の下で育つ子どもを見守っていけばよい」と考えてもらえる支援が、子どもの安全を守る環境づくりであり、保護者支援にもつながります。狭義の家族再統合を掲げて、近視眼的に「引き取り」を推進することは、根源的な問題をうやむやにしたまま、子どもを危険にさらしかねないと痛感してきました。

10　「個別支援」と「生活の中での支援」――保育スタッフと心理士の連携

一〇年間の経験を振り返るとき、心理士の導入が乳児院にもたらした影響として、措置変更に伴う幼児の心理的体験にスタッフがこころを砕くようになったこと、親の病理や家族ヒストリーのもたらす課題に目を向けるようになったこと、子どもの生涯発達を見据えたかかわりの工夫が生じたことなどがあげられると感じています。

最後に、もう一つ事例を紹介します。施設全体が心理的支援に理解をもって取り組むようになると、心理士による個別支援と生活場面でのケアがうまく絡み合って、課題を成長のチャンスにつなぐ養育の厚みが生まれてきます。そんな瞬間を表すエピソードです。

事例5　保育士への忠誠葛藤を示した男児（三歳）

週一回のプレイセラピーを楽しみにしていた男児Eが、ある日突然、迎えにきた心理士に背を向け、プレイルームへの移動を拒みました。しかし、プレイルームに入ると、楽しそうに遊び出します。そんな様子が数回続いたとき、「担当保育士への忠誠葛藤かもしれない」という連想が心理士のこころに浮かびました。

実は、しばらく前に新しく入所した年少の男児Pを、Eの担当保育士が（Eといっしょに）担当することになった経緯がありました。先日、行事で外出した際、その保育士はPを抱っこし、同行していた心理士にEの手を引くよう頼みました。その時に見せたEの何とも複雑な表情が、心理士の記憶に残っていました。心理士のお迎えを拒むようになったのは、その直後からだったのです。

Pの登場によって担当保育士の関心が奪われたと感じたEは、嬉しそうに心理士と出かけていく姿を、担当保育士に見せるわけにはいかなかったのでしょう。見捨てられ不安が働いていたのだと思います。その理解を担当保育士に伝えると、実は、保育士もまた、年少のPに手がかかるため、Eへのかかわりが減っている状況が気になっていたのだと、Eへの愛おしさを涙まじりに語りました。

心理士は、プレイセッションの中で、Eのこころの動きについての理解を、彼にわかることばで話題にしました。そして、Eがそのように感じていたことを、心理士も担当保育士も「よ～くわかった」と話し、表現できたEに「ありがとう」と伝えました。その後、Eの葛藤行動は消失し、再び笑顔でプレイルームに向かうようになりました。

＊

こうしたエピソードが子どもたちの成長を支える糧になることに気づくと、日々のかかわりの中にある何気ない風景が違った色に映ってきます。しばしば「やっかいな行動」「困った癖」「よくわからない症状」などと呼ばれる問題も、少し捉え方を変えてみることで対応のヒントが見えてきます。保育士、看護師、栄養士、心理士など、それぞれの専門性をもつ職員が独自の視点をもって子どもたちの変化や徴候を観察し、そこにどんな意味を見出せるかについての話し合いが日常的に繰り返されれば、職員一人ひとりの観察眼はさらに磨かれていきます。それは、乳児院に期待されるアセスメント機能なのです。刻々と成長する乳幼児について、その日常をよく知り、保護者の状況をつかみ、さらに職員や他児との関係がもたらす心理発達への影響を含めて判断できる位置にあるからこそ、きめ細やかなアセスメントが可能となります。そして、家族引き取りや施設移動などの措置変更の際にも、具体的な根拠を示しながら、まだ自分の思いを述べられない本人に代わって、子どもの「こころの声」を児童相談所のケースワーカーや心理士に伝えていけるのだと期待しています。

注

＊1　保育士や看護師の呼び方は、「○先生」「○さん」「○かあちゃん」やニックネームなど、施設によって異なりますが、ここでは「先生」で統一しています。

＊2　本事例は、日本心理臨床学会第三一回大会で、武田・河崎（二〇一二）が報告した「乳児院・児童養護施設におけるプレイセラピーの事例」の一部を加筆修正したものです。

文献

ボウルビィ、J（著）二木武（訳）一九八八／一九九三　母と子のアタッチメント――心の安全基地　医歯薬出版

エムディ、R・N＆ソース、J・F（著）小此木啓吾・小嶋謙四郎・渡辺久子（編）一九八〇／一九九四　乳幼児からの報酬――情緒的応答性と母親参照機能　乳幼児精神医学の方法論　岩崎学術出版社、二一五-二四八頁

マーラー、M・Sほか（著）高橋雅士ほか（訳）一九七五／一九八一　乳幼児の心理的誕生――母子共生と個体化　黎明書房

パイン、F（著）川畑直人（監訳）一九九〇／二〇〇三　欲動、自我、対象、自己――精神分析理論の臨床的総合　創元社

Spitz, R. A. 1947 *Grief: a peril in infancy.* University Park, PA: PennState Media Sales.

スターン、D・N（著）神庭靖子・神庭重信（訳）一九八五／一九八九　乳児の対人世界理論編　岩崎学術出版社

かわさき　よしこ
神戸大学大学院人間発達環境学研究科教授・臨床心理士。

5 地域で親子の発達を支える
――発達センターでの取り組み――

神谷真巳

障がいのある子どもとその家族が発達に心配を抱えながらも成長への期待と安心感をもって暮らすためには、子どもへの発達的な支援だけでなく、家族に対する子育てと子どもの特性への気づきにかかわる支援が必要です。とりわけ乳児期は、親にとってただでさえ子育てにたいへんな時期です。そこに障がいの心配が加わると、子どもや保護者にとっての心身の負担の増大は計りしれません。この時期から、医療・福祉・保育など諸機関が連携した支援が行われ、それが長期的につながっていくことは、その子らしい健やかな成長を見守るうえで、重要であると考えます。

本章では、主に運動やコミュニケーションの発達が緩やかな子どもたちと、難聴の子どもたちの、〇歳児からはじまる支援について、豊田市こども発達センター（以下、発達センター）の取り組みを紹介します。個々の発達に合わせた支援の実例を述べるとともに、療育グループを通して保護者同士がつながることの大切さにも触れていきます。

1 発達センターと連携の実際

1 発達センターの組織

発達センターは、障がいのある子どもたちが、地域の中で安心して健やかに育つように、一九九六年四月に開設された心身障がい児総合通園センターです。当初より子ども自身への発達支援だけではなく、家族への支援、そして地域の支援者への支援も積極的に行ってきました。

対象は豊田市と隣接のみよし市に在住する、発達に心配のある一八歳未満のすべての子どもたちです。地域の近年の人口と年間出生児数は、それぞれ概数で四八万人、四九〇〇人です。毎日多くの子どもたちが通っており、二〇一四年度は、延べ約六万五〇〇〇人の子どもたちが利用しました。

発達センターは、相談部門、外来療育グループ、通園部門、診療部門（のぞみ診療所）から構成されています。以下に各部門の特徴と役割を述べていきます。

まず筆者が所属する相談室は、利用者が最初に訪れる部署です。電話・面接相談のほか、診療所の初診の受付、センター内の各部門のコーディネート、地域の関係機関との連携を担う総合的な窓口機能を果たしています。

外来療育グループは二つあり、主に一歳六カ月児健診後からことばなど精神発達に心配のある子が通うグループ「あおぞら」と、〇歳から運動発達に心配のある子どもたちが通うグループ「わくわく」に分かれています。

通園部門には、三つの児童発達支援センターがあります。知的障がい・発達障がい児が一人で通園する「ひまわり」、難聴児と発達障がい児が家族とともに通園する「なのはな」、肢体不自由児が家族とともに通園する「たんぽぽ」に分かれています。

さらに診療部門には、いずれも小児期の障がい児が抱える問題に特化した専門家からなる、小児神経科、児童精神科、小児整形外科、小児歯科など七診療科と、医学的ハビリテーションを行う理学療法、作業療法、言語聴覚療法、心理療法の各科などがあります。

2　職種間連携

発達センターには、一二三名の職員が働いています。最も多い保育士のほか、常勤医師六名など、一九もの職種が、それぞれの専門性を生かして支援にあたっています。子どもの状態に合わせて複数の職員がかかわり、それぞれの視点で子どもたちの状態を把握し、家族の話を聞き、無理のない発達・子育ての環境づくりを助言しています。子どもの様子は診療所の担当医や療法士、通園部門の各担任との情報交換会等で共有されます。こうした職種間連携は、センター職員が一貫した方針で子どもや家族の支援にあたることができるだけでなく、職員が自分の領域以外の専門的な知識を身につけることができ、技量の向上にもつながっています。

3　関係機関との連携

障がいのある子どもと家族が日々の生活の中で発達に不安を抱いたとき、速やかに専門機関につながることは大切です。そのためには、専門機関が存在するだけでなく、そこへと紹介されるルートを整備する必要があります。発達センターでは、子どもに関係する様々な機関と連携を図り、「気づきから支援」までのシステムをつくってきました。

その中心となる連携組織は、豊田市心身障がい児早期療育推進委員会です。この委員会は、障がいのある子どもたちが、地域の中で健やかに育つようなシステムを市全体でつくり上げることを目的として発達センター開設時に設立されました（図1）。乳幼児健診などを担う子ども家庭課、健診後の継続的な支援を行う地域保健課、保育課、子育て支援センター、私立幼稚園協会など、子どもにかかわる一二の機関で構成され、発達センターが事務局を務めています。子どもの進路検討、保健師や保育士の研修の企画など様々な事業を行っています。また、委員会では支援システムと事業の評価にもとづき、年度ごとの重点取り組み課題を決めシステムの発展を図っています。二〇一五年度は乳児期から地域の保育所へ就園している子どもたちへの支援、重症心身障がい児が地域の幼稚園・保育所へと移行するためのシステムづくりについて重点的に取り組みます。

乳児期からの支援には地域の医療機関、ことに小児医療の基幹病院との緊密な連携も重要です。これにより、療育機関は紹介されるまでの

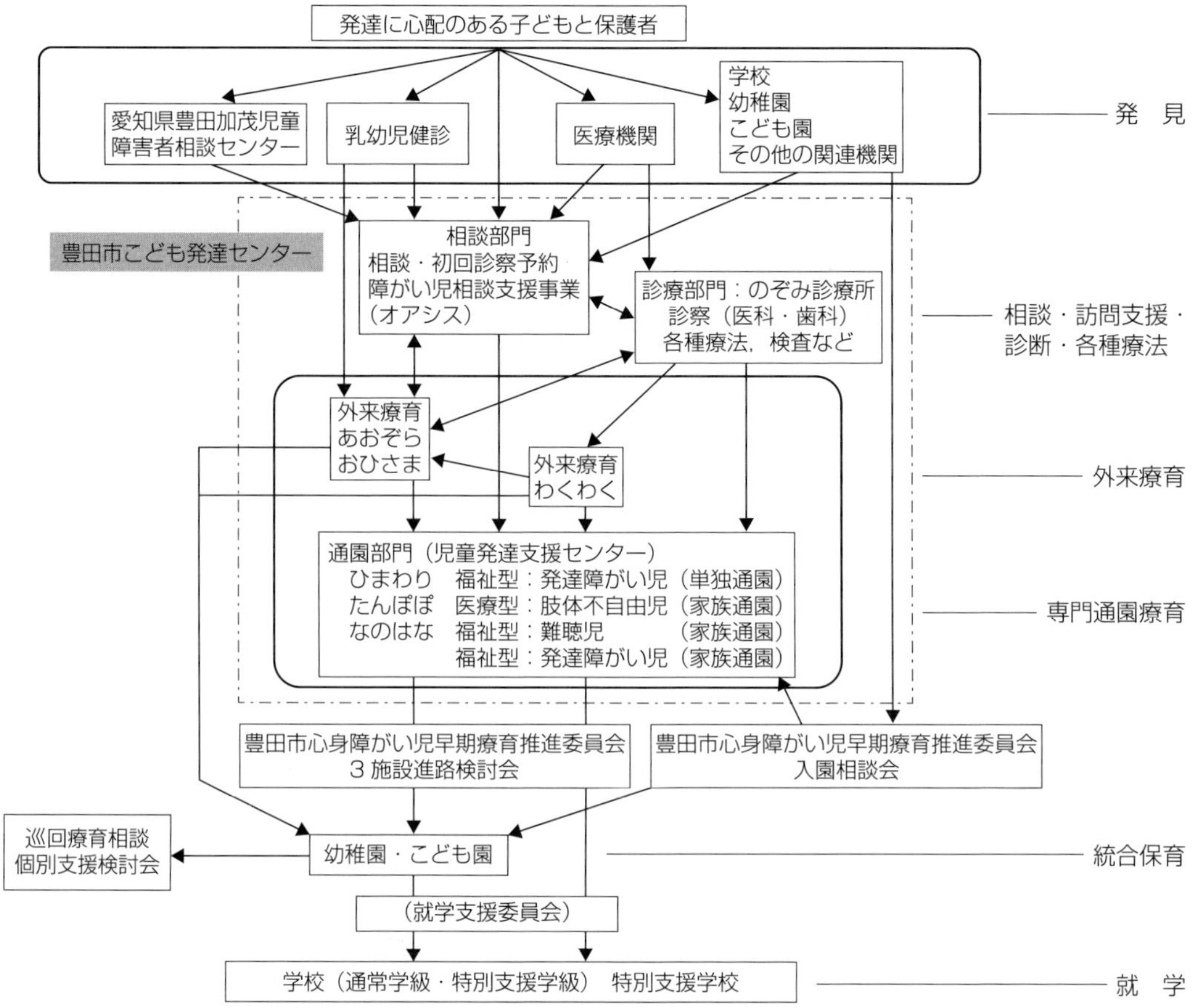

図1　豊田市早期療育システム

経過がわかり、病院は退院後の支援の様子を知ることができ、スムーズな移行と継続的で一貫性のある支援、そして緊密な組織連携が可能になります。このような目的で一九九九年に発達センターと新生児集中治療部門のある市内の基幹病院との連絡会をつくりました。はじめは、発達センターから肢体不自由児の通う施設「たんぽぽ」の職員（医師、保育士など）、病院からは担当部門の医師、臨床心理士、看護師などが参加し、お互いの機関の紹介や子どもと家族の報告等を行い、情報の共有と相互理解を深めていきました。乳児期早期からの連携も軌道に乗ったこともあり、二〇一三年からは、もう一つの小児科病棟のある市内基幹病院、市の保健師を加え、「合同勉強会」に衣替えし一層の連携強化と相互の専門性の向上を図っています。

2　運動発達に遅れのある子どもたちへの乳児期からの支援

乳児期から運動発達の遅れに気づかれ支援が必要な子どもの多くは新生児期から乳児期早期に診断されます。最近では胎児期に診断をされる子どもも増えてきました。脳性まひ、ダウン症などの染色体異常、重度の精神運動発達遅滞などがあげられますが、これらの子どもたちの発生率はそれぞれ約一〇〇〇人に一〜一・五人とされており、障がいによる様々な病気の治療のほか、継続的な健康管理と療育が必要となります。

子どもたちは市内外の基幹病院からセンターへと紹介されてきます。診療所の初診窓口を担当する相談室では、医療機関や保護者から連絡が入ると、紹介状等の医学的情報を送付してもらい、小児神経科医に伝え事前の準備を整えます。初めての来所時には、同じ障がいのある子どもたちがどのくらい通っているのか、どんな支援を受けられるのかなどの質問に応じ、希望があれば施設内も案内します。こうして、NICU（新生児集中治療室）や小児病棟からの退院後、子どもが地域で過ごす第一歩を踏み出すときの、不安や心細さを少しでも軽減できるような配慮をしています。

1　診療所での支援

乳児については一般的に小児神経科医が主治医となり、小児整形外科医と協力し全体的な診断・評価を行います。次いで、それぞれの状態に合わせて、理学療法、作業療法、栄養相談、口腔ケアなどを含めた総合的な医療的支援がはじまります。

小児神経科医は全般的な健康管理を行い、小児整形外科医は子どもが生活しやすい装具を年齢や体の発達に沿って考えます。理学療法士は、呼吸がしやすく動きやすい姿勢を整えたり、体の変形や拘縮の予防を行うなど、運動面の実際の支援を行います。作業療法士は、日常生活動作がスムーズに行えるような姿勢を定着させるよう支援を行います。また、管理栄養士と協力し、安全な食事と摂食機能の向上を目的に摂取カロリー、食物形態、摂食方法等について検討し、安全で楽しい食事のあり方を工夫します。管理栄養士は摂食の支援に加え、発育や健康状態に合わせて離乳食の進め方について支援を行い、歯科衛生士は、虫歯等の歯の病気の予防を目指し口腔ケアを早期からはじめます。

いずれの職種も一人ひとりの身体の状態や発達段階を評価し、保護者が家庭生活の中でも無理なく取り組めるような工夫と育児支援を心がけています。

2　外来療育グループ「わくわく」

「わくわく」は、運動発達に遅れのある子どもたちが〇歳から親子で通う外来療育グループです。子どもたちが集団の中で様々な刺激を受け発達を促すことや、保護者同士の仲間づくりを目的として、月に二回開催しています。担当する職員は、「たんぽぽ」の保育職、看護師をはじめ、のぞみ診療所の臨床心理士や理学療法士などが加わります。

活動の主な流れは、午前一〇時から自由遊び、一〇時半から歌や体操、母子のふれあい遊び、身体感覚遊びを行い、一一時半からおやつを食べ、帰りの会をして、一二時に終了となります。毎回一つの活動に対して時間をゆったりとり、日課にあえて変化をもたせず、同じような流れを繰り返すことで子どもが見通しをもち安心して集団の中にいられるような工夫をしています。

主活動には、散歩や水遊び、クリスマス会など季節を感じる遊びを無理のない程度に取り入れ、保護者の勉強会や懇談会なども開催しています。そのほか、保護者同士のつながりがもてるように活動の前後には会場を開放し、雑談に職員が加わり保護者間の交流の橋渡しをしています。

「わくわく」は一九九九年からはじめました。当初の登録児数は二〇名でしたが、年々増加し、昨年度（二〇一四年度）は七七名と当初の約四倍の親子が通いました。現在は、新生児期に診断をされる子どもたちだけでなく、座位が保てない、つかまり立ちをしないなど、明らかな器質性疾患がなくても運動面の発達に遅れがある子どもたちが、地域の小児科や健診後に保健師から紹介を受け参加することも増え、対象児の幅が広がってきました。ここで、「わくわく」につながったAちゃんの事例をみてみます。

事例1　Aちゃん

Aちゃんは、髄膜炎後遺症、水頭症の診断を受け、脳外科的な手術を受けた後、生後五カ月で発達センターの小児神経科を受診しました。初診後、小児整形外科の受診、理学療法と作業療法に加え、栄養相談も開始しました。頸部から肩や腕にかけて筋緊張が高く、背中や股関節、膝、足首にも筋肉の硬さがありました。そのため、週に一度の理学療法を行うことになりました。療法士が体を後ろから包み込むようにして、本人の肩を前に出し、股関節をまげて全体に丸めるような姿勢を取り、緊張を和らげるようにしました。作業療法にも二週間に一度通うことになりました。療法士は食事の様子を観察しながら、ペースト状の食べ物を口に入れたときの舌の動きを見て、発達段階に沿って食物形態を提案しました。生活の中で抱っこの姿勢を好むため、リラックスして過ごせる椅子の検討も開始しました。さらに管理栄養士も加わり、月に一度、身長と体重を測り、適切な食事量を考えることになりました。このように、様々な医療的支援はスムーズにはじまりました。

一方で担当医師や療法士より「わくわく」グループを紹介されましたが、すぐに参加を希望しませんでした。

家でのAちゃんは、母が抱いていないと泣き、体を触られることを嫌がり、夜も一時間ごとに起きる生活が続いていました。母は毎日が精一杯で、外出を億劫に感じ、センターへの受診以外は、家で二人で過ごすことが多くなっていきました。毎月誕生日の日にちが来るたび、ほかの子が難なくできていることがなかなか進まない様子に焦り、いらだつこともあったそうです。しかしながらその後、着実に発達は進み、八カ月になると睡眠リズムも安定し、体力もついていきました。

一〇カ月からは職員から勧められた「わくわく」にも通うようになりました。初参加の場で母は、「正直笑えません」と泣きながら自己紹介をしました。グループ内のほかの子どもたちの発達とわが子の発達を比べて悲観的になり、参加をためらうこともありました。そんなとき、「わくわく」の職員から「ほかの子と比べるのではなく、子どもの二カ月前と比べてみましょう」と言われ気持ちが楽になったといいます。

一歳を過ぎる頃から、徐々に母親仲間が増えてきました。わが子のことを話したり、ほかの子どもの話を聞くことで、発達の速度はそれぞれ違い、障がいの程度も様々だが、子どもの発達にこころを砕き、成長を願う気持ちはみな同じだと気づいたそうです。

その後、母は子どものことを信頼できる仲間の母親に話すことで、相手もいろいろなことを話してくれることに気づき、わかり合える人が増えることで勇気づけられると語っていました。現在のAちゃんは、首は座らず、知的にも重度の遅れがありますが、誰に抱かれても穏やかで、時々かわいらしい声を上げたり、豊かな表情を浮かべ、元気に毎日を過ごしています。

わが子が生まれてすぐに重い障がいがあると診断をされ、健康状態が不安定で発達の見通しも立たない状況の中で、若い母親が一人で子育てをはじめることの大変さと孤独感は察するに余りあります。そのようなとき、医療的な支援とともに、集団の中で保護者同士が気持ちを共有してお互いを支え合える支援を提供したいものです。

3　コミュニケーションに困難さのある子どもたちへの乳児期からの支援

コミュニケーションの難しさや遅れに気づかれるのは、通常、ことばを発し仲間との遊びがはじまる頃です。しかし、保護者の中には、あやしても笑わない、表情が変わらない、視線が合いにくいなど、乳児期からなんとなくほかの赤ちゃんとの違いに気づく人もいます。こうした応答性の乏しい赤ちゃんへのかかわり方を乳児期から保護者に伝え、コミュニケーションの支援を行い、保護者が安心して子どもとかかわれるようにすることが大切です。

1　乳児健診事後グループ

豊田市では、乳児期からの発達支援と子育て支援を目的とし三カ月、四カ月児健康診査（以下、乳児健診）事後フォロー教室を月に一度、実施しています。担当するスタッフは、市の保健師十数名と、保育士、臨床心理士二名のほか、センター職員の保健師と筆者です。対象児は乳児健診で保健師が発達的な支援が必要であると感じ、保護者も育児について不安を抱えている子どもとその家族、月齢は三カ月から一七カ月の子どもたちです。二〇一四年度は三六名が通いました。

活動の主な流れは、午前九時半から自由遊び、九時四五分から二〇分程度、朝の挨拶やふれあい遊びを行います。その後、保健師や臨床心理士がそれぞれ担当する家族と個別相談をし、発達状況の確認や育児面での相談を受けます。センターの臨床心理士である筆者は担当をもたず全体の子どもたちの観察をし、個別相談を担当した保健師から助言を求められたときに相談に応じます。母親の心配事は、「機嫌の良いときが少ない」「あやしても喜ばない」「どこを見ているのかわからない」「視線が合わない」など、育てにくさや子どもとのコミュニケーションに関係した内容が多いようです。

筆者は、子どもが心地よいと感じるかかわり方を母親と一緒に探したり、子どもと視線の合いやすい位置や角度、追視しやすい速度や動きなどを見つけ、子育てに対する自信が得られるような助言をしています。

一一時頃にはすべての活動を終え、担当スタッフ全員でカンファレンスを行います。カンファレンスでは、まず図2に示すチェックシートに当日の子どもの様子を記載します。このチェックシートの項目は、主にコミュニケーションの遅れや、自閉スペクトラム症の乳児期徴候を示すものからなっています。また、保健師相互の評価が異なることがないように、それぞれの項目の観察ポイントや基準が裏面に記載されています（図3）。そして、担当者間で子どもと保護者について検討を行い、次回の支援方針を決めます。この時には、次回の観察ポイント、保護者からの聞き取り事項とともに、担当スタッフも決めます。たとえば、保護者の不安が高い場合は臨床心理士が、家庭環境への支援が必要な場合は居住地区を担当する保健師がそれぞれ対応するなど、支援ニーズに最も適したスタッフが対応し、子育ての不安や心配が軽減されるよう配慮しています。

2　発達をとらえ次の支援につなぐ

コミュニケーションに継続的な支援を必要とする子どもたちは、最近の研究で、乳児期後期、特に九カ月頃から、「名前を呼ばれても反応し

個別用紙

氏名　　　　　　　（男・女）

		項　目		○	△	×	コメント
児の様子	自由遊び	視線		自然	合ったり，合わなかったり	不自然	
		機嫌		良い	不明	悪い	
		表情の変化		あり	少ない	なし	
		人見知り		あり	ややあり	なし	
		おもちゃへの関心		あり	ややあり	なし	操作する・打ちつける・なめる・手を伸ばす・握る
		人への関心	保護者	あり	ややあり	なし（マイペース）	
			他者（スタッフ）	あり	ややあり	なし（マイペース）	
			他児	あり	ややあり	なし（マイペース）	
		呼名反応		あり	ややあり	なし	
		要求		あり		なし	クレーン
		行動上の問題		なし		あり	逆手バイバイ・多動・天井・蛍光灯を見る・不必要に手を叩く・首を振る・他（　　　）
		運動発達面の問題		なし		あり	座位・ずりバイ・よつバイ・つかまり立・伝い歩き・独歩 反り返り・筋緊張低下・筋緊張亢進・いざり・他（　　　）
		発声（自主）		あり	少しあり	なし	（機嫌が良い時，要求時）
		発声（模倣）		あり	少しあり	なし	（自己発声模倣，模倣）
	設定遊び	視線		合う		合わない	
		機嫌		良い	不明	悪い	
		手遊び（模倣動作）		真似る	時々真似る	真似なし	
		遊びへの関心		あり	ややあり	なし	
		高い，高い		喜ぶ	嫌がる	無関心	
		どんぶらの母との再会		喜ぶ	嫌がる	無関心	
		たまご，たまご		喜ぶ	一応見る	無関心	
	家庭での様子	生活リズム		整っている	大体整っている	整わない	
		夜間覚醒		なし	少しあり	あり	
		授乳問題		なし	少しあり	あり	
		育てやすさ（母の訴え）		良い	時々育てにくい	育てにくい	
母の様子		表情の変化		豊か	少ない	乏しい	
		接し方		良い	やや悪い	悪い	
		育児姿勢		積極的	消極的	無関心	
		育児不安・心配		なし	ややあり	あり	
		児への愛着		あり	ややあり	なし	
		疲労感・ストレス		あり	ややあり	なし	
		参加者との関わり		あり	ややあり	なし	
		援助者・相談者		あり		なし	
備　考							

助言		方　針	・継続 ・発達センター ・支援センター ・地区担当 ・その他（　　　）	体重　　g 身長　　cm 頭囲　　cm

番号

記入日　　年　　月　　日（　　回目）担当：

対象児月齢：　　か月　　日　　面接者：母　父　その他（　　　）

図2　チェックシート

		項　目	記入上の注意
児の様子	自由遊び	視　線	○ 相手の顔をじっと見つめる
			△ たまたま視界に入ったときにのみ見る
			× 視線が合わない
		機　嫌	○ 良い
			△ どちらともはっきりしない
			× ずっと泣いていたり，ぐずぐずとしていたりする
		表情の変化	○ あやすと笑うなど，相手の表情の変化に応じて変化する
			△ 笑うがすぐにもとにもどり続かない，または変化が少ない
			× 常にポーカーフェイスである。ずっと泣いているときには × としコメントに「ずっと泣いていた」と記入
		人見知り	○ 母以外の人が話しかけると不安げな表情など浮かべる，または母にしがみつく
			△ 少し怪訝な表情を浮かべる程度
			× 誰が話しかけても母のときと反応が変わらない
		おもちゃへの関心	○ おもちゃに関心を示す　○や△は様子についてもコメントを記入。
			△ 関心を示すが続かない
			× 関心を示さない
		人への関心	○ 自分から母以外の人の様子を見ようとする，または他の人から働きかけがあったときには応える
			△ 働きかけると応えるが，相手を意識しているのかがはっきりしない
			× 関心を示さない
		呼名反応	○ 子どもの視線の外から大きな声で呼びかけたときに振り向く
			△ 振り向くときとそうでないときがある
			× 全く反応しない
		要　求 （ここではそこにあるものやいる人への要求をチェック，空腹や眠たくて泣いて訴えるようなものは機嫌でチェック）	○ 興味のあるおもちゃや人に自分から手を伸ばす。月齢の高いものであれば，指差しして要求を伝えるなど，具体的に記入
			× 要求せず，受身的な態度
			こちらを見ないでクレーンで要求するような場合は，要求は○，人への関心は×と記入
		発　声（自主）	○ 機嫌が良いときあるいは要求時の発声かを記入。盛んに声を発する場面や状況を記入
			△ 時々発声する
			× 発声しない
		発　声（模倣）	○ 自己発声模倣：子どもが自発的に発声したとき，大人がその声を真似るとそれに呼応するように声を出す 模倣：母や他の大人が子どもに向かって声をかけたとき，同じような発声を試みる
			△ 模倣するときもあるが少ない
			× 反応がない
		行動上の問題	該当するところにチェックか記入
		運動発達面の問題	気になった点をコメントに記入
	設定遊び	視　線	上記と同様
		機　嫌	上記と同様
		手遊び	○ 真似をする，母が手を引くと楽しげにしている
			△ 時々真似や楽しそうにしている様子がある
			× 全くない
		遊びへの関心	○ 保育士の動きをじっと見ている
			△ 見ているときと見ていないときがある
			× 見ていない
		高い高い	視線の合い方に注目してコメントを記入
		どんぶら	再会のときの様子でチェックを記入
		たまご	見せたものに関心を示すか，それを母親に伝えるような様子があるかに注目して記入。「一応見る」は物へは注目するが，母親とともに喜ぶ様子が弱いときにチェックを記入

図 3　観察ポイント

ない」「表情が乏しい」「模倣や発声が少ない」など特徴的行動がはっきりしてくることが明らかになっています。一歳を迎える少し前、「視線の合いにくさ」や「表情に応答性が乏しく、名前を呼ばれても振り返らない」「人の真似をしない」などコミュニケーションの土台となる発達に問題が認められた場合には、発達センターの外来療育グループ「あおぞら」を紹介します。そして歩行が安定してくる一歳台の前半を目途に、保護者が専門的な療育を希望する気持ちを確認しながら、発達センターへとつないでいます。ここで、Bくんの事例をみてみます。

事例2　Bくん

Bくんは、在胎三七週、二〇〇〇グラムで出生しました。周産期の異常は特に見られませんでしたが、生後一カ月目より抱いたときでも、母の顔を見ることが少ない赤ちゃんでした。乳児健診で視線の合いにくさを指摘され事後グループに参加しました。活動中に寝ていることが多いBくんでしたが、夜は寝つきが悪く、眠りにつくのも夜中となり、その後も一時間ごとに起きるため、母も疲弊していました。事後グループでは、母に関心を示しにくいことや、体を反り返らせるために抱きにくいなど、その時々の母の心配ごとについて、筆者や保健師と相談するだけでなく、同じ心配を抱える保護者との交流を深めていきました。睡眠について、いくつかの対処方法を試してみたものの改善が見られず、月齢一〇カ月で、発達センターの児童精神科を受診し、服薬を開始しました。その結果、七〜八時間くらいの安定した睡眠が得られるようになりました。しかし、生活リズムが整いはじめた一方で、一時期話していたことばが消失してしまいました。歩行が安定した一歳三カ月から、外来療育グループ「あおぞら」へと移行し、週に一度、母子療育に通いはじめました。

一歳八カ月になっても興味のあることがあると指をさして母に示すような行動がなく、発語の遅れも見られたため、言語聴覚療法が開始されました。まもなく、コミュニケーションの困難性や特異的なこだわり行動などから広汎性発達障害（現在では自閉スペクトラム症）と診断されました。

その後、三歳四カ月には、田中ビネー知能検査で知能指数が九八となり、四歳頃には大人とのやり取り遊びを楽しめるなど、順調に発達しています。

母は、当時を振り返り、ほかの子どもとはいろいろなことが違い、子育てに不安を抱えていたが、事後グループに通い心配ごとを一つひとつ解決できたことで、こころに余裕が生まれ、安心して子どもとかかわることができたと語っていました。また、同年齢の子どもを育て、同じような悩みをもっている気の合う仲間に出会えたことが心強かったとも述べています。

コミュニケーションの困難な子どもを育てるとき、保護者は多くの子どもたちとの違いを感じ、子育てへの自信が失われる場合があります。こうした保護者の気持ちに耳を傾け、子どもへの理解を深められるような支援とともに、保護者同士がつながれるような環境を地域でつくることが重要な支援の一つと考えます。

4　難聴の子どもたちへの乳児期からの支援

新生児の聴力検査が普及し、難聴児への乳児期からの超早期支援が可能になってきました。難聴児についても乳児期からの積極的な支援と保護者への子育て支援が求められる時代になりました。

発達センターでは、診療所の耳鼻科医と児童発達支援センター「なのはな」の難聴幼児を担当する言語聴覚士が連携し、乳児期からの支援を行ってきました。

乳幼児の聴力検査では、他覚的検査（ＡＢＲなど）には限界があり、実際に聞こえている程度は、本人にしかわかりません。ところがこの頃の子どもたちは、音が聞き取れているかどうかを相手に知らせるような明確なサインを出すことが不十分です。補聴器の装用などにより、個々に合わせてなるべく早くから音の聴こえる環境をつくることは大切ですが、その方法は簡単に見つかるものではありません。保護者は、耳が不自由であるとわかったわが子とどのようにコミュニケーションすればよいか、たちまち途方に暮れてしまいます。療育グループでは、言語聴覚士が子どもの視線や応答の様子を細かく観察し、聴こえの程度を探り、補聴器の調整を行います。同時に視覚やスキンシップなどを用いたコミュニケーションの方法も探り、保護者が子どもと上手にコミュニケーションできるよう支援していきます。さらに保護者同士の交流を通して、悩みを共感したり、子育ての知恵や社会資源を共有し、安心した子育てにつながるよう仲間づくりの支援もしています。

5　乳児期に必要な三つの支援

障がいのある子どもたちの支援は、乳児期からはじまる時代となりました。この時期の支援には主に三つのことが求められると思います。一つ目は、子どもをつぶさに観察し、わずかな表情の変化や視線の運び方、声の出し方などから、子どもが周囲の環境をどのようにとらえているかを把握し、発達を評価して支援に活かすことです。二つ目は、保護者の心情に寄り添いながら、発達の見通しも含めた正確な情報を伝え、必要な機関につなぐことです。そして、三つ目は、多くの定型発達の子どもたちとは、育ちの速度や道筋が違う子育てを担う保護者の心細さを少しでも軽減できるような、仲間との出会いの場を提供することです。

生まれたばかりの子どもたちが、本来もっている力を十分に発揮してすくすくと育つためには、乳児期の子育て支援にかかわる地域の様々な機関が連携し、これら三つの機能を整備していくことが重要です。

わが国全体に目を向けてみると、各地で障がいのある子どもたちを様々な専門職が見守り支援するしくみが整ってきました。これらの専門職が有機的に連携し、子どもと保護者を中心とした支援を行うことの重要性は本章で述べてきたとおりです。各地域の特色に合った支援の輪をつくり、障がいがあっても健やかに育ち、安心して子育てができる環境をさらに広げるため、これらの実践がヒントになることを願っています。

かみや　まみ
豊田市こども発達センター地域療育室室長・臨床心理士。

6　親と子それぞれの育ちを育む
――虐待をめぐって――

牧　真吉

1　虐待死亡事例の検証から

児童虐待について国は喫緊の課題として、死亡事例をなくすために、全国の死亡事件を集めてその解析を行い報告書を出しています。その最新版が二〇一五年一〇月に「子ども虐待による死亡事例等の検証結果等について（第一一次報告）」として厚生労働省のホームページに載っています。その解析では、死亡事件の半数以上が乳幼児期であり、その中でも〇歳児に集中しています。この報告によれば、心中以外の虐待死のうち、〇歳児が四四％を占め、その中でもさらに小さな赤ちゃんである〇日児、〇カ月児が半数となっています。このことからも周産期がこの問題の大きな位置づけを占めているということができます。

さて、この報告では特集1として「〇日・〇カ月児死亡事例について」と解析を加えています（生まれたその日に亡くなっている子どもが〇日児、一カ月未満に亡くなっている子どもを〇カ月児と定義しています）。この中での特徴は〇日児では全例が医療機関以外での出産となっていることです。しかし、出産後受診しているケースは一一例中四例ありました。それが死亡事例発見の経緯となっています。母子手帳も一一例中一〇例では発行されていません。たぶん、妊娠したことによる受診も行われていないと想像されます。しかし、解析の中でとても不思議に思えたことは、このような母と一緒に生活している人がいたことでした。それは父親ではありません。父は誰かわからなかったり、もう別居してしまったりしていました。母の親、すなわち、まだ、母は子どもとして親と同居していることが多かったことです（一〇例中八例）。しかし、同居者による遺体の発見は一例だけです。

このことはいくらかこの問題を考えていくヒントになるかもしれません。しかし、死亡事例に限定して考えるとこのような事例でいかなる対策が可能になるのかという困難な問題に突き当たります。妊娠していても医療機関にも受診せず、きっと誰にも相談せず、それは児童虐待という考え方を広げれば、胎児虐待ですが、同時に母性虐待であるともいえます。母自身が自らを肯定的に受容することができず、きっとおなかにできた子に対しても肯定的に受けとめることは少ないでしょう。そして、社会の中で孤立している姿が見えてきます。単純に子どもの問題とだけ考えて対応していくのでは、対策にならないことを示しています。母を含めて地域社会が何ができるかと対策を構想していくことが必要です。

2　母の育ち

1　次の世代が育つということ

虐待の世代間伝達という言葉を見聞きしたことがありますでしょうか。母が虐待されて育ったからまたその子どもを虐待してしまうといわれます。少し言葉を換えてみます。うまく育てられないまま大人になってしまった人は、自分の子どもをうまく育てることが難しい。このように言い換えるとどんな印象を持たれたでしょうか。

人間ではなく動物の子育てならば実験することができます。親（親が所属する集団でもあります）に育てられないようにして、同じ種ではないヒト（という種）によって育てられてしまうと、その個体が成長して次の世代を出産しても自ら子どもを育てることができないという事実があります。人間は動物ほど単純ではありませんが、こうした事実は考慮に値することだと考えます。この点を含めて考えますと、児童虐待対策とは、子どもの虐待を救うことだけでなく、その次の世代がうまく育つようにしていくこともその目的の一つであるということもできます。

2　認められる体験の不足

うまく育ててもらえなかった人にとって大変なことは、自己肯定感が育っていないことです。うまく育てるとは子どもと通じ合うことができて、ほどほどの対応ができたことです。それにより子どもの側からするとわかってもらえた、認められたという体験をすることになります。このわかってもらえた、認められたという体験の積み重ねが自己肯定感につながっています。逆にわかってもらえる、認められる体験の不足している人がまさに自己肯定感の育っていない人になります。それは同時に、人を信頼する体験の不足にもなり、信頼感が育たず、人を信用できない人として育ってしまいます。これがうまく育ててもらうことができなかったことによる重要な問題で、ここを修正していくことが対策の目標にもなります。児童虐待の死亡事例だけ、それも子どもの方にだけ焦点を当てることで、このことがどこかに葬り去られてしまいます。

少し大きくなってきた子どもの側から見ると、自分を認めてもらおうとしきりにいろいろな行動をとって大人とぶつかったり、早くから荒海（護られない世の中）に飛び出してしまったりします。この表現は当を得ていないと感じます。すでに大きな荒海の中にいるから、まだましな荒海に飛び出していくという表現が妥当でしょう。いや彼らにとってはそれでもあたたかい海なのかもしれません。時には自分を傷つけるような行動をとってしまうこともあります。そこで運よく自分を認めてくれる人に出会うと少しずつ自分を認めることもできるようになっていきます。学校の先生や相談援助者などの中にはよくこんな役割をしている人がいます。

一部の子どもは残念なことにその後も、人とはやはり信用できないものだという体験を重ねます。もともと人を信用する体験のできていなかった人ですので、安心感、信頼感というものが育っていない中で、ますます人を信用できない体験を重ねます。その結果として人を信用せず孤独な生活をしていくことになります。多分こうした育ちをしてきた人の中に妊娠しても受診しないで、出産にあたっても自分で出産してしまう人がいると想像されます。中には、飛び込み出産というかたちになる人もいることでしょう。妊娠中にはまったく受診していなくて、陣痛というひどい腹痛になって救急受診する人です。このひどい腹痛になっても受診することができないのは、もっとつらい体験をして人を信用できなくなったり、失敗を受けいれてもらえなかったなどいろいろな事情を抱えた人なのでしょう。一一例中四例では出産後に受診していますので、受診しないケースは大変少ないともいえますし、もしかすると、最後まで気がつかれていない隠れたケースがあるのかもしれません。その議論は置きまして、出産とは今でも、いや危険なことがどんどん減っている現代だからこそ、未だに残っている大変危険な場面です。しかし、無事出産できる方が大多数ですから、多くの人々は、危険はないと考えてしまいます。人をあまり信用できていない人々に対して出産は危険ですから、妊娠した時点から定期的に受診してくださいとアピールしていくことは役に立たないでしょう。

人を信用できない人々を生み出さないことが実は虐待対策であると考えます。子どもというところにだけに焦点を当てるのではなく、人は信頼に足るものであるという体験を大人になるまでにしていってもらうことが対策となります。残念ながら人は信頼できないものと学習してしまった大人に対しても、出産前から何とかアプローチできないのかが、今問われています。

3　児童相談所の活動

1　家庭を訪問すること

今では、児童相談所は、通報を受けて状況を確認しに行く仕事ばかりが増えてしまいました。家庭を訪問して子どもを見せてもらったところで、子どもが元気であるか、ケガをしていないか程度がわかるだけです。虐待であるかないかを判断するのは周辺情報によるものです。まして赤ちゃんの場合、こうした訪問が助けになることはあまりありません。

児童相談所は、救急隊やパトカーではありませんので、通報を受けた直後に訪問できることはありません。一騒動終わってしまって、平穏なときに訪問できるのが精一杯です。ひどく泣いていたという近隣からの通報に対しては、児童相談所が虐待はないかと調べに行くのではなく、赤ちゃんが泣いていたみたいですが大変なことはありませんか、と近くの方が声をかけてくれることができれば、児童相談所職員が訪問するよりはずっとホッとするでしょう。

こうしたことができなくなったこと自体が、子育てが難しくなっているということの一つの現れです。現代ではまったく顔を合わせたことのない近所の人という存在が生まれています。知らない人の家に声をかけるなどとんでもないと思えます。そうなると児童相談所が登場することになります。しかし、その前にせめて行政で把握できている個人情報（住民票、母子手帳・健診などの保健情報など）だけでもわかると少し気が楽になり、他の手が使えます。児童相談所以外の人が訪問をするためには孤立した家庭ではないか、転居がしばしば行われていないか、そうした周辺情報は必要でしょう。その意味でも住民票というかたちでの管理をしている市町村など地元の自治体の協力は重要になります。

実際には、乳幼児ですと児童相談所職員の代わりに保健師さんに子育て相談として訪問してもらうことはよく行われています。時には、子どもの住民票がないということがあり、この場合は児童相談所が訪問しています。乳幼児期の通報に対する活動は、虐待であるかないかよりも、子育てに対して応援してくれる人がいるかいないかを中心に訪問によって調査することが必要なことだといえます。

2　継続してかかわっていくこと

また、従来から児童相談所が行ってきた活動の中で知っておいてもらった方がいいことがあります。子どものときにいろいろと問題行動を起こして、言葉を変えれば、うまく育ってこなかった子どもたちで、児童相談所に継続していたケースです。それは、子どもの出していたSOSを無事キャッチしてもらうことができたと言い換えることができるケースです。そうしたケースで終結を前に、あるいは終結してまだあまり経っていないうちに、出産することがあります。妊娠が発覚した時点で産む産まないという一騒動がしばしば起きています。また、出産の覚悟をする前に時が経って生まざるをえなくなることもよくあります。あるいは終結していたケースで担当していた職員に妊娠しましたという報告（喜びであるよりは相談とも思われる）が入ることもあります。

このように通報としてはじまるのではなく、出産前からいろいろ相談を受け、どんな援助を受けられるのか検討してあちこちの機関にお願いをし、できる限りの対策をするというケースが、職員が長く勤めているとしばしば入ってきます。これは児童相談所の大きな役割だと思いますが、最近は職員の経験年数がどんどんと減ってきて、継続してこうした相談にのることが少なくなってきています。児童相談所としてかかわる対象となるのは一八歳までです。しかも一八歳前でも出産をしてしまうと本来ならば婦人相談所で対応してもらいます。しかし、長くかかわった職員はケースの終結で終わりということなく、アフターケアとしてケース記録には記載されることなく相談にのっています。

必ずしも児童相談所ばかりでなく、児童養護施設など育った場所である児童福祉施設に相談をしてくる人の方が数は多いと思います。児童福祉にかかわる人は丁寧に相談が行われ信頼を得ることができると、このように大人になってからも相談をしてきてもらえるようになります。すなわち、人を信頼することができなかった人に対して長くかかわることにより、いくらかは人を信頼できるように育てていくことが、児童福祉の大きな役割になっていたのです。まさに大変息の長い児童虐待対策であるということができます。こうした面が今の児童虐待対策でどんどん薄くなってしまっていることが大きな心配事です。

4　相談に応じるかかわり

1　保育園の入園相談、子育て相談の重要性

病院に受診もしない、誰にも相談しないケースではこうして時間のかかる地道な対応が実は一番確かな方法と考えています。実際には、多くの児童虐待ケースでも一度は行政の場などへ相談に行っているようです。児童相談所に勤めて初めて児童相談所の判断で一時保護を行ったケースでも、母と面接したときに、「一度は保育園に入れてもらえないかと相談に行ったこと

がある」と話してくれました。その時の対応があまりに冷たかったので、「やっぱり役所は頼りにならないと二度と行政は当てにしないことにした」と語りました。確かにこの人にとって再び行政がかかわることになったのは、一時保護という現実でした。ますます役所を信用しなくなったとしてもある意味当然の反応といわざるをえません。

一方では、同じように子どもを保育園に入れてもらいたいと保育園に相談に行ったケースがありました。園長が話を聞いて、このケースはすぐに保育園に入れないと心配なケースであると判断して、園長が伴って役所を訪れています。役所を説得して何とか保育園に入れてもらいました。まだ、措置制度の時代でしたので保育園だけで契約することができない時代でした。その後この母親にはしばしば困ったことが起きるのですが、そのたびに保育園に相談してくるようになり、何度も山を越えました。相談してうまくいった体験が、次の相談に結びついています。私たちは理屈よりもこうした体験にもとづいて身につけた判断を採用してしまいます。

ここで大事なことは通報という手段よりも、彼らが求めてきたときにいかに対応することができるかが、大きく変えることができるときであると知ることです。となると、児童虐待という言い方で、相談の範囲を狭めてしまうのではなく、子育ての大変さとしてもっと対応するところを広げていくことが大切になります。保育園の入園相談、子育て相談などがとても重要な入り口になると位置づけることです。保育園については待機児童という問題があり、いかにして入園できる人を絞るかという発想になってしまいますが、その人がどのくらい子育てに困っているのかを聞くことが最も大きな役割であり、どのくらい子育てを応援してもらえる人がいるのかが大切な視点になります。まったく誰にも応援してもらえていない人は、それだけで入園資格があるといってもいいほどです。

いずれにしろ、こうした子育てにかかわる相談の中で、支援をしてもらえる人がいるかどうかという観点も含めて聞いていくことが必要になります。その意味では入園資格のない、住民票を住所地に置いていない人の入園相談を門前払いしないことがとても重要です。住民票を移動できていない人は、それだけで助けてくれる人があまりいない人と理解できます。こうした保育園の入園受付事務など広い意味で子育て相談にあたる人が皆、「今は子育てが難しくなっている時代であり、子育ての支援を受けることのできなさそうな人は、子育てがうまくいかない可能性がある」と知って対応していくという、対策の裾野を広げていくことがとても重要なことだと考えます。

2　意識しておきたいこと

出産時に簡単にできるアセスメントがあります。病院で出産したときにどれほどの人が面会に来てくれたかです。まったく誰も面会に来ていなければ支援が必要な人と判断していいでしょう。一人だけというのも不安になります。こうした基準で重点的に対応した方がいい人を選び、関係機関が連携を密にします。

また、いろいろな窓口の仕事をしていますと、稀にとても攻撃的になる人の対応をしなければならなくなる体験をします。こうした人は人を信用することができていない人と考えられます。その人が万が一子どもを育てるときにはとても大変になります。「赤ちゃん部屋のお化け」という現象があります。たった一人で赤ちゃんと向き合っているときに、赤ちゃんが泣いたりすると、自分が赤ちゃんのときに泣いた体験のフラッシュバックが起きます。このフラッシュバックの内容は、赤ちゃんのときにとても恐ろしい目に遭っているということです。そのフラッシュバックは大人としての体験でなく、赤ちゃん時代の体験ですから、言葉に置き換えることも難しいですし、実際にわけのわからない不安というかたちになります。そのために、赤ちゃんから恐ろしくされたと感じてしまいます。そして、赤ちゃんに攻撃を向けてしまいます。この時に冷静になるためには、他の人がいてくれることが必要です。あるいは、そうした体験が起きることに気がついていることが必要です。

こうしたことで、子どもに被害を与えてしまうことがあることも知っておいてほしいことです。この場合、その当人に責任があるといえるのでしょうか。私たちは赤ちゃんを育てながら、自分の赤ちゃん時代を再体験しています。うまく育ててもらえなかった人に対しての支援はとても必要なことです。赤ちゃんの体験をしているときの支援という観点は、また後でも述べます。

5　人は子どもを育てるために社会を形成したのではないか

子どもをより確実に育てようとして動物は哺乳類へと進化しています。えさを捕ってきて与えるのではなく、まずは自ら分泌する乳を与えるようになりました。授乳の期間は人間が一番長いわけではありませんが、子育ての期間の長さでは人間が一番でしょう。進化に伴い脳があまりにも大きくなりすぎてしまったので、母体の中で成体に近くなるまで育てることができなくなったというのが生物学的な現実です。

もう一つ、脳は外部入力を得て発達するために、脳自体の発達のためにも早く生まれてくる必要がありました。個体としては、一人ひとり別物ですが、脳はこの別物である他人とネットワークをつくることで発達していきます。脳は一切の刺激をなくしてしまうと勝手に刺激をつくり出します（幻覚が生まれます）。その意味では何らかの入力が必要な器官なのでしょう。

また、発達の観点から見てみますと、より人とつながることで発達していきます。成長を促し、補償するために集団での生活がはじまったのではないでしょうか。哺乳類では集団での子育ての形態をとる動物が多くいます。人間はその進化の先に社会を形成しました。その社会は、農耕という形で定着生活ができるようになってどんどん大きくなり、国家になっていきました。そして今や、交通・通信などの発達により国を越えたつながりまでもが密度が濃くなっています。こうして社会が進展する中で子育てもどんどんと変化してきました。現代は、この子育てと社会の関係が問われるようになってきて、児童虐待という概念が生まれてきたと考えてみることもできます。

地域社会が子育てに強く関与している間はそれほど虐待は問題になっていません。子育てに対して地域が関与することが少なくなり、親に任されることになって児童虐待という問題が生じてきました。昔の方がうまく育てられてきたというわけではありません。あくまでも地域が関与して、地域社会の了解のもとで育てられていたということで、地域が関与しているので問題となることは修正されていました。間引きも地域社会としてある程度了解していたのでしょう。

現代になり、地域社会とのかかわりが大幅に少なくなり、中にはまったくといっていいほど地域社会との関係を失ってしまった人もいます。こうした人の中で特にうまく子どもを育てることができていない状態を児童虐待と呼んでいるのではないでしょうか。この仮説から考えるならば、どうすることによって子育てをもう一度地域社会の中に組み入れるようにするのかということが根本的な対策になります。

6　ドゥーラという試み

1　寄り添う支援

二〇〇七年、児童虐待防止学会三重大会でのドゥーラについてのシンポジウム発表がインターネットに掲載されています（http://www.blog.crn.or.jp/lab/03/16.html）。妊娠中から乳児の間の支援です。妊娠・出産・子育てを経験した人が、妊産婦に付き添います。この新しい体験の不安を少しでも軽減しようと、いつも傍にいてもらえると感じるような配慮をして、いろいろな不安に寄り添います。出産が医療に取り込まれたのはそれほど古いことではありません。一九五四年生まれの筆者自身は産婆により取り上げられていますが、弟たちは病院で生まれています。戦後、世の中が少し落ち着きはじめてから医療に取り込まれていきました。しかし、まだ、医療保険の範囲には入っていません。医療によってより安全になることはできましたが、寄り添う支援を失いました。この部分を補おうとするのが、ドゥーラです。

シンポジウムの中で映画「ドゥーラ物語――若年妊娠の支援」が流れました。スラムで妊娠した若年者に対して、そのスラムで出産育児をした経験者を研修し、スーパーバイズを受けさせながら派遣していました。病院に受診していますが、受診する際にも付き添います。医者からの言葉をよりわかりやすくして伝えますし、不安で聞きたいけれども聞けないことを代わって聞くこともします。妊娠中に不安になったらいつでも連絡してくれれば駆けつけると約束し、呼ばれたときには当然、そうでなくとも何度も訪問し、いつも付き添って安心できる人となっています。陣痛がはじまったら自分にも連絡してくれればすぐに病院に駆けつけるからと伝えていました。しかし、映画の中では、病院に親族でないからと付添いを断られる場面もありました。

その支援者は、誰も付き添ってくれる人がなく、とても不安なときを過ごした人で、妊婦がどんなに不安になるのかを体験としてわかっていました。不安に対して、教えることではなく、付き添うことで少しでも不安をなくすようにしていました。スーパーバイザーからも教えること、指導することはしないようにと研修を受けていました。まさに関係のうまくいっている母親が寄り添うような状態をつくりあげていました。日本にはまだその風習が残っていて、里帰り出産という形でこれに近いことが行われています。

出産後もずっと寄り添うようにして、赤ちゃんへのかかわりで不安なことを聞かれると「私のときはこんなふうにしていたけど」と経験を話したりしています。多くの場合はそれよりも、「赤ちゃんへの対応がうまいね」とか、「さすがにお母さんね」というような認める発言を繰り返すようにしています。お母さんは周りの人に認められ、支えられることによって育っていきます。ここではまるで赤ちゃんが育つことと同じことを行っています。人を信頼できなかった人が、この子育ての時期に支えられる支援を受けることによって信頼できるように育っていきます。

2　母を育てる

子ども虐待という発想では、子どもの権利という視点を重視しすぎた結果、子育ての全体像（親子の関係とその周りの支え）が見えなくなっていると筆者は考えています。お母さんであれば誰でも同じように子どもをかわいがることができるという前提に立っています。人を信頼できないお母さんにとっては赤ちゃんも怖い存在で、赤ちゃんが私を馬鹿にしているといいます。この関係を変えるように、安心できるようなかかわりをすることが一番必要なことです。ここを変えるためには、何度も繰り返していますが、指導して変えることはできません。指導して変えることができるのは言葉のうえのことだけです。指導すればわかりましたと返事をすることはできます。しかし、赤ちゃんが私に対して馬鹿にしたり、強迫したりすると感じることはどんなに指導したとしても変えることはできません。赤ちゃんを育てているときの体験が、このような感じ方を変化させることができるときです。ドゥーラはこうしたことを教えてくれました。人を頼ってもいいという体験をしてもらうことで、初めて人を信頼することができるようになります。まさに母を育てているのです。

7　育っていない人を育てるということ

今までの話をまとめてみます。児童虐待という言葉を使ってきましたが、この中で問題になっていることは、親自身がどうもうまく育っていないのではないかということでした。そしてこの育っていないことが次世代を育てることに影響を与えます。言葉を変えると育てられていないことによってうまく育てることができないが、子どもを育てているときにも子どもを含めて親子ともども育てることができるということです。周産期にこうしたアプローチをすることができると人の育ちに変化を与えることができます。しかし、強く人間不信に陥っている人にとっては、たとえ妊娠したことがわかったときでも、誰か知らない人と話をすることなどとてもできません。母子手帳の交付を受けた人すべてを訪問していますと、話をすることで何とかつながろうとすることができます。しかし、母子手帳の交付を受けていない人には届きません。

こうした人に対してはまさに子どもの頃から、相談できる人がいる体験をしてもらうしか方法がないように思います。子どもの虐待対策はこのように息の長い形をとるしかないのです。子どもに限らず大人に対しても、人とあまりかかわりのもてない人に対してかかわりをつくっていく試みが今求められています。この時大切なことは、育つとは人がほどほどに信頼できるようになることです。ほどほどが大事なことであり、徹底的に行うことになるとかえって逆効果を招くことがあると知っていることです。

文献

厚生労働省　二〇一五　子ども虐待による死亡事例等の検証結果等について（第一一次報告）（http://www.mhlw.go.jp/stf/seisakunitsuite/bunya/0000099920.html）

まき　しんきち

日本福祉大学社会福祉学部教授・児童精神科医。

おわりに
～家族からのメッセージ～

ここではお二人のお母様が登場します。子どもが生まれてきて、子どもとともに歩んできた道のりと、その中で感じてきたことをご家族自身の言葉で私たちに伝えてくれています。親と子の出会いと、その育ちを支えていくということはどういうことなのか……。家族からのメッセージを通して感じていただければと思います。

「わが子との出会いから今までを振り返って」

パパママサポートあおぞら　江尻和美

その時は突然に……

二〇〇四年三月一七日、わが子は産まれました。妊娠二四週と五日でまだ出産のイメージすらわかない頃でした。仕事をしながら、ごく普通の産婦人科へ通い、検診で特に異常や心配事を告げられていたわけではなく、次の二週間後の検診までの間の出来事でした。

主人の祖母の葬儀のため、前日から仕事を休み帰省していました。翌朝軽い出血があり、病院へ向かうことにしました。自分に異常があると思っていなかったこともあり、便秘気味だったので、病院へ行く前に用を済ませようとした際、今までに感じたことのない感覚がありました。体験したことのないことでしたが、子宮口が開いたのではと直感し、急いで近くの大きな病院へ向かいました。診察を終えた医師からの言葉は、予想をはるかに超えた理解しがたいものでした。「なんでこんなに下にいるの?」と怒り口調で叱られ、思わず「すみません」と返した私に「ここの病院じゃ産めないから」と言い放たれました。なぜ叱られたのか、「産む」とはどういうことだろう……、戸惑うばかりで何も聞き返すことができませんでした。ただ一つだけわかったことは、ただならぬ状況にあるということだけでした。そばにいた看護師さんは、ただ「頑張りましょうね」と声をかけてくださるだけでした。今の状況を説明してもらわなければと思うよりも、真実を聞かされる恐怖の方が強く、何も聞くことができませんでした。

どうなってしまうのだろうと、処置室のベッドで一人横になっていると、助産師さんが来てくださり、搬送先の病院を探していることを教えてくださいました。搬送先の病院が決まるまで、どれくらいの時間が経ったのかわかりませんが、気が遠くなるほど長かったように思います。その間、助産師さんはずっとそばにいて手を握り続けてくれました。主人もそばにいない状況で不安でいっぱいの私を支えてくれたのは、その温かい手でした。搬送先の病院が決まり、救急車で高速道路を走行し、病院へ到着する頃には、気持ちは随分落ち着き、「もう私の力ではどうすることもできないのだろう、あとはすべてお任せしよう」と、ただただ祈るだけでした。

産科に着くと、医師や看護師の方々が準備で忙しそうに動いてくださっていました。その時初めて〝子宮口が全開大で妊娠の継続はできないこと、破水をしていないので今赤ちゃんを出してあげれば助かる〟と詳しく説明を受けました。続けて「大丈夫だよ」という言葉をいただき、肩を叩いてもらったときは、とても心強く感じました。その言葉は、生まれて初めて手術へ臨む私の大きな支えとなりました。その時のことは一〇年経った今でも鮮明に思い出し、涙が出てしまいます。

無事手術が終わり、意識が戻ると、子どもと自分の無事を知り安堵する気持ちの一方で、何とも言えない喪失感が湧いてきました。ぺちゃんこになったおなかを触わり、「ついさっきまでおなかにいた赤ちゃんはもういない……、出産への心構えを十分に持つ前に、呆気なく終わってしまったな……」と呆然とする自分がいました。

わが子のために私ができること

翌日、車いすに乗せていただきＮＩＣＵへ向かいました。初めて対面するわが子は、自分が知っている「赤ちゃん」ではありませんでした。「まだおなかにいるはずだったのにごめんね……」そんな気持ちでいっぱいになりました。抱くことも触れることもできないわが子を眺めていると、主治医の先生が来てくださり、出産時のこと、現在の状態、今後について詳しく説明してくださいました。突然の出産から始まり、ちゃんと育っていくのかわからないわが子……受け止めなければと思うのですが、こころが追いつきませんでした。しかし、一生懸命説明してくださる先生の姿に誠意を感じ、信頼できる先生とわが子の生命力を信じようと思いました。

ほどなく、搾乳のためのおっぱいマッサージが始まりました。涙が出るほど痛かったことを今でも覚えています。滲み出た母乳を持ってＮＩＣＵにいるわが子に会いに行きました。綿棒に母乳を浸しわが子の口へ含ませて……初めての授乳でした。一般的な授乳とは程遠いものでしたが、やっと母親になれたという実感が湧きました。自分にできることが見つかり、必死で毎日搾乳し、ＮＩＣＵに母乳を届けました。

私を支えてくれたたくさんの〝出会い〟

ちょうどその頃、母子心療科の臨床心理士の先生に出会いました。先生は、私自身の気持ちを受け止めてくださり、こころを支えてくださいました。同じ経験をした友人などいるはずもなく、何となく孤独な気持ちもあったので、先生の存在はとても大きかったです。また、ＮＩＣＵ入院中に水頭症を発症し、手術は避けられないことがわかり、とてもショックでしたが、すぐに〝わが子が無事成長していくには必要なこと〟と切り替え、受け入れることができたのは、先生に話を聞いていただき、不安を少しずつ消化することで、前向きにいられたからだったと思います。本当に感謝しています。

ＮＩＣＵでは、色々な経験をさせていただきました。初めて抱っこをするときの喜びと緊張、カンガルーケアで感じたわが子のぬくもり、何とも言えない心地よさ、見たこともないくらい小さいオムツ、洗面器でする沐浴など……どれをとっても私の大切な思い出です。心配していた手術も無事乗り越え退院するとき、ＮＩＣＵスタッフ皆様からの寄せ書きをいただきました。それを見て、私たち親子はこんなにたくさんの方に支えていただいたのだと感謝の気持ちでいっぱいになりました。

私なりの精一杯

出産時の頭蓋内出血、水頭症の手術で脳にダメージがあり、今後の発達にどのように影響するかがわからないと脳外科の先生に言われていましたが、わからないことに頭を悩ませるより、できる限りのことをした方が自分としても納得がいくのではと考え、理学療法、作業療法、児童精神科の受診、療育施設への母子通園をしました。そして入園、入学後も本当にたくさんの方にお世話になり、支えていただきました。だからこそ今があると思っています。発達のアンバランスさはありますが、顕著な遅れもなく元気に学校へ通い、春には中学生になります。あの時、あの方がこんな言葉をかけてくださったな……時々思い返し、感謝しながら子育てしています。

数年前より私が所属している〝パパママサポートあおぞら〟は、発達に不安を抱えるお子さんをお持ちのパパママをサポートできたらという思いで活動しているボランティア団体です。たくさんの方に支えていただいた自分にも、ほんの少しでも誰かの力になれることがあればと思い、活動しています。お返ししきれない「ありがとう」の気持ちを込めて……。

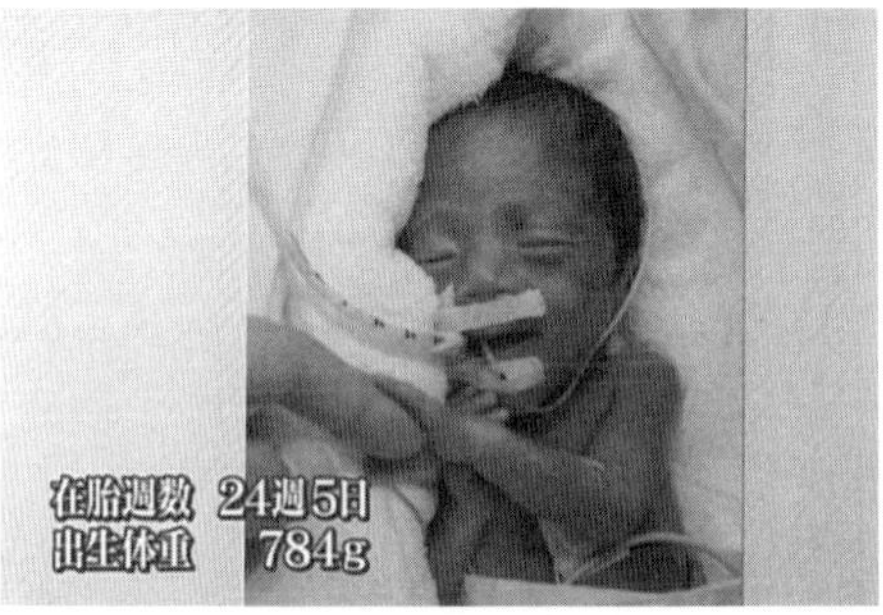

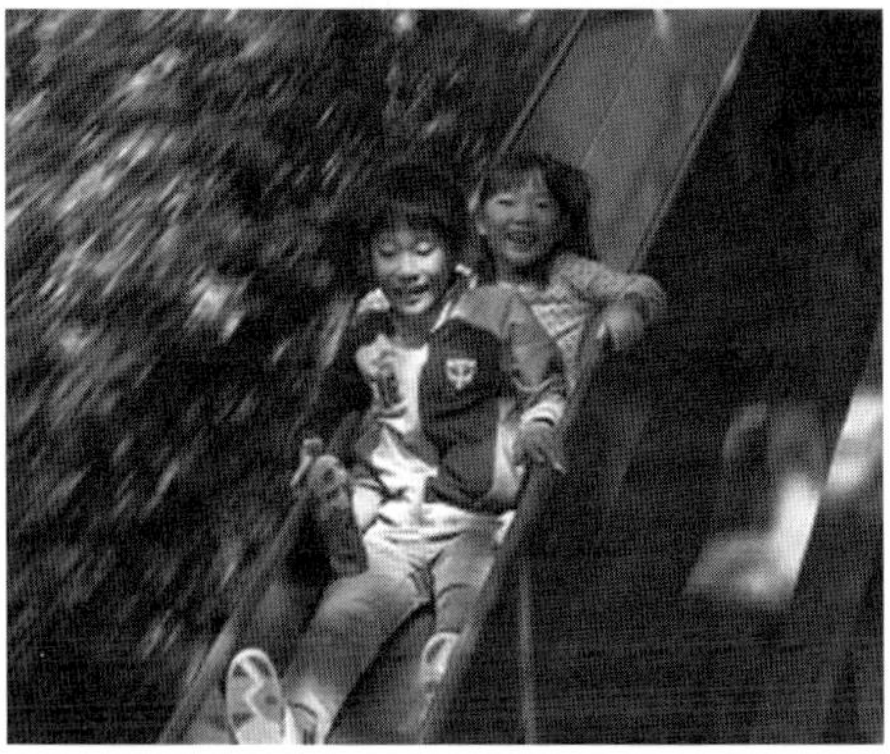

出生時の様子（写真上）と現在の息子（写真下）

「君が残してくれたもの」

中川美千代

　豪はおなかにいる頃から脳に障害が見つかり、予定日より一カ月以上も早く生まれてきました。出生後すぐに呼吸器が挿管され、ＮＩＣＵへと運ばれて行きました。初めて豪に逢うために向かったＮＩＣＵは一般の病棟とは明らかに様子が違い、そこで初めて事の重大さに気づかされました。

「お子さんはこちらです」と案内された方向には一つの保育器があり、徐々に近づくにつれて涙が溢れてきました。それは決して感動の涙ではなく、言葉では表せない複雑な気持ちからの涙でした。

「ゴメンね。ゴメンね」とこころの中で何度も何度も繰り返しました。

　保育器の中の小さな豪の身体にはたくさんの管や器械が隙間なくついていました。そんな状態の中でも必死で生きようと頑張ってくれている豪が愛おしくて、この先何があっても守ってあげる！　とこころに誓いました。

　その後の入院生活で何度も危機を乗り越え、感情も豊かになり、三歳になると状態も落ち着き歩く練習も始まりました。退院の話もチラホラ出てきた矢先のこと、たくさんの不運が重なり私の目の前で大きな痙攣を起こし、その瞬間からまったく動かない寝たきりの状態になってしまいました。それまでに積み上げてきたものが一機に砕け散りました。それでも豪は負けませんでした。

　七歳になり念願の退院が出来たものの、最初の一年は無我夢中で豪とゆっくり過ごす時間もありませんでした。そんな忙しさの中でも豪の顔を見ると癒され疲れが吹き飛びました。朝起きて「おはよう」寝る前に「おやすみ」が言える。二四時間一緒にいられることが何よりも幸せに感じました。一年が経ち、少し余裕ができると二人で向き合う時間が増えました。豪の表情からもたくさんの思いが伝わってきました。その思いを書き留めているうちに豪の生まれてきた意味にも気づくことができました。豪が届けてくれたメッセージに曲をつけて毎日歌って聴かせることが日課となりました。豪も幸せそうな顔でその歌を聴いてくれます。その顔を見ていると私自身も幸せを感じます。それは一五歳で最後を迎える瞬間まで続きました。

人は誰もが生きる意味を持ち、そしてそれぞれの役割を果たすために生まれてくるものと思っています。たくさんの障害を持って生まれた豪は他人と同じ様な当たり前の生活を送ることはできませんでしたが、私をはじめ多くの人を癒し励まし勇気づけてくれました。今でも豪が残してくれたこの詩が本人に代わって役割を果たしています。残された私が母親としてできることは豪から受け取ったこの詩（メッセージ）をたくさんの人に知っていただき歌い続けてゆくことだと思っています。

僕からのメッセージ（作詞　つー君・作曲　つー君ママ）

顔をくしゃくしゃにして、笑うことはないけれど、
嬉しいこと、いっぱいあるよ。
涙を流して、泣くことはないけれど、
悲しいこともいっぱいあるよ。
ほっぺをふくらませて、くちびるをとがらせ、
怒ることはないけれど、
嫌なこともいっぱいあるよ。
障害があっても、かわいそうなんかじゃないよ。
幸せいっぱい、感じているよ。
ずっと目を閉じていても、眠ってばかりじゃないよ。
ママの声聞こえるよ。みんなの声も聞こえるよ。
僕の心の声も、みんなに届くといいな。
僕の心、みんなに届くといいな。

辛いことがあっても、苦しいことがあっても、
生きることをあきらめないよ。
一日一日を大切に過ごせれば、
きっと素敵な明日が来るよ。
みんなと比べれば、何もかも簡単に、
出来るわけじゃないけれど。
僕の顔を見てるだけで、癒されてくれるなら、
生まれてきた意味があるよ。
幸せちょっぴり、分けてあげるよ。
そっと手を繋いでみれば、
きっとわかり合えるよ。
パパの愛、感じるよ。
みんなの愛も感じるよ。
僕の心の詩が、みんなに届くといいな。
僕の心みんなに届くといいな。

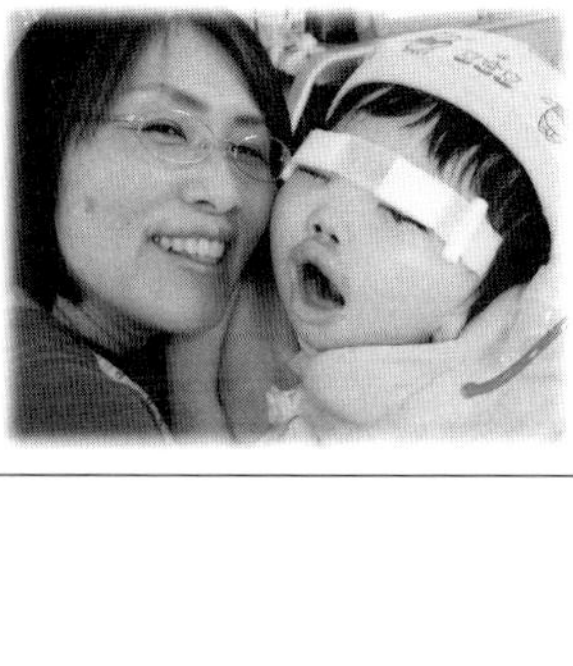

《編著者紹介》
永田雅子（ながた　まさこ）
名古屋大学大学院教育発達科学研究科博士課程後期中退　博士（心理学）
現　在：名古屋大学心の発達支援研究実践センターこころの育ちと家族分野教授。
臨床心理士。
主　著：『周産期のこころのケア――親と子の出会いとメンタルヘルス』（遠見書房）
『“いのち”と向き合うこと・“こころ”を感じること――臨床心理の原点をとらえなおす』（共編，ナカニシヤ出版）
『心理臨床における多職種との連携と協働――つなぎ手としての心理士をめざして』（共編著，岩崎学術出版社）　ほか

《別冊発達32》
妊娠・出産・子育てをめぐるこころのケア
――親と子の出会いからはじまる周産期精神保健

2016年9月20日　初版第1刷発行

定価はカバーに
表示しています

編著者　永田雅子
発行者　杉田啓三
発行所　株式会社 ミネルヴァ書房
〒607-8494　京都市山科区日ノ岡堤谷町1
電話代表　075（581）5191番
振替口座　01020-0-8076
印刷所　創栄図書印刷
製本所　新生製本

ISBN978-4-623-07701-4
Printed in Japan